DOENÇA DE ALZHEIMER

DIAGNÓSTICO E TRATAMENTO

EDITORES
Ivan Aprahamian
Sonia Maria Dozzi Brucki

DOENÇA DE ALZHEIMER

DIAGNÓSTICO E TRATAMENTO

manole
editora

Revisores técnicos: Luiz Paulo Franzini, Sarah Francielly Leite Oliveira, Andréia Pain, Mateus de Oliveira Reis, Clariana Oliveira, Carlos Eduardo Borges Passos Neto, Mauricio Teixeira, Mariana Barbosa Girotto
Produção editorial: Paris Serviços Editoriais e Educacionais
Projeto gráfico: Departamento de Arte da Editora Manole
Diagramação e ilustrações: Formato Editoração
Capa: Ricardo Yoshiaki Nitta Rodrigues
Imagem da capa: istockphoto.com

CIP-BRASIL. CATALOGAÇÃO NA PUBLICAÇÃO
SINDICATO NACIONAL DOS EDITORES DE LIVROS, RJ

D672
Doença de Alzheimer : diagnóstico e tratamento / [editores] Ivan Aprahamian, Sonia Maria Dozzi Brucki. – 1. ed. – Santana de Parnaíba [SP] : Manole, 2024.

Inclui bibliografia e índice
ISBN 9786555765809

1. Alzheimer, Doença de. 2. Distúrbios da memória em idosos. 3. Demência. I. Aprahamian, Ivan. II. Brucki, Sonia Maria Dozzi..

CDD: 618.9768311
23-85919 CDU: 616.89-008.461-053.9

Gabriela Faray Ferreira Lopes – Bibliotecária – CRB-7/6643

Edição – 2024

Editora Manole Ltda.
Alameda América, 876 – Tamboré
Santana de Parnaíba – SP
06543-315 – Brasil
Fone: (11) 4196-6000
www.manole.com.br | https://atendimento.manole.com.br
Impresso no Brasil | *Printed in Brazil*

DEDICATÓRIAS

Dedico este livro a Sofia, Ivan Filho e Pedro, minhas inspirações diárias.
Ivan Aprahamian

A todas as pessoas muito queridas que me acompanharam nesta jornada.
Sonia Maria Dozzi Brucki

Sobre os editores

Ivan Aprahamian

Médico especialista em Clínica Médica, Geriatria e Psiquiatria. Mestre em Gerontologia pela Faculdade de Ciências Médicas da Universidade Estadual de Campinas (Unicamp). Doutor em Psiquiatria pela Faculdade de Medicina da Universidade de São Paulo (FMUSP). Livre-docência em Geriatria pela FMUSP. Professor associado e coordenador da Disciplina e Programa de Residência Médica em Geriatria da Faculdade de Medicina de Jundiaí. *Honorary fellow* do Departamento de Psiquiatria Geriátrica da Universidade de Groningen, Holanda.

Sonia Maria Dozzi Brucki

Professora livre-docente em Neurologia pela Faculdade de Medicina da Universidade de São Paulo (FMUSP). Coordenadora do Grupo de Neurologia Cognitiva e do Comportamento do Hospital das Clínicas (HC) da FMUSP. Responsável pela Neurologia no Centro de Referência em Distúrbios Cognitivos do HCFMUSP e pelo ambulatório de Neurologia Cognitiva do Hospital Santa Marcelina. Editora-chefe da revista *Dementia & Neuropsychologia*.

Sobre os autores

Adalberto Studart-Neto

Doutor em Ciências pelo Departamento de Neurologia da Faculdade de Medicina da Universidade de São Paulo (FMUSP). Neurologista do Grupo de Neurologia Cognitiva e do Comportamento (GNCC) do Hospital das Clínicas da FMUSP (HCFMUSP). Membro titular da Academia Brasileira de Neurologia (ABN).

Andréia Pain

Geriatra pela Faculdade de Medicina de Jundiaí (FMJ). Especialista em Clínica Médica pela Irmandade da Santa Casa de Misericórdia de São Paulo. Assistente voluntária do Programa de Residência Médica em Geriatria da FMJ. Mestranda em Saúde do Idoso pela FMJ. Terapeuta ocupacional pela Universidade Federal de São Carlos (UFSCar). Especialista em Gerontologia pela Universidade Federal de São Paulo (Unifesp).

Artur Martins Coutinho

Residência médica em Medicina Nuclear e doutorado em Ciências (Programa de Radiologia) pela Universidade de São Paulo (USP). Estágio de pós-doutorado no Martinos Center for Biomedical Imaging (Massachusetts General Hospital/ Universidade Harvard), Boston, EUA. Graduado em Medicina pela Universidade do Estado do Pará (Uepa). Pesquisador assistente no Laboratório de Medicina Nuclear (LIM-43) da Faculdade de Medicina da USP (FMUSP), com foco em Neurodegeneração e Envelhecimento. Pratica assistência médica em diversas instituições privadas, entre elas o Hospital Sírio-Libanês-SP e o United Health Group. Consultor pela Multimodal Consultoria Diagnóstica.

Carla Núbia Nunes Borges

Graduada em Medicina pela Faculdade de Ciências Médicas de Pernambuco (FCM). Residência em Clínica Médica no Hospital Agamenon Magalhães – PE. Mestre em Ciências da Saúde pela Universidade de Pernambuco (UPE). Especialista em Geriatria pela Sociedade Brasileira de Geriatria e Gerontologia (SBGG). Docente do curso de Medicina da Universidade Católica de Pernambuco (Unicap). Preceptora da residência de Terapia Intensiva na UTI Geral do Hospital Agamenon Magalhães. Diretora científica da Associação Brasileira de Alzheimer (ABRAz), 2017-2021/2021-2024. Presidente da Associação Brasileira de Neuropsiquiatria Geriátrica (ABNPG), 2022-2023.

Ceres Ferretti

Graduada em Enfermagem pelo Centro Universitário São Camilo e em Gerontologia Social pelo Instituto Sedes Sapientiae. Mestre em Neurociência e doutora em Ciências pelo Departamento de Neurologia e Neurocirurgia da Universidade Federal de São Paulo (Unifesp). Pós-doutora em Neurologia pela Universidade de São Paulo (USP). Pesquisadora do Grupo de Neurologia Cognitiva e do Comportamento (GNCC) do Hospital das Clínicas da Faculdade de Medicina da USP (HCFMUSP). Atua como profissional liberal em consultório. Autora do Projeto Análise de Custos Associados à Demência (Caad). Coordenadora do Programa Virtual de Educação em Demência e Suporte ao Cuidador (GNCC--Suporte) do HCFMUSP. Experiência nas áreas de doenças neurodegenerativas cerebrais – demência, neuropsiquiatria geriátrica, enfermagem na saúde mental, do adulto e do idoso, cuidadores, educação permanente, custos com demência, promoção de saúde e prevenção de doenças, atenção primária.

Claudia Kimie Suemoto

Graduada pela Faculdade de Medicina da Universidade de São Paulo (FMUSP), com Residência em Clínica Médica e Geriatria pela mesma instituição. Doutora em Ciências, tendo pesquisado a associação entre fatores de risco cardiovascular e demência. Mestre em Epidemiologia e pós-doutora pela Harvard School of Public Health. Professora associada da Disciplina de Geriatria da FMUSP. Pesquisadora do Biobanco para Estudos em Envelhecimento da FMUSP e do Estudo Longitudinal da Saúde do Adulto (ELSA-Brasil). Sua pesquisa tem como principais focos o envelhecimento cerebral normal, as demências e suas associações com doenças cardiovasculares. Ganhadora dos prêmios "Para Mulheres na Ciência" e Ewald W. Busse Research Award in the Biomedical Sciences. Editora associada das revistas *BMC Geriatrics, Frontiers in Neurology* (*Dementia and Neurodegenerative Diseases*) e *Dementia & Neuropsychologia* e do *Brazilian*

Journal of Medical and Biological Research. Membro do Advisory Council da Alzheimer's Association International Society to Advance Alzheimer's Research and Treatment (ISTAART). *Programs Chair* da Diversity Professional Interest Area da ISTAART.

Cleusa P. Ferri

Médica psiquiatra e epidemiologista. Mestre em Psicobiologia e doutora em Psiquiatria pela Escola Paulista de Medicina da Universidade Federal de São Paulo (EPM-Unifesp). Mestre em Epidemiologia pela Escola de Higiene e Medicina Tropical da Universidade de Londres (LSHTM). Integrou o Departamento de Pesquisa Populacional e de Serviços de Saúde do Institute of Psychiatry do King's College London entre 2002 e 2012. Docente do Programa de Pós-Graduação do Departamento de Psiquiatria da EPM-Unifesp. Tem reconhecimento nacional e internacional como pesquisadora, especialmente na área de demência.

Danielle Calil de Sousa

Graduada em Medicina pela Universidade Federal Fluminense (UFF). Residência médica em Neurologia pela Universidade Federal do Rio de Janeiro (UFRJ). *Fellow* em Distúrbios do Movimento e Neurologia Cognitiva no Hospital das Clínicas da Universidade Federal de Minas Gerais (UFMG), programa concluído em 2021. Mestranda no Programa de Pós-Graduação do Programa de Saúde do Adulto da UFMG.

Déborah Oliveira

Bacharel e licenciada em Enfermagem pela Universidade Estadual de Campinas (Unicamp). Mestre pela Unicamp. PhD em Ciências da Saúde pela Universidade de Nottingham, Reino Unido. Professora e pesquisadora na Faculdade de Enfermagem da Universidad Andrés Bello, Chile. Consultora em Cuidados de Longa Duração para a Organização Panamericana de Saúde (Opas). Membro da Comissão do *Lancet* sobre Cuidados de Longo Prazo para Pessoas Idosas. Atuou como pesquisadora no Brasil (pela Universidade Federal de São Paulo – Unifesp) e no Reino Unido (pela Universidade de Nottingham) e como consultora para a Divisão de Proteção Social e Saúde do Banco Interamericano de Desenvolvimento (BID, Washington, EUA) e para a Organização Mundial da Saúde (OMS, Genebra, Suíça) em áreas relacionadas a cuidados de longo prazo para pessoas idosas e demência. Pesquisadora nas áreas de experiências psicossociais das pessoas que vivem com demência e seus familiares cuidadores, particularmente estigma e discriminação, e cuidados de longa duração e políticas de cuidados para pessoas idosas.

Jerusa Smid

Neurologista especialista em Neurologia Cognitiva e do Comportamento. Doutora em Ciências pelo Departamento de Neurologia da Faculdade de Medicina da Universidade de São Paulo (FMUSP). Neurologista do Grupo de Neurologia Cognitiva e do Comportamento (GNCC) do Hospital das Clínicas da FMUSP (HCFMUSP). Neurologista do Instituto de Infectologia Emílio Ribas. Neurologista do Grupo Médico Assistencial do Hospital Israelita Albert Einstein.

Jéssica Reis Santos

Nutricionista pelo Centro Universitário São Camilo. Especialista em Oncologia pelo Instituto de Ensino e Pesquisa do Hospital Israelita Albert Einstein. Mestre em Ciências, com ênfase em Metabolismo de Células Tumorais, pela Faculdade de Medicina da Universidade de São Paulo (FMUSP). Experiência na área de nutrição clínica, com foco em oncologia e geriatria associada a subáreas bioquímica e metabolismo. Palestrante, consultora científica e de comunicação em frentes relacionadas aos temas.

Juliana Emy Yokomizo

Psicóloga. Doutora pela Faculdade de Medicina da Universidade de São Paulo (FMUSP). Especialista em Neuropsicologia e Psicologia Hospitalar pelo Instituto de Psiquiatria do Hospital das Clínicas da FMUSP (IPq-HCFMUSP). Colaboradora do Programa Terceira Idade (Proter) do IPq-HCFMUSP. Atuante em ensino, assistência e pesquisa com pacientes idosos com transtornos neuropsiquiátricos.

Karolina Gouveia César-Freitas

Graduada em Medicina pela Universidade de Taubaté (Unitau). Doutora pela Faculdade de Medicina da Universidade de São Paulo (FMUSP). Membro do Grupo de Neurologia Cognitiva e do Comportamento (GNCC) do Hospital das Clínicas da FMUSP (HCFMUSP). Especialista pela Academia Brasileira de Neurologia (ABN). Professora de Neurologia da Unitau.

Lilian Schafirovits Morillo

Médica geriatra especialista pela Sociedade Brasileira de Geriatria e Gerontologia/Associação Médica Brasileira/Conselho Federal de Medicina (SBGG-AMB-CFM. Mestre em Ciências pela Faculdade de Medicina da Universidade de São Paulo (FMUSP). Médica assistente-colaboradora do Serviço de Geriatria do Hospital das Clínicas da FMUSP (HCFMUSP). Médica assistente do Centro de Referência em Distúrbios Cognitivos (Ceredic) do HCFMUSP. Coordenadora do Ambulatório de Comprometimento Cognitivo Avançado do Serviço de

Geriatria (SGHC) da FMUSP. Coordenadora do Ambulatório Multidisciplinar de Assistência ao Cuidador do SGHC-FMUSP.

Mateus Rozalem Aranha

Médico neurorradiologista, com foco em neuroimagem multimodal de doenças neurodegenerativas. Graduado pela Faculdade de Medicina da Universidade de São Paulo (FMUSP), com residência médica na mesma instituição. Neurorradiologista na Multimodal Consultoria Diagnóstica. Pesquisador no Departamento de Radiologia da FMUSP e no Departamento de Neurologia do Hospital de la Santa Creu i Sant Pau, em Barcelona.

Matheus G. Barbosa

Médico, psiquiatra e psicogeriatra, com doutorado em Psiquiatria pela Escola Paulista de Medicina da Universidade Federal de São Paulo (EPM-Unifesp). Preceptor da residência médica e pesquisador colaborador no Programa de Psicogeriatria da EPM-Unifesp. Professor da pós-graduação em Psiquiatria do Hospital Israelita Albert Einstein.

Mônica Sanches Yassuda

Psicóloga pela Universidade de São Paulo (USP). Doutora em Psicologia do Desenvolvimento Humano pela Universidade da Flórida, EUA. Professora titular da Escola de Artes, Ciências e Humanidades da USP (Each-USP). Ensina e pesquisa temas relacionados à psicogerontologia, em especial as alterações que ocorrem na cognição durante o envelhecimento e estratégias de promoção da saúde cerebral. Investiga as relações entre a síndrome da fragilidade e a cognição.

Paulo Caramelli

Médico neurologista. Membro titular da Academia Brasileira de Neurologia (ABN). Professor titular da Faculdade de Medicina da Universidade Federal de Minas Gerais (UFMG). Bolsista de produtividade em pesquisa do CNPq.

Raphael Ribeiro Spera

Graduado em Medicina pela Universidade Federal de Juiz de Fora (UFJF). Residência médica em Neurologia pelo Hospital das Clínicas da Faculdade de Medicina da Universidade de São Paulo (HCFMUSP). Especialista em Neurologia Cognitiva e do Comportamento pela mesma instituição. Médico assistente do Setor do Pronto-Socorro da Divisão de Clínica Neurológica do HCFMUSP. Membro do Grupo de Neurologia Cognitiva e do Comportamento (GNCC) do HCFMUSP. Pesquisador na área de neurologia cognitiva e do comportamento, alterações neurológicas relacionadas à Covid-19 e manifestações cognitivas da fibrilação atrial em pacientes idosos.

Regina Paradela

Bióloga. Mestre e doutora em Neurociências pela Universidade de São Paulo (USP). Pós-doutoranda no Biobanco para Estudos em Envelhecimento da Faculdade de Medicina da USP (FMUSP), onde pesquisa fatores de risco para demência, com experiência em epidemiologia e neuroimagem.

Ricardo Nitrini

Professor titular de Neurologia da Universidade de São Paulo (USP). Coordenador do Grupo de Neurologia Cognitiva e do Comportamento (GNCC) da Divisão de Clínica Neurológica do Hospital das Clínicas da Faculdade de Medicina da USP (HCFMUSP). Coordenador do Centro de Referência em Distúrbios Cognitivos (Ceredic) do HCFMUSP. Editor-chefe da revista *Dementia & Neuropsychologia*.

Rodrigo Rizek Schultz

Graduado em Medicina pela Faculdade de Medicina da Universidade Santo Amaro (Unisa). Mestre e doutor em Neurologia pela Universidade Federal de São Paulo (Unifesp). Preceptor e médico do setor de Neurologia do Comportamento da Unifesp. Coordenador do Ambulatório de Demência Grave da Unifesp. Diretor científico da ABRAz Nacional (Associação Brasileira de Alzheimer), para o período 2014-2017. Presidente da ABRAz Nacional para o período 2017-2021, reeleito para o triênio 2021-2024. Presidente da Federação Brasileira das Associações de Alzheimer (Febraz), para o triênio 2018-2021. Vice-presidente da Febraz para o período 2021-2024. Professor titular de Neurologia da disciplina de Clínica Médica da Unisa.

Thais Bento Lima da Silva

Mestre e doutora em Ciências pelo Departamento de Neurologia Clínica da Faculdade de Medicina da Universidade de São Paulo (FMUSP). Coordenadora do Grupo de Apoio para Cuidadores/Familiares da Associação Brasileira de Alzheimer (ABRAz) Santa Cruz (Unidade Colégio Marista Arquidiocesano, São Paulo-SP). Diretora científica da Associação Brasileira de Gerontologia (ABGeronto), gestão 2021-2023. Coordenadora da pós-graduação em Gerontologia da Faculdade Paulista de Serviço Social (FAPSS). Docente do curso de graduação em Gerontologia da Escola de Artes, Ciências e Humanidades da USP (Each-USP).

Wellington Lourenço Oliveira

Psicólogo. Mestrando em Ciências pelo Programa de Pós-Graduação em Gerontologia da Escola de Artes, Ciências e Humanidades da Universidade de São Paulo (Each-USP). Especialista em Psicologia da Saúde pelo Conselho Federal de Psicologia (CFP).

Sumário

Apresentação

O Brasil passa por um processo de envelhecimento populacional crescente que traz consigo um incremento na prevalência de condições de saúde e doença relacionadas a esse período da vida. Frente a isso, qualquer sistema de saúde, seja público ou privado, irá enfrentar uma mudança significativa em sua operação, necessitando fazer adaptações progressivas para o atendimento de pessoas idosas. Se imaginarmos as diversas particularidades e demandas dessa população em termos de saúde, tais como a surdez, quedas ou dificuldades na mobilidade, as queixas relacionadas ao processamento cognitivo, em especial à memória, estariam em destaque. Dentre as razões disso, poderíamos citar o eminente risco de perda de autonomia e independência relacionados ao desenvolvimento de uma síndrome demencial. A doença de Alzheimer se destaca como a etiologia mais comum dentre as demências, especialmente a partir dos 60 anos de idade. A assistência em saúde dedicada à doença de Alzheimer não é pequena se ponderarmos aspectos preventivos básicos como a promoção de saúde física, os cuidados clínicos com doenças metabólicas e cardiovasculares como diabetes e hipertensão no intuito da diminuição do risco da demência, e finalmente, a assistência multiprofissional envolvida no cuidado de pacientes com transtornos cognitivos desde leves a avançados.

Por sorte, estamos avançando em diversas frentes. Um apanhado significativo de pesquisas recentes, dentro e fora do país, permite o melhor entendimento de fatores de risco para a doença de Alzheimer e como poderíamos fazer melhores planejamentos de prevenção primária e secundária. A literatura também avança expressivamente na melhoria de métodos para detecção da doença de forma precoce, seja por exames de imagem sofisticados ou na análise do líquido cefalorraquidiano, mas já observamos a possibilidade de biomarcadores em sangue envolvendo a proteína tau e peptídeo beta-amiloide. As maiores possibilidades diagnósticas complementares já influenciam no fluxo de diagnóstico clínico como observado na recente concluída reunião mundial da Alzheimer's Association de 2023, na cidade de Amsterdam. Nela foi proposto um novo consenso com a intenção de proposta diagnóstica integrando novos recursos complementares. Tais mudanças diagnósticas são reflexo de uma nova perspectiva de tratamento da doença envolvendo agentes imunobiológicos que trazem a proposta da lentificação no substrato patológico da doença de Alzheimer, permitindo um curso mais lento e modificando a história natural da doença.

Nesse cenário com tantas mudanças e avanços, o provedor de saúde pode ter dificuldade em sua atualização profissional em um assunto tão complexo. As informações da literatura são fragmentadas e complexas, exigindo cautelosa interpretação e, por vezes, auxílio de especialistas. Isso vai contra o cuidado de um transtorno cognitivo importantíssimo e oneroso em termos de saúde pública e que exige o envolvimento de diversos profissionais, sejam eles especialistas na área ou com atuação em atenção primária. É impossível conceber que todo paciente com demência deveria ser acompanhado exclusivamente por especialistas ao longo de toda sua trajetória.

Com isso em mente, decidimos elaborar este livro, dedicado ao profissional que assiste pacientes em risco para ou já com a demência de Alzheimer. Desenhamos uma obra que envolvesse autores com ótimo conhecimento em seus respectivos capítulos, com linguagem clara e direcionado a um amplo público de profissionais, de médicos especialistas e colegas generalistas, médicos ou não, que atendam tais pacientes. Cada capítulo foi revisado duas vezes para garantir qualidade e homogeneidade de informações. A primeira revisão foi feita por médicos mais jovens, a fim de adequar o conteúdo e linguagem a profissionais com vários graus de experiência e afinidade com o tema. A segunda revisão foi realizada pelos editores, priorizando o alto nível intelectual desta obra. Esperamos que o conteúdo do livro possa auxiliar inúmeros profissionais interessados neste tema e que contribua para um atendimento clínico de alto nível, condizente à qualidade que todo paciente com a doença de Alzheimer deveria receber.

Boa leitura!

Ivan Aprahamian
Sonia Maria Dozzi Brucki

CONTEÚDO COMPLEMENTAR

Este livro contém conteúdo complementar disponibilizado em uma plataforma digital exclusiva: https://conteudo.manoleeducacao.com.br/course/view.php?id=208.

Para ingressar no ambiente virtual, utilize o QR *Code* abaixo, faça seu cadastro e digite a senha **alzheimer-manole**:

O prazo para acesso a esse material limita-se à vigência desta edição.

1

História da doença de Alzheimer

Ricardo Nitrini

PONTOS-CHAVE

- A doença de Alzheimer (DA) é a principal causa de demência em indivíduos idosos.
- Inicialmente descrita como demência pré-senil, ficou evidente que existem formas pré-senis e senis da DA, sendo as senis ainda mais comuns.
- As principais alterações neuropatológicas da DA são a atrofia cortical, usualmente iniciada e predominante nas porções mediais dos lobos temporais; as placas neuríticas que contêm polímeros do peptídeo beta-amiloide no seu centro; e os emaranhados neurofibrilares, constituídos por neurofibrilas que contêm proteína tau hiperfosforilada.
- A DA inicia-se muito anos antes de produzir demência. O comprometimento cognitivo leve pode ser uma fase prodrômica da DA.
- O diagnóstico mais precoce, permitindo tratamento em fase anterior à da demência, teria maior oportunidade de sucesso.
- O tratamento das doenças degenerativas é o grande desafio que se coloca para a ciência neste século.
- Com o avanço do conhecimento em genética e em biologia molecular, a fisiopatologia da DA será compreendida e surgirão tratamentos eficazes para impedir seu início e progressão.

- O tratamento eficaz da DA poderá melhorar muito a própria história da humanidade, pois irá propiciar maior possibilidade de envelhecimento saudável, com boa memória, lucidez e preservação de toda a sabedoria derivada da experiência.

INTRODUÇÃO

O interesse no estudo da história de qualquer fato, teoria ou ideia vai além daquele de conhecê-lo e interpretá-lo. Muitas vezes tem o propósito de impedir sua repetição, quando estamos estudando acontecimentos nefastos.

Embora pareça que a doença de Alzheimer seja conhecida há muito tempo, sua história é relativamente recente, como será visto neste capítulo.

DEMÊNCIA E DOENÇA DE ALZHEIMER

Atualmente, têm-se utilizado como sinônimos as designações "demência" e "doença de Alzheimer". Falamos em planos nacionais de Alzheimer, ou em associações voltadas para reduzir o impacto da doença de Alzheimer, quando na verdade seria correto nos referirmos à demência (ou ao comprometimento neurocognitivo maior, como designado pelo Manual Diagnóstico e Estatístico de Transtornos Mentais – DSM-5). Essa espécie de confusão entre demência e DA resulta de conhecimentos epidemiológicos que demonstram que esta última é responsável por cerca de 70% dos casos de demência na população idosa.

A história da DA é relativamente recente, pois foi referida na literatura pela primeira vez com esse nome em 1910. No entanto, o reconhecimento do fato de que o empobrecimento cognitivo grave pode ocorrer em idosos é muito mais antigo.

PRIMEIRAS IDEIAS SOBRE DEMÊNCIA EM IDOSOS

Em excelente revisão sobre a história da demência, Karenberg e Förstl[1] descrevem que, no século XXIV a.C., o egípcio Vizier Ptahhotep escreveu os seguintes versos: "A boca, calada, não fala, / O coração vazio, não lembra o passado... / O que a idade faz com as pessoas é ruim em todos os aspectos".

Como se pode ver, o reconhecimento de que o envelhecimento poderia estar associado ao declínio cognitivo se deu há muito tempo. Embora tenha despertado o interesse de filósofos como Aristóteles, não houve menção a esse tema nos escritos de Hipócrates ou de Galeno. Uma das razões pode estar relacionada com a baixa probabilidade de atingir idades avançadas. Na Idade Média, menos de 3% da população atingia a idade de 65 anos, segundo Karenberg e Förstl.[1] Em 1950, a expectativa de vida ao nascer, mesmo nos países mais desenvolvidos, como Inglaterra e França, ficava em torno dos 65 anos.

A primeira menção ao termo "demência" (com o prefixo *de* significando ausência) teria sido feita pelo enciclopedista romano Aulo Cornélio Celso no século I. Da mesma época é Marco Túlio Cícero, um dos autores antigos mais citados em razão de seu livro *A arte de envelhecer*, em que destacou que a perda cognitiva não ocorre em todos os idosos e que seria possível preveni-la.

DEMÊNCIA E ARTERIOSCLEROSE

Nos idos de 1960, a principal causa de demência era atribuída à doença degenerativa das artérias cerebrais. Um sinônimo então usual para demência era arteriosclerose ou "esclerose" cerebral. A suposição era a de que a doença arterial provocava redução difusa do suprimento sanguíneo ao tecido cerebral, o que causava a demência.

O equívoco dessa hipótese foi verificado quando se tornaram possíveis tanto técnicas de estudo do fluxo sanguíneo cerebral como avanços dos métodos de estudo neuropatológico. Em 1974, mediante estudos do fluxo sanguíneo cerebral, Vladimir Hachinski et al.[2] concluíram que "o emprego do conceito de calcificação das artérias do cérebro para descrever o declínio mental em idosos provavelmente é o diagnóstico errôneo mais comum na medicina".

DEMÊNCIA SENIL

Ao lado daqueles que atribuíam a demência à doença vascular cerebral, havia conhecimentos apontando que o declínio cognitivo do idoso era secundário a processo degenerativo, de natureza pouco clara: a então denominada demência senil.

A DESCOBERTA DE ALOIS ALZHEIMER

A maioria dos fatos históricos referentes a Alois Alzheimer foi obtida de Bick et al.,[3] Maurer e Maurer,[4] Caramelli e Viel[5] e Goedert e Ghetti.[6]

Alois Alzheimer (1864-1915) nasceu em Marktbreit, na Alemanha, em 14 de junho de 1864. Formou-se em Medicina na Universidade de Würzburg, com estágios em Berlim e em Tübingen. Especializou-se em Psiquiatria e, a partir de 1888, passou a trabalhar no Hospital Municipal Asylum for the Mentally Ill and Epileptics in Frankfurt am Main, dirigido por Emil Sioli.

Em 1901, Alois Alzheimer (Figura 1), então com 37 anos, atendeu, naquele hospital, uma paciente de 51 anos, Auguste Deter (Figura 2), que apresentava havia cerca de 6 meses quadro progressivo, iniciado com delírios de ciúme, declínio da memória, dificuldade para cozinhar, desorientação espacial e medo de pessoas que conhecia bem. Ao exame, Alois Alzheimer constatou alterações da linguagem, discalculia, agnosia visual, apraxia e descreveu cuidadosamente o resultado de seu exame.

O caso lhe foi particularmente intrigante, pois, se não tinha as características de uma doença psiquiátrica, também não parecia compatível com arteriosclerose cerebral ou paralisia geral progressiva (PGP), duas das principais causas de demência reconhecidas àquela época, nem com demência senil, pois a doença manifestara-se mais precocemente. Alzheimer acompanhou pessoalmente o caso da paciente, mas logo depois transferiu-se para Heidelberg e em seguida para Munique, onde chefiou o laboratório de neuropatologia da Clínica Psiquiátrica Real da cidade, dirigida por Emil Kraepelin.

Cinco anos depois, Auguste Deter faleceu, e Emil Sioli enviou seu encéfalo e sua medula espinal a Munique para que Alzheimer realizasse o estudo neuropa-

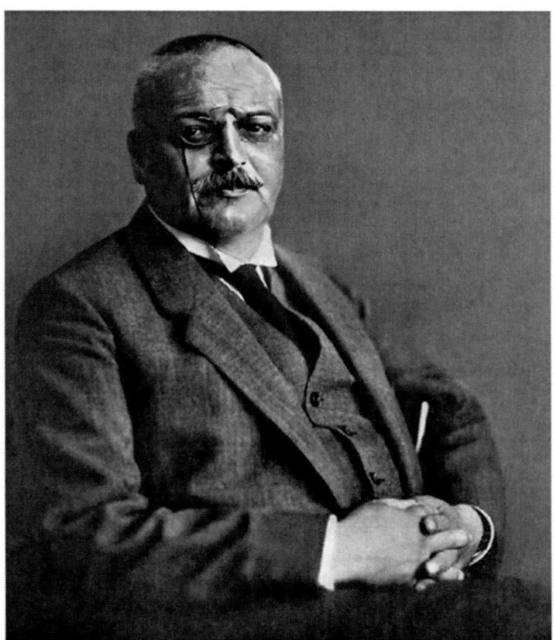

FIGURA 1 Alois Alzheimer (1864-1915).

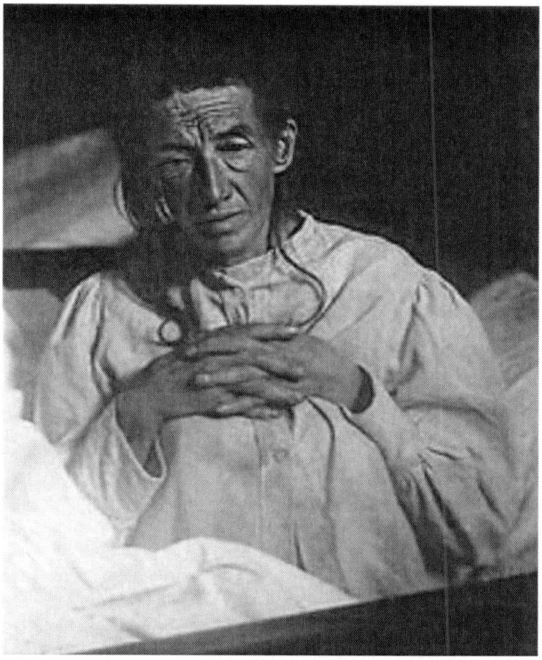

FIGURA 2 Auguste Deter, paciente descrita por Alois Alzheimer.

tológico. Alzheimer estava ansioso para verificar o que causava aquela doença que até então lhe era desconhecida.

A DESILUSÃO EM TÜBINGEN

No estudo desse caso, as principais alterações neuropatológicas da doença foram descritas e apresentadas pela primeira vez, em um congresso de psiquiatria em Tübingen, em 3 novembro de 1906, com o título "Sobre um processo patológico peculiar e grave do córtex cerebral".[7] Alois Alzheimer descreveu e detalhou com *slides* a atrofia cerebral, a perda neuronal, os emaranhados neurofibrilares e as placas extracelulares. Esperava provocar uma discussão importante, porque compreendia estar diante de uma condição até então não reconhecida, mas não houve nenhuma pergunta, nem mesmo do encarregado da sessão.[4,6]

Talvez isso pudesse ser atribuído ao fato de que o trabalho seguinte seria sobre a análise de sintomas psicológicos pós-traumáticos (Carl Jung estava presente, e a teoria psicanalítica de Freud começava a despertar enorme interesse).

O artigo que descreve o caso de Auguste Deter foi publicado no ano seguinte, em 1907, no *Jornal Geral de Psiquiatria e Medicina Psicoforênsica*.[8] E também não provocou grande impacto.

O NASCIMENTO DO EPÔNIMO DOENÇA DE ALZHEIMER

Emil Kraepelin (1856-1926) (Figura 3), considerado por muitos o pai da psiquiatria contemporânea e o introdutor da psiquiatria entre as disciplinas da medicina, considerava fundamental a existência de um laboratório de neuropatologia nos hospitais psiquiátricos. Seus livros de psiquiatria para estudantes e médicos foram os precursores dos atuais DSM. Alois Alzheimer era o chefe do laboratório da Clínica Psiquiátrica de Munique, da qual Kraepelin era o diretor.

A designação "doença de Alzheimer" apareceu pela primeira na vez na edição do livro de Emil Kraepelin publicada em 1910.[9]

Kraepelin a descreveu como uma demência pré-senil com base no caso descrito por Alzheimer e em outros quatro casos, descritos por Perusini (dois casos) e Bonfiglio, ambos membros do laboratório de Alzheimer, e por Sarteschi.

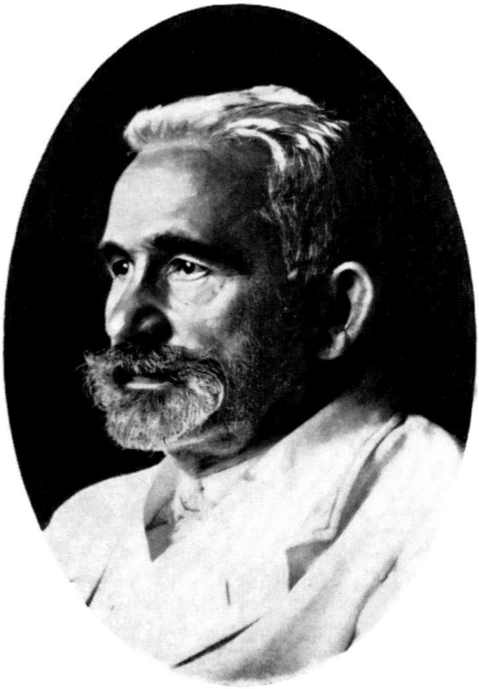

FIGURA 3 Emil Kraepelin.

Seguramente a demência que ocorria em idosos já era bem conhecida, denominada demência senil ou arteriosclerose cerebral, como mencionado no início deste capítulo, mas o que chamou a atenção de Alzheimer e de Kraepelin foi a ocorrência bem mais precoce dessa doença.

Durante muitos anos a designação "doença de Alzheimer" foi restrita a casos com início dos sintomas no período pré-senil (45 a 65 anos). Era uma doença relativamente rara diagnosticada em pacientes desse grupo etário e que apresentavam alterações predominantes de memória, linguagem, agnosia visual e apraxia, acompanhadas ou não por alterações de comportamento.

ALOIS ALZHEIMER: UM PSIQUIATRA?

O conhecimento revelado por Alois Alzheimer ao caracterizar as alterações das atividades nervosas superiores de Auguste Deter e, mais ainda, sua capacidade de realizar o estudo neuropatológico causam certa estranheza ao se verificar que ele se formou como psiquiatra.

Hoje, seria mais correto caracterizá-lo como um neuropsiquiatra ou um neurocientista. A escola alemã de psiquiatria era, na verdade, uma escola de neuropsiquiatria, não existindo ainda divisão entre as duas especialidades.

Influências importantes na formação de Alois Alzheimer precisam ser mencionadas. Griesinger, que sucedeu Romberg na Universidade de Berlim, postulava que "doença mental é doença cerebral". Dentre os alunos de Griesinger destacam-se Carl Westphal, que o sucedeu como professor, e o próprio Emil Kraepelin. Durante o período em que estagiou na Universidade de Berlim, Alzheimer foi aluno de Carl Westphal.

Duas outras grandes influências foram Alfred von Kölliker, histopatologista que iniciou Alzheimer no microscópio durante o curso médico, e Franz Nissl, com quem trabalhou no Asilo Municipal de Frankfurt e que lhe ensinou muitas técnicas histopatológicas, entre as quais a própria técnica de Nissl para coloração dos neurônios e o uso da câmera lúcida. Alzheimer revelou certa vez que considerava Franz Nissl seu professor mais importante.

Desde sua formação básica, Alois Alzheimer manifestou grande interesse pela neuropatologia, tanto que era chamado pelos contemporâneos "o psiquiatra com microscópio".

Sua tese equivalente à de livre-docência, com o título "Diagnóstico diferencial da paralisia geral progressiva", foi apresentada em 1904 e baseou-se no estudo clínico e patológico detalhado de 26 casos. Esse estudo foi considerado um dos mais importantes na área durante muito tempo. As conclusões foram de que o diagnóstico definitivo de PGP pode ser feito com o estudo neuropatológico, de que "a histopatologia é uma ciência complementar útil à psiquiatria" e de que "a psiquiatria clínica adquire, assim, uma ajuda que outros ramos da medicina já têm empregado com muito sucesso há longo tempo".

Essas conclusões deixam claro que Alois Alzheimer acreditava que "doença mental é doença cerebral", como postulado por Griesinger.

POR QUE OUTROS PATOLOGISTAS NÃO ENCONTRARAM ESSAS ALTERAÇÕES EM OUTROS CASOS SIMILARES?

Não foi somente a capacidade de Alois Alzheimer como patologista que lhe permitiu observar e descrever os emaranhados neurofibrilares intraneuronais e as placas extracelulares que até hoje definem a neuropatologia da doença que leva seu nome. Além do emprego da técnica que lhe foi ensinada por Nissl, Alzheimer valeu-se muito de um método então novo de coloração desenvolvido por Max Bielschowsky (1852-1934). Com esse método, as placas e os emaranhados neurofibrilares tornam-se facilmente visíveis, o que não ocorre com técnicas mais convencionais como a hematoxilina-eosina.

O método de Bielschowsky pode ser definido como um aprimoramento da técnica descoberta por Camilo Golgi (1843-1926), que utiliza sais de prata. Essa descoberta de Golgi rendeu a ele o prêmio Nobel, que compartilhou com Santiago Ramón y Cajal (1852-1934), que por sua vez utilizou a técnica de Golgi para comprovar a teoria neuronal. Bielschowsky, pelo contrário, foi obrigado a se asilar na Inglaterra devido a sua origem judaica.[10]

ALOIS ALZHEIMER FOI O PRIMEIRO A DESCREVER AS PLACAS E EMARANHADOS?

Placas similares às descritas por Alois Alzheimer já haviam sido descritas em um idoso com epilepsia por Blocq e Marinesco, em 1892, e em dois casos de demência senil, com a denominação "necroses miliares", por Redlich, em 1898.

No entanto, a controvérsia histórica mais importante refere-se ao artigo de Oskar Fischer (1876-1942), também publicado em 1907, em que o autor descreveu o estudo de 16 casos de demência senil utilizando o método de Bielschowsky, tendo encontrado o que denominou "drusas miliares" em 12 casos mais graves e em nenhum caso de outras doenças.[11] Fischer também descreveu neurofibrilas espessadas e distróficas próximas às placas. Ele trabalhava em Praga, na mesma escola alemã em que trabalhava Arnold Pick.[10]

As alterações neuropatológicas descritas por Alzheimer e por Fischer eram muito semelhantes, e é provável que tanto Alzheimer como Kraepelin estivessem a par da descoberta de Fischer. Existem diversas hipóteses para explicar por que essas duas condições similares do ponto de vista clínico e neuropatológico foram consideradas diferentes apenas pela idade de início. Outras hipóteses também buscam explicar a origem dessa separação e da omissão dessa informação no livro de Kraepelin em que a DA é citada pela primeira vez.[12]

De qualquer modo, é lamentável constatar que, enquanto Alois Alzheimer tornou-se professor titular na Universidade de Breslau, na antiga Prússia, e hoje é mundialmente reconhecido, Oskar Fischer, de origem judaica, morreu em um campo de concentração em Terezin.[10]

Há tentativas de tornar Oskar Fischer reconhecido. Uma delas foi iniciada por James Truchard, que doou 5 milhões de dólares à Universidade do Texas em San Antonio para estabelecer o prêmio Oskar Fischer. Segundo Truchard, a revisão abrangente da literatura deverá reconhecer a importância da contribuição de Oskar Fischer.

A PRIMEIRA EXPANSÃO DO CONCEITO DE DOENÇA DE ALZHEIMER

Nos anos 1970, considerava-se que a DA era uma doença pré-senil e relativamente rara. A hipótese de que a demência senil e a DA fossem a mesma doença encontrava respaldo exatamente nos estudos neuropatológicos, mas durante muitos anos foi questionada. O próprio Alois Alzheimer tinha dúvidas.[4]

Durante a primeira metade do século XX, houve bastante controvérsia sobre esse tema, mas a partir do início da década de 1970, foi tomando corpo a ideia de que ambas as formas, pré-senil e senil, eram uma única doença. Isso se deveu a novos estudos neuropatológicos. Inicialmente, foi proposto que se usasse a designação "demência senil do tipo Alzheimer", mas, aos poucos, "doença de Alzheimer" tornou-se a denominação habitual, independentemente da idade de início.

Essa foi a primeira expansão do conceito da DA, que, de uma doença rara, transformou-se em uma das mais comuns da neuropsiquiatria.

A SEGUNDA EXPANSÃO DO CONCEITO DE DOENÇA DE ALZHEIMER

Nos últimos 50 anos foram feitas muitas descobertas importantes para o conhecimento da DA. Entre elas, a descoberta de que a proteína beta-amiloide constitui a porção central das placas denominadas amiloides, e a de que a proteína tau hiperfosforilada constitui os filamentos helicoidais pareados que formam os emaranhados neurofibrilares. Foram descobertas mutações de genes que causam as raras formas de DA autossômica dominante e fatores de risco genético, entre os quais os polimorfismos dos genes da apolipoproteína E. Esse avanço fez supor que até o fim do século passado teria sido possível um tratamento eficaz para prevenir ou modificar a evolução da DA.

A busca continua, ainda sem sucesso, mas há razões para manter o otimismo porque houve uma segunda expansão do conceito de DA que deverá permitir que o objetivo seja atingido.

Como toda doença degenerativa, a DA inicia-se muito antes de produzir demência. Na década de 1990, desenvolveu-se o conceito de comprometimento cognitivo leve como uma forma prodrômica da DA, especialmente quando em sua forma amnéstica.[13] O diagnóstico mais precoce, permitindo tratamento em fase anterior à da demência, teria maior oportunidade de sucesso.

Contudo, a expansão foi ainda mais ampla com a descoberta dos biomarcadores, que têm alta acurácia para estabelecer o diagnóstico da DA antes de qualquer manifestação clínica. Ainda não são amplamente disponíveis, necessitam de aprimoramentos técnicos, mas certamente modificaram e estenderam o conceito de DA para permitir o diagnóstico em sua forma assintomática, passível de ser realizado muitos anos ou até mesmo décadas antes dos sintomas cognitivo-comportamentais. Existem biomarcadores mensuráveis no líquido cefalorraquidiano, outros verificáveis mediante neuroimagem e, mais recentemente, biomarcadores no plasma.

Essa expansão permite o diagnóstico de DA sem demência ou declínio cognitivo e será fundamental para a prevenção e o encontro de tratamentos eficazes que levarão a DA a figurar como doença rara, ao lado de doenças como a paralisia geral e a poliomielite.

Um paralelo importante pode ser feito novamente com a PGP, que Alzheimer tanto estudou. Quando Alois Alzheimer defendeu sua tese de livre-docência (ou *venia legendi*, que confere o direito de lecionar em universidade), em 1904, sobre a PGP, não se sabia ainda que essa doença era causada pela sífilis, embora houvesse suspeitas com base em dados epidemiológicos. Foi somente no ano seguinte que Schaudinn e Hoffmann descobriram a espiroqueta que causa a sífilis – o *Treponema pallidum*; em 1906, Wassermann descobriu o método para diagnosticar sífilis pelo exame de sangue com teste de fixação de complemento.[14,15]

Na época, ainda não havia tratamento eficaz para a sífilis, e surgiu uma grande reação contrária ao teste de Wassermann, que permitia o diagnóstico para uma doença que não tinha cura. A principal questão era o fato de estigmatizar a pessoa sem lhe trazer benefícios, diziam na época. Porém, foi com o diagnóstico precoce da sífilis que se tornou possível o diagnóstico da neurossífilis assintomática, mediante o exame do líquido cefalorraquidiano.

Em 1913, Noguchi e Moore provaram que a PGP era causada pela sífilis ao demonstrarem a presença do *Treponema pallidum* no córtex cerebral dos pacientes afetados. Em 1917, surgiu a malarioterapia, o primeiro tratamento eficaz para a PGP, que rendeu a Julius Wagner von Jauregg (1857-1940) o prêmio Nobel em 1927.[10,11]

Portanto, o diagnóstico neurobiológico, com biomarcadores, permitiu o primeiro tratamento eficaz com a progressiva redução dos casos de PGP, redução essa que se acentuou muito com a descoberta da penicilina, por Alexander Fleming (1881-1955), em 1939, mas que foi utilizada na PGP a partir de 1943.

Entre a descoberta do *Treponema pallidum* e o tratamento com penicilina, decorreram quase 40 anos. Nossos conhecimentos sobre a fisiopatogenia da DA aumentaram muito de 1970 até hoje, mas ainda não surgiu uma *bala de prata*, como foi a penicilina para a PGP.

QUANTO AINDA TEMOS QUE APRENDER? ESTAMOS PRÓXIMOS DA CURA DESSA DOENÇA?

É preciso confiar na ciência, que tantas conquistas já produziu. Certamente este objetivo será atingido.

O tratamento das doenças degenerativas é o grande desafio que se coloca para a ciência neste século. Com o avanço do conhecimento em genética e em biologia molecular, existe a expectativa de que a fisiopatogênese dos processos degenerativos venha a ser mais bem compreendida. Como dizia o grande professor de Neurofisiologia, Cesar Timo-Iaria: "Não é porque saibamos pouco; sabemos muito, mas ainda falta muito por conhecer".

O tratamento eficaz da DA poderá melhorar muito a própria história da humanidade, pois irá propiciar maior possibilidade de envelhecimento saudável, com boa memória, lucidez e preservação de toda a sabedoria derivada da experiência.

REFERÊNCIAS

1. Karenberg A, Förstl H. Dementia in the Greco-Roman world. J Neurol Sci. 2006;244(1-2):5-9.
2. Hachinski VC, Lassen NA, Marshall J. Multi-infarct dementia: a cause of mental deterioration in the elderly. Lancet. 1974;2(7874):207-10.
3. Bick K, Amaducci L, Pepeu G. The early story of Alzheimer's disease. Padua: Liviana Press; 1987.
4. Maurer K, Maurer U. Alzheimer: the life of a physician and the career of a disease. New York: Columbia University Press; 2003.
5. Caramelli P, Viel AH. 100 anos da doença de Alzheimer. São Paulo: Segmento Farma; 2006.
6. Goedert M, Ghetti B. Alois Alzheimer: his life and times. Brain Pathol. 2007;17(1):57-62.
7. Alzheimer A. A characteristic disease of the cerebral cortex. Versão para o inglês da apresentação original realizada em Tübingen, 1906. In: Bick K, Amaducci L, Pepeu G (eds.). The early story of Alzheimer's disease. Padua: Liviana Press; 1987. p.1-3.
8. Alzheimer A. Über eine eigenartige Erkrankung der Hirnrinde. Allgemeine Z Psychiatrie Psychisch-Gerichtliche Med. 1907;64:146-148.

9. Kraepelin E. Senile and pre-senile dementias. Versão para o inglês de Psychiatrie: Ein Leherbuch für Studierende und Ärzte. Leipzig: Verlag von Johann Ambrosius Barth; 1910. p.533-54, 593-662. In: Bick K, Amaducci L, Pepeu G (eds.). The early story of Alzheimer's disease. Padua: Liviana Press; 1987. p.32-81.
10. Goedert M. Oskar Fischer and the study of dementia. Brain. 2009;132(Pt 4):1102-11.
11. Fischer O. Miliary necrosis with nodular proliferation of the neurofibrils, a common change of the cerebral cortex in senile dementia. Versão para o inglês do artigo original publicado em Monatschrift für Psychiatrie und Neurologie. 1907;22:361-72. In: Bick K, Amaducci L, Pepeu G (eds.). The early story of Alzheimer's disease. Padua: Liviana Press; 1987. p.5-18.
12. Amaducci LA, Rocca WA, Schoenberg BS. Origin of the distinction between Alzheimer's disease and senile dementia: how history can clarify nosology. Neurology. 1986;36(11):1497-9.
13. Petersen RC, Smith GE, Waring SC, et al. Aging, memory, and mild cognitive impairment. Int Psychogeriatr. 1997;9 (Suppl) 1:65-9.
14. Quétel C. The history of syphilis. Baltimore: The Johns Hopkins University Press; 1992.
15. Nitrini R. The cure of one of the most frequent types of dementia: a historical parallel. Alzheimer Dis Assoc Disord. 2005;19(3):156-8.

2

A importância da doença de Alzheimer e de outras demências no Brasil e no mundo

Matheus G. Barbosa
Cleusa P. Ferri

PONTOS-CHAVE

- A prevalência e a incidência da demência aumentam exponencialmente com a idade e são mais altas nas mulheres. De acordo com o projeto Global Burden of Disease – Carga Global de Doença (GBD), estima-se que havia 1,8 milhão de brasileiros vivendo com demência em 2019, com projeções para atingir 5,7 milhões em 2050, um aumento de 206%.
- Estima-se que a cada 3,3 segundos uma nova pessoa desenvolva demência no mundo, e estudos recentes em países de alto poder econômico mostram que o risco de demência tem diminuído nas últimas duas décadas.
- Essa diminuição de risco é parcialmente atribuída ao melhor tratamento e cuidado das doenças cardiovasculares, assim como à redução do tabagismo e a melhorias na educação, trazendo esperanças para as gerações futuras.
- Na América Latina e no Caribe, segundo o indicador-chave *Disability Adjusted Life Years* – Anos de Vida Ajustados por Incapacidade (Daly), cerca de 1,6 milhão de anos foi atribuído à demência em 2019 entre as pessoas com mais de 70 anos, sendo o Brasil e o México responsáveis por quase dois terços dos Daly atribuídos à demência para essa faixa etária na região.

- Globalmente, a demência tornou-se a sétima principal causa de morte entre todas as doenças. No Brasil, em 2019, foi a quarta causa entre as mulheres acima de 70 anos e a quinta entre os homens.
- Os custos financeiros da demência são mais altos em países ricos, no entanto a proporção do custo informal é mais alta em países mais pobres. No Brasil, quase dois terços dos custos totais advêm do cuidado informal realizado por familiares.

INTRODUÇÃO

Está em curso um processo de envelhecimento populacional surpreendentemente rápido, com um aumento vertiginoso no número de indivíduos idosos em todo o mundo, sobretudo nos países de médio e baixo poder econômico.[1] A projeção para o ano de 2050 é que a população acima de 65 anos de idade atinja 16,4% no mundo, 18,8% na América Latina[1] e 22% no Brasil, de acordo com as projeções atualmente disponibilizadas pelo Instituto Brasileiro de Geografia e Estatística (IBGE).[2] Desse modo, doenças crônicas e não transmissíveis assumem uma posição ainda mais central na realidade dos sistemas de saúde desses países.

A presença de multimorbidade é especialmente comum entre indivíduos idosos, com sobreposição de doenças físicas, transtornos mentais e neurocognitivos. Dentre essas doenças, as demências se destacam pelo altíssimo impacto no funcionamento autônomo da pessoa, porém ainda sem receber a devida atenção sob a ótica de políticas públicas em saúde. As demências são subdiagnosticadas em todo o mundo, sobretudo em países de baixa e média rendas, sendo percebidas como parte do envelhecimento normal.[3] No Brasil, a taxa de subdiagnóstico pode chegar a 77%,[4] limitando as possibilidades de manejo e aumentando o impacto da doença, o qual é muito importante não só para a sociedade como um todo, mas também para as pessoas com demência e seus familiares, levando em consideração a perda da autonomia e a necessidade progressiva de cuidados. Ao longo deste capítulo, será analisada a extensão desse impacto social no Brasil e no mundo.

PREVALÊNCIA

Apesar do aumento significativo das pesquisas epidemiológicas em demência nos países de baixo e médio poder econômico, elas ainda são pouco representadas na literatura internacional. Tal fato está bem retratado nos esforços recentes para descrever a situação da demência no mundo e nas diversas regiões e países.

A Alzheimer's Disease International – Federação Internacional de Associações de Doença de Alzheimer (ADI), associação guarda-chuva de mais de 100 associações de Alzheimer espalhadas pelo mundo, na edição de 2015 do *Relatório Mundial de Alzheimer*, estimou que havia na época 46,8 milhões de pessoas com demência no mundo,[5] com projeções de dobrar esse número a cada 20 anos.

Tanto a Organização Mundial de Saúde (OMS), por meio da publicação de seu relatório de monitoramento da situação global,[6] quanto o projeto GBD[7] publicaram estimativas globais para 2019 e ambos estimaram que mais de 55 milhões de pessoas viviam com demência naquele ano. Mais especificamente, o projeto GBD estimou que em 2019 havia 57,4 milhões de pessoas vivendo com demência no mundo, com projeções de atingir 152,8 milhões em 2050, um aumento de 166% (Tabela 1).

Essas estimativas, em geral, mostram que a prevalência aumenta com a idade, quase dobrando a cada 5 anos depois dos 65 anos de idade, que é bem mais alta nas mulheres do que nos homens e que a maioria das pessoas com demência vive em países com médio e baixo poder econômico.

TABELA 1 Número de pessoas com demência no mundo e no Brasil em 2019 e projeções para 2050

Região/país	Número de pessoas com demência (milhões)		Aumento
	2019	2050	
Mundo	57,4	152,8	166%
EUA	5,3	10,5	102%
Brasil	1,8	5,7	206%

Fonte: elaboração dos autores com base nas estimativas GBD 2019.[7]

O GBD estimou que em 2019 existiam 1,85 milhão de brasileiros com doença de Alzheimer e outras demências, com projeções de triplicar esse número até 2050, atingindo 5,7 milhões. Isso corresponde a um aumento de mais de 200% comparado com a marca de 100% nos Estados Unidos, que já é um país mais envelhecido do que o Brasil[7] (Tabela 1). É importante salientar que as estimativas desse estudo são para as pessoas com 40 anos ou mais e incluem todas as causas de demência.[7] Acima de 60 anos eram 1,72 milhão de pessoas com demência (93% do total), o que corresponde a uma prevalência de 5,9%, se considerarmos as projeções do IBGE para 2019 de 29,1 milhões de brasileiros nessa faixa etária.[2]

A prevalência, de acordo com o GBD, mostra uma variação importante na América Latina, sendo o Brasil o país com uma das prevalências mais altas.[7] É importante lembrar, no entanto, que essas estimativas são baseadas em estudos originais realizados em sua quase totalidade no estado de São Paulo e, em sua maioria, em áreas urbanas.[8,9] O Brasil apresenta o maior número de estudos sobre a prevalência da demência na América Latina[8] e tem os dados mais consistentes considerando as metodologias utilizadas, com procedimentos diagnósticos robustos e técnicas amostrais confiáveis. Uma revisão recente,[9] no entanto, ao fazer uma avaliação crítica de cada um dos estudos de prevalência encontrados no país, deixa claro que, "para extrapolações nacionais, todos os estudos encontrados apresentam alto ou moderado risco de viés em pelo menos dois domínios". Esse cenário, portanto, não traz a fotografia real da situação do país, que tem dimensão continental, com uma variação étnica, cultural, educacional e socioeconômica muito grande entre suas 5 regiões geográficas.

INCIDÊNCIA

Em relação à incidência, a evidência é ainda menor, com um número pequeno de estudos e limitações metodológicas importantes. No Brasil, apenas dois estudos foram publicados nos últimos 10 anos, ambos no estado de São Paulo. Uma coorte de 520 idosos (linha de base), após uma média de 5 anos de seguimento, encontrou uma incidência de 26,1/1.000 pessoas-ano,[10] enquanto uma coorte de 489 idosos (seguimento) no estado de São Paulo encontrou uma incidência muito mais baixa, de 11,2/1.000 pessoas-ano,[11] embora ambos os estudos tenham sido conduzidos com pessoas na mesma faixa etária, mostrando que de fato desconhecemos a incidência da demência no país.

O relatório mundial de demência de 2015[5] estimou que ocorrem quase 10 milhões de casos novos de demência todos os anos no mundo, o que corresponde a cerca de 1 caso a cada 3,2 segundos. A incidência na América Latina, de acordo com esse relatório, foi estimada em 15,1/1.000 pessoas-ano entre pessoas com 60 anos ou mais, um valor intermediário entre as estimativas dos dois estudos recentes brasileiros e mais baixo do que aquele encontrado para Europa (17,3/1.000 pessoas-ano) e EUA (17,8/1.000 pessoas-ano), porém mais alta do que na Ásia (13,5/1.000 pessoas-ano).[5] De acordo com o GBD,[7] a incidência da demência em pessoas com 60 anos ou mais no mundo foi de 7/1.000 pessoas-ano, sendo 6,2 para o homem e 7,6 para a mulher.

TENDÊNCIAS AO LONGO DO TEMPO NA PREVALÊNCIA/INCIDÊNCIA E SOBREVIDA COM DOENÇA

Todas as projeções sobre o número de pessoas com demência no mundo, incluindo as realizadas pela ADI, em seu *Relatório Mundial de Alzheimer* de 2015,[5] levam em consideração o envelhecimento populacional como principal mecanismo para o aumento projetado, inferindo que a prevalência de demência em cada faixa etária e por gênero não sofrerá alterações.[5-7,12] A base para essa inferência é incerta, já que mudanças na incidência e na sobrevida com a doença podem levar a uma mudança na prevalência e uma redução na incidência, pela redução da exposição a fatores de risco modificáveis, como os cardiovasculares e os de estilo de vida.

Um número crescente de estudos mostrou recentemente um declínio na incidência e na prevalência de demência em alguns países mais ricos. A evidência mais direta em relação a esse declínio vem do Estudo de Rotterdam,[13] que revelou que a incidência de demência diminuiu entre 1990 e 2005, e que a ressonância magnética do cérebro mostra menos atrofia cerebral e menos lesões cerebrais vasculares nos exames feitos em coortes mais recentes comparadas com coortes anteriores, sugerindo que o controle de fatores de risco cardiovasculares e outros pode estar levando a cérebros mais saudáveis.

A relação entre as tendências na prevalência, na incidência e na mortalidade é incerta. Caso o início da demência ocorra próximo ao final da vida, menos anos serão vividos com a demência. Langa et al. descrevem esse fenômeno como "a compressão da morbidade cognitiva",[14] que resultaria em vidas saudáveis mais longas, com menos anos vividos em estado de redução de independência e necessidade de cuidados, o que seria desejável tanto para a saúde pública quanto para a qualidade de vida individual.

IMPACTO

Incapacidade e dependência

A demência não tem cura e encurta a vida das pessoas. É uma doença degenerativa com dependência funcional e necessidades de cuidado que aumentam à medida que a doença progride. Tem um impacto imenso naqueles que vivem com a doença (prejuízo funcional, de qualidade de vida, morbidade e mortalidade), nas pessoas do convívio próximo (que representam a principal frente de cuidado) e para a sociedade (custos sociais e para os serviços de saúde).

Pesquisas populacionais realizadas pelo Grupo de Pesquisa de Demência 10/66,[15,16] que incluíram 5 países da América Latina e do Caribe (República Dominicana, Cuba, Venezuela, Peru e México), mostraram que, entre pessoas acima de 65 anos, de 17 doenças estudadas, a demência é a que mais contribui para a incapacidade e a dependência.

Uma maneira de avaliar o impacto da demência e de compará-lo com outras condições de saúde é usar as estimativas da GBD, que combinam informações sobre incapacidade e mortalidade, para estimar a carga da doença. O indicador-chave

Disability Adjusted Life Years – Anos de Vida Ajustados por Incapacidade (Daly) é calculado como a soma de anos vividos com incapacidade (*Years Lived with Disability* – YLD) e de anos de vida perdidos (*Years of Life Lost* – YLL) e reflete o efeito da doença na qualidade e na quantidade de vida. Um Daly representa a perda de 1 ano de saúde plena por invalidez ou morte. Na América Latina e no Caribe, cerca de 1,6 milhão (IC 95%, 0,7 a 3,5) de Daly foram atribuídos à demência em 2019 para pessoas com mais de 70 anos, sendo o Brasil e o México responsáveis por quase dois terços dos Daly atribuídos à demência para essa faixa etária na região (1 milhão; IC 95%; 0,4 a 2,2).*

Mortalidade

Tem havido um claro aumento no número de mortes causadas por demência nas últimas duas décadas. Globalmente, a demência tornou-se a sétima principal causa de morte entre todas as doenças.[6] De acordo com os dados do GBD, no Brasil, a demência se tornou também a sétima causa de morte entre todas as doenças em 2019, com um total de cerca de 55 mil mortes naquele ano, um aumento de 142,7% em relação a 2000 (Tabela 2).

Nos grupos etários mais velhos a demência se destaca como uma das principais causas de morte, a segunda causa entre os brasileiros com idade acima de 80 anos. No Brasil, em 2019 foi a quarta causa entre as mulheres acima de 70 anos e a quinta entre os homens da mesma faixa etária.

TABELA 2 Número de mortes relacionadas à demência no Brasil – aumento entre 2000 e 2019

	Posição da demência entre as principais causas de morte	Número de mortes por demência em 2019	Aumento das mortes por demência entre 2000 e 2019
Todas as idades	7º	54.594	142,7%
70+	4º	50.406	142,5%
80+	2º	40.618	155%

Fonte: elaboração dos autores com base no GBD Compare 2019.[7]

* Extraído das ferramentas *online* do GBD para o ano 2019. Disponível em: https://ghdx.healthdata.org/record/ihme-data/gbd-2019-mortality-estimates-1950-2019?page=8.

Custos – formal e informal

O custo global da demência foi estimado em mais de 1 trilhão de dólares em 2019, com três quartos dos custos totais ocorrendo em países de alto poder econômico,[6] apesar de a maioria das pessoas com demência viverem em países de médio e baixo poder econômico. Há poucos estudos sobre os custos da demência nesses países. Os custos financeiros da demência são maiores nos países ricos, principalmente devido à composição etária e às maiores taxas de diagnóstico, tratamento e cuidados em geral. No entanto, a proporção do custo informal é maior nos países mais pobres.

No Brasil, existe apenas um estudo feito em um ambulatório acadêmico da Universidade de São Paulo[17] mostrando que quase dois terços dos custos totais são oriundos de cuidados informais prestados por familiares, em geral mulheres, frequentemente esposas ou filhas que são obrigadas a interromper ou limitar suas oportunidades de trabalho e estudo devido às obrigações de cuidar.

O cuidado informal, realizado por familiares e amigos, ainda é a principal base do sistema de cuidado e representa 58 e 65% dos custos, respectivamente, em países de baixa e média renda, contra 40% em países de alta renda. Os cuidados profissionais e com instituições de longa permanência para idosos, por sua vez, representam 42% dos custos em países de alta renda, contra 14% nos países de baixa e média renda. Consequentemente, o impacto psicossocial e financeiro nas famílias em países de baixa e média renda é extremamente importante.[18,19] Para além do impacto de tempo e dinheiro, a rotina de cuidado pode acarretar também impacto de longo prazo na saúde e no bem-estar do cuidador, com 1 em cada 3 cuidadores podendo apresentar depressão.[20]

CONSIDERAÇÕES FINAIS

Apesar de seu impacto sobre indivíduos, familiares e sociedade, a demência é pouco conhecida pelo público em geral e até mesmo pelos profissionais de saúde, o que contribui para a falta de diagnóstico e tratamento oportunos. O número de pessoas vivendo com demência e o número de mortes causadas pela demência têm aumentado nas últimas décadas, especialmente em países de baixo e médio poder econômico, como o Brasil. Ademais, as projeções para as próximas décadas são de um aumento ainda mais robusto desses números, acompanhando o envelhecimento populacional.

Por outro lado, parte desse aumento pode ser mitigada por ações voltadas ao controle de fatores de risco e envelhecimento saudável. Aqueles que serão idosos em 2050 já receberam sua educação básica e estão agora em um período crucial durante o qual intervenções para prevenir e controlar os fatores de risco para demência podem trazer benefícios para a saúde do cérebro e a redução do risco para a doença. Esse declínio nos países mais ricos nas últimas décadas traz esperança para os países de baixo e médio poder econômico em relação a uma redução potencial no risco de demência, com benefícios importantes para as gerações futuras.

Desse modo, além de aumentar o conhecimento da sociedade em geral sobre o tema, é importante monitorar a prevalência, a incidência e os diferentes impactos sociais que a demência pode causar, para informar ações e políticas públicas que visem à redução desse impacto, melhorando a qualidade de vida das pessoas com demência e a de seus familiares e cuidadores, desde o reconhecimento e o diagnóstico, passando pelo cuidado imediato, no longo prazo, até os cuidados no final da vida.

REFERÊNCIAS

1. United Nations Department of Economic and Social Affairs, Population Division (2022). World Population Prospects 2022: Summary of Results. UN DESA/POP/2022/TR/NO. 3.
2. Instituto Brasileiro de Geografia e Estatística (IBGE). Disponível em: https://www.ibge.gov.br/apps/populacao/projecao/index.html. Acesso em: 23 out. 2022.
3. Lang L, Clifford A, Wei L, et al. Prevalence and determinants of undetected dementia in the community: a systematic literature review and a meta-analysis. BMJ Open. 2017;7(2):e011146.
4. Nakamura AE, Opaleye D, Tani G, Ferri CP. Dementia underdiagnosis in Brazil. Lancet. 2015;385(9966):418-9.
5. Prince M, Wimo A, Guerchet M, et al. World Alzheimer Report 2015. The global impact of dementia: an analysis of prevalence, incidence, cost and trends. London: Alzheimer's Disease International; 2015.
6. Global status report on the public health response to dementia. Geneva: World Health Organization; 2021. Licence: CC BY-NC-SA 3.0 IGO.
7. GBD 2019 Dementia Forecasting Collaborators. Estimation of the global prevalence of dementia in 2019 and forecasted prevalence in 2050: an analysis for the Global Burden of Disease Study 2019. Lancet Public Health. 2022:S2468-2667(21)00249-8.
8. Chaimowicz F, Burdorf A. Reliability of nationwide prevalence estimates of dementia: a critical appraisal based on Brazilian surveys. PLoS One. 2015;10(7):e0131979.
9. Ribeiro F, Teixeira-Santos AC, Caramelli P, Leist AK. Systematic review and meta-analyses on the prevalence of dementia in Latin America and Caribbean countries: exploring sex, rurality, age, and education as possible determinants. medRxiv. 2021:2021.10.15.21265054.
10. César-Freitas KG, Suemoto CK, Power MC, et al. Incidence of dementia in a Brazilian population: the Tremembé epidemiologic study. Alzheimers Dement. 2022;18(4):581-90.
11. Lopes MA, Nassar SM, Barcelos-Ferreira R, et al. Incidence of dementia in a population cohort of older people from São Paulo, Brazil. Int J Geriatr Psychiatry. 2022;37(2).
12. Prince M, Bryce R, Albanese E, et al. The global prevalence of dementia: a systematic review and metanalysis. Alzheimer's & Dementia: The Journal of The Alzheimer's Association. 2013;9(1):63-75 e2.
13. Schrijvers EM, Verhaaren BF, Koudstaal PJ, et al. Is dementia incidence declining? Trends in dementia incidence since 1990 in the Rotterdam Study. Neurology. 2012;78(19):1456-63.

14. Langa KM, Larson EB, Karlawish JH, et al. Trends in the prevalence and mortality of cognitive impairment in the United States: is there evidence of a compression of cognitive morbidity? Alzheimer's & Dementia: The Journal of The Alzheimer's Association. 2008;4(2):134-44.
15. Sousa RM, Ferri CP, Acosta D, et al. The contribution of chronic diseases to the prevalence of dependence among older people in Latin America, China and India: a 10/66 Dementia Research Group population-based survey. BMC Geriatr. 2010;10:53.
16. Sousa RM, Ferri CP, Acosta D, et al. Contribution of chronic diseases to disability in elderly people in countries with low and middle incomes: a 10/66 Dementia Research Group population-based survey. Lancet. 2009;374(9704):1821-30.
17. Ferretti C, Sarti FM, Nitrini R, et al. An assessment of direct and indirect costs of dementia in Brazil. PLoS One. 2018;13(3):e0193209.
18. Honyashiki M, Ferri CP, Acosta D, et al. Chronic diseases among older people and co-resident psychological morbidity: a 10/66 Dementia Research Group population-based survey. Int Psychogeriatr. 2011;23(9):1489-501.
19. Prince M, Brodaty H, Uwakwe R, et al. Strain and its correlates among carers of people with dementia in low-income and middle-income countries: a 10/66 Dementia Research Group population-based survey. Int J Geriatr Psychiatry. 2012;27(7):670-82.
20. Sallim AB, Sayampanathan AA, Cuttilan A, Ho R. Prevalence of mental health disorders among caregivers of patients with Alzheimer disease. J Am Med Dir Assoc. 2015;16(12):1034-41.

3

Epidemiologia da demência da doença de Alzheimer

Karolina Gouveia César-Freitas

PONTOS-CHAVE

- Os estudos epidemiológicos, além de identificar as taxas de prevalência e incidência de determinada doença, são de importância clínica, já que podem ser usados para investigar os fatores de risco, proporcionar a adoção de medidas preventivas e planejar algumas formas de intervenção.
- Pensando nessa relevância, este capítulo foi idealizado para disponibilizar os resultados dos principais estudos epidemiológicos, revisões e metanálises nacionais e internacionais sobre a prevalência e a incidência de demência, enfatizando os dados de demência da doença de Alzheimer (DA).

INTRODUÇÃO

Demência é um termo geral usado para caracterizar a presença do declínio persistente de pelo menos duas funções entre os seguintes domínios: memória, funções executivas, habilidades visuoespaciais, linguagem e comportamento, e pela interferência desse declínio nas atividades sociais ou profissionais do indivíduo.[1] A demência tem muitas causas, e a doença de Alzheimer (DA) é a etiologia mais comum, correspondendo em média a 50 a 60% de todos os casos, seja em sua forma isolada ou na forma mista, quando está associada a outras patologias, como a doença cerebrovascular, a alfa-sinucleinopatia ou o depósito da proteína TDP-43.[2]

O número de idosos aumenta à medida que a mortalidade em idade mais jovem diminui, principalmente nos países em desenvolvimento, de baixa e média rendas, nos quais o número de pessoas com demência se expande mais rapidamente do que nos países de alta renda, devido ao maior crescimento da expectativa de vida e à maior carga de fatores de risco, especialmente na América Latina.[3] Estima-se que o número de pessoas afetadas pela demência globalmente tenha aumentado 117% entre 1990 e 2016.[4]

Havia cerca de 57 milhões de indivíduos vivendo com demência em todo o mundo em 2019, com a estimativa de que esse número aumente para 83 milhões em 2030, para 116 milhões em 2040 e para 152 milhões de indivíduos vivendo com demência em 2050.[4] No entanto, a incidência de demência específica para a idade caiu em alguns países, provavelmente devido a melhorias na educação, nutrição, cuidados de saúde e mudanças no estilo de vida.[3] Apesar de essa redução da incidência ter sido uma tendência controversa em certos estudos da América do Norte e da Europa, de modo geral, as projeções indicam que o número absoluto de pessoas com demência continuará a crescer.[4] Dessa forma, a demência é considerada uma das doenças mais importantes e impactantes pela Organização Mundial de Saúde (OMS), dado o número total elevado de novos casos de demência a cada ano em todo o mundo, o que já implicou o diagnóstico de um novo caso a cada 4 segundos.[5]

DESAFIOS NO DIAGNÓSTICO DA DEMÊNCIA

É amplamente reconhecido o fato de que a demência é subdiagnosticada, sobretudo em países de baixa e média renda. Quando o diagnóstico ocorre, geralmente são muitos anos após seu início. Isso se deve a muitas razões, incluindo a falta de conhecimento dos médicos e profissionais da atenção primária sobre a condição, o medo do diagnóstico, o uso de instrumento de rastreio inadequado para a escolaridade da população, poucos recursos e desigualdades no acesso aos cuidados. Além do mais, deveria ser considerado que os médicos da atenção primária em muitos países atendem vários pacientes por hora, e não seria possível fazer um diagnóstico preciso de demência em poucos minutos.[6] Portanto, não há equidade ao redor do mundo, e com isso há enorme dificuldade na padronização de atendimentos dos pacientes na prática clínica, assim como não existe uma padronização dos estudos epidemiológicos. Logo, há necessidade de adaptação de testes para cada cultura e do estabelecimento de escores de acordo com o nível educacional para que seja possível um diagnóstico mais fidedigno.

PREVALÊNCIA

Dados gerais

Os estudos de prevalência revelam a proporção existente de demência dentro de uma população e um período definidos. Contudo, as avaliações de prevalência geram incerteza sobre a sequência temporal entre fatores de risco e a doença.

As diferenças metodológicas impedem que, ao comparar prevalências observadas em diferentes países ou regiões, seja possível assegurar que a prevalência é realmente maior em um local ou em outro. No entanto, podem-se obter informações sobre o aumento das taxas de demência com o aumento da idade e a influência de outros fatores, como gênero e escolaridade.

Em 2015 foi publicado no *World Alzheimer Report*, uma revisão sistemática sobre o impacto global da prevalência de demência e foram elegíveis 273 artigos publicados no mundo desde 1980 até 2015.[7] Foram incluídos na revisão 144 artigos da Ásia, 78 da Europa, 34 da América (sendo 15 da América do Norte) e 17 da África.[7] Esse número de artigos em 35 anos retratou bem a escassez dos estudos epidemiológicos com adequada metodologia. Além disso, foi possível verificar um número crescente de publicações vindas de países de baixa e média renda a partir de 1996, já que está nesses países a maior necessidade de conhecimento das taxas de prevalência para possibilitar a melhora do planejamento de saúde pública.

A Tabela 1 mostra uma versão adaptada da estimativa da prevalência de demência encontrada nessa metanálise.[7] Sabe-se que os dados variam muito entre os estudos, pelas características populacionais da amostra, como níveis de escolaridade e socioeconômico, pela diferente metodologia utilizada, como os de base populacional, com uma ou duas fases, pelos instrumentos cognitivos empregados e pelo critério diagnóstico utilizado. Portanto, essa grande variabilidade entre os estudos pode ocorrer tanto comparando os países de alta renda com os de baixa e média renda quanto em estudos dentro de um mesmo país, considerando suas diferenças regionais.

Vale ressaltar que a maior prevalência de demência ainda se manteve na América Latina de 8,34% e, após correção, foi estimada em 8,41% na população com 60 anos ou mais de idade. Entretanto, ao ser calculada a prevalência em regiões onde não foi possível realizar uma metanálise quantitativa, a taxa prevista no Norte da África foi de 8,67% e seria discretamente superior à da América Latina.[7]

O achado comum entre todos os estudos foi a associação estatisticamente significativa entre a presença de demência e o envelhecimento, portanto a idade foi considerada o principal fator de risco.

TABELA 1 Dados de prevalência de demência ao redor do mundo divididos conforme a idade, para todos os gêneros

Regiões	Faixa etária (anos)							Prevalência padronizada (%)
	60-64	65-69	70-74	75-79	80-84	85-89	≥ 90	
Ásia								
Austrália	1,8	2,8	4,5	7,5	12,5	20,3	38,3	6,91
Pacífico	1	1,9	3,3	6	11	19,6	41,8	5,96
Leste	1,5	2,4	4	7	12,1	20,3	40,5	6,61
Sul	1,9	3	4,9	8,3	14	23	44,1	7,70
Sudeste	3,3	4,4	6	8,3	11,5	15,6	23,5	7,15
Europa								
Oeste	1,6	2,6	4,3	7,3	12,4	20,5	39,8	6,8
Central	1,1	1,8	2,9	5	8,5	14	27,1	4,65
Américas								
EUA	1	1,7	3	5,7	10,6	19,1	41,6	5,73
AL	1,5	2,6	4,8	8,6	15,2	27	57,5	8,34
África								
Subsaariana	1,3	2	3,1	5,1	8	13,1	25,7	4,63

AL: América Latina.
Fonte: adaptação da metanálise do *World Alzheimer Report*.[7]

Prevalência no mundo

Em amostra de estudo de coorte nacionalmente representativo dos EUA (*Aging, demographics, and memory study – Adams*) foi encontrada taxa de prevalência de demência de 13,9% entre indivíduos com 71 anos ou mais e de 9,7% de demência da DA.[8] A prevalência de demência de todas as causas subiu de 4,97 e de 2,32% de DA em idosos até 79 anos para 37,36% de demência de todas as causas e 29,7% de DA em indivíduos com 90 anos ou mais.[8]

Recentemente, estimou-se que 6,2 milhões de norte-americanos com 65 anos ou mais estivessem vivendo com demência da DA em 2021.[9] Estudo populacional com visitas em domicílio em Chicago incluindo participantes com 65 anos ou mais encontrou a prevalência de 9,7% de demência com clínica de DA em indivíduos brancos e 18,1% em afrodescendentes, dado semelhante ao publicado pelo censo norte-americano de 2020, com essa variação entre raças/etnias com 11,3% de prevalência de demência da DA em brancos e 18,6% em afrodescendentes.[9]

Apesar do grande aumento no número estimado de pessoas que vivem com demência no mundo, a prevalência calculada de ambos os gêneros corrigida por idade permaneceu estável na previsão entre 2019 e 2050 (variação global de 0,1%).[4] Havia mais mulheres do que homens com demência em todo o mundo em 2019 (razão de mulheres para homens de 1,69), e espera-se que esse padrão se mantenha até 2050. Há heterogeneidade geográfica entre países e regiões, com as menores mudanças percentuais na projeção para 2050 no número de casos de demência na Ásia-Pacífico de alta renda (53%) e na Europa Ocidental (74%), e os maiores aumentos percentuais estão no norte da África e no Oriente Médio (367%) e no leste da África Subsaariana (357%).[4] Essa perspectiva africana recente foi o que mais se destacou da metanálise anterior, de 2013, que tinha estimado a prevalência global de demência entre 5 e 7% em indivíduos com 60 anos ou mais na maioria das regiões, com maior prevalência na América Latina (8,5%) e prevalência distintamente menor nas quatro regiões da África Subsaariana (2 a 4%).[10]

Em um estudo canadense, a prevalência de demência encontrada no grupo de 85 anos ou mais foi de 28,5%, mais que o dobro da coorte de 75 a 84 anos, e a DA (provável ou possível) foi responsável por 75% de todas as causas de demências.[11] Já em estudo italiano, a prevalência de demência em pessoas com 75 anos de idade ou mais foi de 15,8%, e a DA foi a causa mais comum de demência encontrada em 43% dos casos.[12] Destaca-se que a porcentagem mais elevada de DA encontrada no estudo canadense pode se dever ao fato de ser um estudo mais antigo e com menor probabilidade diagnóstica de outros tipos de etiologia de demência. Os dados encontrados em estudo australiano foram semelhantes aos do italiano citado anteriormente, em que a taxa de prevalência bruta de demência foi de 13,4% e a prevalência padronizada por idade foi de 21%, sendo a DA o tipo mais comum de demência em 44% dos casos.[13]

Como ressaltado previamente, as taxas de prevalência variam conforme a característica demográfica da amostra. Como demonstrado em estudo populacional japonês em que 7 áreas rurais foram incluídas, encontrou-se prevalência mais elevada de demência do que em estudos anteriores, de 22,4% em idosos com mais de 65 anos, sendo 67,4% de DA.[14] Em contrapartida, metanálise de 96 estudos provenientes de China, Hong Kong e Taiwan em indivíduos com 50 anos ou mais apresentou estimativa geral de prevalência ajustada de 4,5%; entretanto, a heterogeneidade foi extremamente alta (98,6%) devido aos critérios de diagnóstico, faixa etária, tamanho da população e método de amostragem de cada estudo.[15] Essas diferenças corroboram a ideia de que, além da idade, que é o principal fator de risco associado à demência, escolaridade e fatores socioeconômicos, se população rural ou urbana, também influenciam sua prevalência, embora não tenham sido analisados diretamente em muitos estudos.

Além disso, o gênero não teve associação significativa na maioria dos estudos, embora o número de mulheres vivendo com demência seja um pouco maior que o de homens.

Prevalência no Brasil e na América Latina

Os dados de demência são subestimados no Brasil, mas acredita-se que em torno de 1,2 milhão de indivíduos tenham demência da DA no país. Ademais, quase a totalidade dos estudos epidemiológicos populacionais foi realizada no Sudeste, e não seria possível generalizar os dados para o país inteiro. Na Tabela 2 há o resumo dos achados dos principais estudos populacionais nacionais de acordo com idade, gênero e escolaridade. As taxas de prevalência de demência aumentaram significativamente com o aumento da idade nesses estudos, assim como o baixo nível educacional. A associação do baixo nível socioeconômico com risco aumentado de demência foi encontrada na maioria deles, e o gênero foi significativo apenas no estudo de Catanduva.[16-20]

A taxa de prevalência encontrada em Tremembé foi um pouco maior em relação aos demais estudos nacionais, provavelmente por ter englobado maior número de participantes analfabetos que os demais, além de ter sido estudo de fase única, o que exclui a necessidade de teste de rastreio e a possibilidade de falso diagnóstico de normalidade cognitiva em pessoas com demência leve ou com predomínio de disfunção de outra habilidade cognitiva que não seja memória.[16] Perante os resultados desses estudos do estado de São Paulo, a média de prevalência de demência entre eles seria de 11%.

Vale ainda ressaltar outros estudos nacionais: em estudo realizado em área rural da Bahia, a prevalência encontrada de demência foi de 49,6%;[21] na cidade de Caeté, estado de Minas Gerais, a prevalência de demência encontrada foi de 27,5% nos idosos com 75 anos ou mais;[22] na cidade de Pelotas, no Rio Grande do Sul, foi encontrada prevalência de 12,7% em pacientes da atenção primária de saúde;[23] na reserva de Mamirauá, no Amazonas, a prevalência de demência foi de 12,3% em pessoas com mais de 64 anos.[24] Portanto, as taxas tiveram grande variabilidade de acordo com a amostra, se rural ou urbana, faixa etária avaliada, se estudo populacional ou se foi selecionada em serviço primário, secundário ou terciário de saúde, além dos instrumentos cognitivos utilizados para diagnóstico e seus escores de corte.

O estudo realizado no Amazonas corroborou a importância da influência da escolaridade na prevalência de demência, já que a amostra populacional tinha poucos fatores de risco vascular e um nível educacional muito baixo (média de 0,83 ano) com 67,5% de analfabetismo.[24] Apesar da adaptação cultural dos

TABELA 2 Dados dos principais estudos populacionais brasileiros sobre prevalência de demência, realizados no estado de São Paulo

Estudos/cidade	Tremembé[16]	Catanduva[17]	São Paulo[18]	São Paulo[19]	Ribeirão Preto[20]
Prevalência (%)	17,5	7,1	12,9	5,1	12,5
Faixa etária					
60-64 anos	5,3	NA	3,2	NA	3,7
65-69 anos	10,5	1,6	5,6	2,3	3,4
70-74 anos	15,4	3,2	8,9	2	9,5
75-79 anos	26,7	7,9	13	7,8	14,4
80-84 anos	30,2	15,1	16,1	13,6	24
85-89 anos	38,7	38,9	20,5	21,4	22,7
≥ 90 anos	71,4	-	48,9	-	59,2
Gênero					
Masculino	20,6	5,2	9,8	4,5	10
Feminino	15,6	9,4	9,8	5,4	10,1
Escolaridade					
Analfabeto	23	12,2	24,6	ND	26
1-4 anos	21,8	4,4	9,5	ND	8,9
5-8 anos	9,6	5	4,4	ND	8,6
9-11 anos	3,9	3,5	5,7	ND	5,8
≥ 12 anos	6,5	-	5	ND	3,9

NA: não avaliado; ND: não disponível.
Fonte: César et al.;[16] Herrera et al.;[17] Bottino et al.;[18] Scazufca et al.;[19] Lopes et al.[20]

testes cognitivos e de seus escores de corte, a prevalência encontrada (12,3%) foi superior à taxa relatada em alguns estudos nacionais.[24]

Destaca-se ainda no estudo gaúcho que apenas 6 dos 38 participantes que tiveram diagnóstico de demência tinham o relato de demência ou de DA em seus respectivos prontuários médicos.[23] A DA foi responsável por 55,1% dos casos de demência do estudo de Catanduva,[17] por 59,8% no estudo de Bottino et al.,[18] realizado em São Paulo, por 32,4% no estudo de Scazufca et al.,[19] também realizado na cidade de São Paulo, e por 60,3% dos casos no estudo de Ribeirão Preto.[20]

Em metanálise avaliando 8 estudos de prevalência de demência de base populacional, feitos em 6 diferentes países da América Latina, a prevalência global foi de 7,1% em indivíduos com 65 anos ou mais, sendo a DA a causa mais frequente de demência em todos os estudos, variando de 49,9% na Venezuela a 84,5% no Chile.[25] Destaca-se que, na faixa etária de idosos mais jovens (65 a 69 anos), a prevalência foi mais elevada nesses estudos da América Latina do que no restante do mundo, o que pode ser explicado pela baixa escolaridade levando à baixa reserva cognitiva, por maior prevalência de fatores de risco vasculares e pela maior mortalidade.[25] No entanto, era previsto que essa taxa estava subestimada. Em publicações posteriores, a prevalência de demência na América Latina estabelecida já estava em 8,5%[7,10] e depois em 11,5%.[26]

Em uma pesquisa transversal de base populacional com participação de 7 países de baixa e média renda, incluindo 5 da América Latina (Índia, China, Cuba, República Dominicana, Venezuela, México e Peru), foi encontrada prevalência que variou de 5,6 a 11,7% em sujeitos com 65 anos ou mais por meio do algoritmo diagnóstico 10/66 *Dementia Research Group*.[27]

A taxa de prevalência geral de demência em idosos em estudo na Venezuela foi de 8,04% e não foi significativamente diferente entre os gêneros. A DA foi o causa de demência mais frequente (50%).[28]

Em suma, a prevalência de demência na América Latina, apesar da variabilidade entre os estudos, manteve-se como uma das mais altas do mundo, portanto a demência representa um problema alarmante na região. Mais estudos epidemiológicos sobre prevalência de demência são necessários em regiões diferentes de cada país e em todos os países da América Latina, usando métodos harmonizados para avaliar a prevalência real e a evolução dessas taxas em um futuro próximo.[29,30]

Adicionalmente, a comissão do *Lancet* sobre prevenção da demência, intervenção e cuidados identificou, por meio de crescentes evidências, 12 fatores de risco potencialmente modificáveis em 2020, sendo eles: menor nível educacional, hipertensão, deficiência auditiva, tabagismo, obesidade, depressão, inatividade física, diabetes, baixo contato social, excesso de consumo de álcool, traumatismo cranioencefálico e exposição à poluição do ar.[3] Esses fatores são responsáveis por cerca de 40% das demências em todo o mundo, portanto o potencial de prevenção é alto, mas pode ser ainda maior em países de baixa e média renda, onde ocorrem mais demências, chegando a 56% ou mais em países da América Latina a depender de quais estimativas de frequência de fatores de risco forem usadas.[3]

INCIDÊNCIA

Dados gerais

Os estudos de incidência retratam a taxa ou o número de novos casos de demência diagnosticados em uma população definida dentro de um intervalo de tempo de seguimento. Portanto, fornecem dados mais precisos do que os estudos de prevalência, porém são mais difíceis ainda de serem realizados, porque exigem, além da fase inicial de avaliação (*baseline*), pelo menos mais uma reavaliação alguns anos mais tarde. Por essa razão, a mesma metanálise do *World Alzheimer Report* só elegeu 46 artigos de incidência no mundo até 2015 (em contraste com os 273 artigos de prevalência), e, desses, 30 eram de países de alta renda, corroborando que estudos de incidência são ainda mais raros de serem realizados.[7]

Com os dados da Tabela 3 percebe-se que as estimativas da incidência de demência variam globalmente de 3,9 por 1.000 pessoas-ano na idade de 60 a 64 anos a 104,8 por 1.000 pessoas-ano com 90 anos ou mais.[7] Entretanto, são dados obtidos de estudos feitos em países de alta renda em sua maioria, já que ainda hoje poucos estudos sobre a incidência de demência foram realizados em países de baixa e média rendas, e mais raros ainda são os que incluíram participantes com menos de 65 anos.[31-34] Notavelmente, percebe-se na Tabela 3 que há uma estimativa mais baixa de incidência de demência nos países de renda baixa e média após 80 anos, mais discrepante ainda após 90 anos, do que em países de alta renda, visto que o crescimento da população idosa tem acontecido mais recentemente em países mais pobres. Por essa razão, as taxas de incidência tendem a aumentar nesses países em comparação a uma tendência de estabilização nos países mais ricos.

TABELA 3 Dados de incidência de demência ao redor do mundo divididos conforme a idade, para todos os gêneros

Regiões	Faixa etária (anos)							Incidência padronizada
	60-64	65-69	70-74	75-79	80-84	85-89	≥ 90	
Global	3,9	6,4	10,6	18,3	31,7	53,1	104,8	17,30
HIC	3,5	5,9	10,3	18,7	34	59,6	124,9	18,39
LMIC	5,2	7,4	10,7	16,1	24,1	35,2	58	14,06
Ásia								
Leste	4,9	7	10,3	15,4	23,2	34,1	56,6	13,51
Europa								
Oeste	3,1	5,3	9,3	17,3	32,0	57	122,4	17,29
Américas								
EUA	3,8	6,3	10,6	18,7	32,8	55,7	112	17,82
AL + Caribe	4,6	7	11	17,2	26,4	40,8	72,1	15,11

AL: América Latina; HIC: países de alta renda; LMIC: países de baixa e média rendas.
Fonte: adaptação da metanálise do *World Alzheimer Report*.[7]

Incidência no mundo

A incidência de demência ao redor do mundo foi significativamente associada com o aumento da idade, como já identificado nos estudos de prevalência.

A taxa de incidência de demência encontrada em estudo que incluiu 7 coortes dos EUA e Europa aumentou com a idade, de forma semelhante entre mulheres e homens, variando de cerca de 4 por 1.000 pessoas-ano em indivíduos com idade entre 65 e 69 anos a 65 por 1.000 pessoas-ano para aqueles com idade entre 85 e 89 anos.[35] A Tabela 4 mostra o resumo dos dados encontrados, a incidência de demência geral e do número de casos de DA dentro de cada coorte.

Em um estudo multicêntrico publicado nos anos 2000 com seleção de 8 estudos realizados em 7 países europeus (*Estudos europeus de demência – Eurodem*), a incidência de demência também foi dividida de acordo com as faixas etárias: entre 65 e 69 anos, observou-se incidência de 2,4, chegando a 48,6 entre 85 e 89 anos e a 70,2 por 1.000 pessoas-ano com 90 anos ou mais.[36] Nessas coortes, a DA foi responsável por 60 a 70% dos casos de demência e a taxa específica de incidência para DA encontrada variou de 1,2 entre 65 e 69 anos a 53,5 por 1.000 pessoas-ano em indivíduos com 90 anos ou mais.[36]

Nos EUA, a taxa de incidência de demência foi no geral de 20,3 por 1.000 pessoas-ano em indivíduos com mais de 65 anos, muito similar ao encontrado nos estudos europeus.[37] A DA foi responsável por 69% das demências, com incidência de 14,2 por 1.000 pessoas-ano, tendo um aumento significativo com a idade que praticamente triplicou a incidência após 80 anos, sem associação com gênero, mas foi encontrado aumento de risco de DA com nível educacional mais baixo.[37] Adicionalmente, foi relatado um índice de perdas entre o *baseline* do estudo e o seguimento (*follow-up*) de 25,9%. O incremento significativo das taxas de DA após os 80 anos pode ser observado também no *Eurodem*, conforme comparação mostrada na Tabela 5.

Alguns outros estudos ao redor do mundo encontraram taxas de incidência de demência de todas as causas com variabilidade de acordo com o país, critérios diagnósticos utilizados, característica demográfica e tempo de seguimento dos participantes de cada estudo; por exemplo, as taxas de demência variaram de 11,3 em Pequim a 20,6 por 1.000 pessoas-ano no Canadá.[38,39] No estudo canadense, as mulheres tiveram maior incidência de demência em relação aos homens.[39]

Incidência no Brasil e na América Latina

No Brasil, foram realizados escassos 4 estudos de incidência para demência de base populacional, sendo 2 deles mais antigos; em 3 foram encontradas taxas inferiores às relatadas na Europa e nos EUA. Portanto, o critério diagnóstico nos

TABELA 4 Dados das coortes de EUA e Europa, com as taxas de incidência de demência conforme a faixa etária e os números de demência e de doença de Alzheimer incidentes

Estudo	PAQUID	Rotterdam	Framingham	Gothenburg	CFAS I	CFAS II	Three-city	AGES
Países	França	Holanda	EUA	Suécia	Reino Unido	Reino Unido	França	Islândia
Tamanho da amostra	2.960	10.235	2.596	1.168	6.441	11.788	8.250	5.764
Pessoas-ano	19.314	74.517	29.906	6.368	12.850	25.319	64.561	23.970
Demência incidente	578	766	685	145	261	390	951	477
DA incidente	455	521	540	NA	NA	NA	653	150
Incidência de demência (por 1.000 pessoas-ano)								
Faixa etária (anos)								
65-69	3,2	5,7	1,6	NA	8,6	5	2	4,5
70-74	5,9	19,5	9,7	8	11	8,2	6,3	7,9
75-79	26,5	37,2	17,9	18,6	18,6	16,4	12,8	15,7
80-84	43,6	58,3	41	43,2	41,2	32,1	23,1	37,3
85-89	73,1	97	67,9	73,3	56,3	42,2	48,2	66,3

AGES – Estudo de Reykjavik: idade (Age), suscetibilidade genética/ambiental (*Gene/Environment Susceptibility*); CFAS: estudos do envelhecimento e função cognitiva; DA: doença de Alzheimer; NA: não avaliado.
Fonte: adaptação de Wolters et al.[35]

TABELA 5 Dados de incidência de demência de todas as causas e de doença de Alzheimer divididos conforme a faixa etária*

	EUA		*Eurodem*	
Faixa etária (anos)	Demência geral	DA	Demência geral	DA
65-69	4,6	2,8	2,4	1,2
70-74	8,4	4,4	5,5	3,3
75-79	12	7,8	160	9,1
80-84	35,8	27,5	30,5	21,8
85-89	54	41,9	48,6	35,3
≥ 90	84,2	56,1	70,2	53,5

* Taxa de incidência e porcentagem (%) por 1.000 pessoas-ano.
DA: doença de Alzheimer; *Eurodem: Estudos europeus de demência.*
Fonte: adaptação de Fratiglioni et al.[36] e Kukull et al.[37]

estudos mais antigos poderia ter levado à subestimação do número dos casos, assim como à não correção estatística ou padronização das perdas ocorridas durante o período de seguimento.

Em Catanduva, estado de São Paulo, a taxa encontrada foi de 13,8 por 1.000 pessoas-ano em indivíduos com 65 anos ou mais para demência de todas as causas e de 7,7 por 1.000 pessoas-ano para DA após seguimento médio de 3,25 anos.[40] No entanto, 13 dos 114 indivíduos (11,4%) com suspeita de demência nesse estudo não compareceram à avaliação de acompanhamento, o que provavelmente também reduziu a incidência de demência encontrada.[40] As taxas de incidência de demência quase dobraram a cada 5 anos de idade, não houve diferença de acordo com o gênero e foi observada uma tendência de maior incidência de demência em analfabetos.[40]

Em Porto Alegre, estado do Rio Grande do Sul, a incidência encontrada especificamente para DA foi de 14,8 por 1.000 pessoas-ano em idosos de 65 anos ou mais, após seguimento de 8 anos, sendo superior ao estudo de Catanduva, com associação significativa entre maior taxa de incidência e menor nível educacional.[41]

A taxa de incidência de demência no estudo de Tremembé foi de 26,1 por 1.000 pessoas-ano após seguimento médio de 5 anos. Houve aumento exponencial com a idade, com menor escolaridade e as taxas foram maiores entre os homens.[32] O encontro de taxas mais elevadas do que publicadas previamente pode se dever, principalmente, à característica educacional da população estudada, com maior inclusão proporcional de analfabetos e daqueles com menos de 4 anos de escolaridade.[32]

A taxa de incidência de demência em estudo publicado recentemente com população da cidade de São Paulo foi de 11,2 por 1.000 pessoas-ano, com tempo de seguimento chegando a 8,2 anos em média, sendo mais incidente em mulheres e naqueles com menor nível educacional e socioeconômico.[42] O subtipo de demência mais comum foi a DA, com taxa de incidência de 8,9 por 1.000 pessoas-ano.[42] Contudo, essas taxas foram menores do que as observadas em estudos prévios, principalmente pelo acentuado número de perdas no seguimento de participantes com rastreio positivo para demência (32,8%) na ausência de correção estatística para padronização.

Na Tabela 6, os dados brasileiros de incidência de demência encontram-se demonstrados, todavia os estudos não foram homogêneos em relação à divisão da faixa etária, ao grau de escolaridade e à forma como apresentaram a incidência por gênero. Ressalta-se que, no estudo de São Paulo, a incidência foi mais elevada

TABELA 6 Dados dos estudos brasileiros sobre incidência de demência

Estudos/cidade	Tremembé[32]	Catanduva[40]	São Paulo[42]
Incidência*	26,1	13,8	11,2
Faixa etária (anos)			
60-64	8,3	–	3,6
65-69	14,6	3	8,2
70-74	28,2	6,4	13,6
75-79	30,5	16,4	21,8
80-84	110,2	25	55,7
85-89		48,2	
≥ 90		38,5**	
Gênero			
Masculino	35	ND	9,1
Feminino	22,2	ND	12,1
Escolaridade			
Analfabeto	59,2	18,9	15,5
1-4 anos	24,7	10,9	13,9
5-8 anos	25,2	13,1	7,8
> 8 anos	10,5	9,4	

* Incidência: taxa por 1.000 pessoas-ano.
** Apenas 1 participante tinha mais de 94 anos no seguimento do estudo.
ND: não disponível.
Fonte: César-Freitas et al.;[32] Nitrini et al.;[40] Lopes et al.[42]

nas mulheres, enquanto em Tremembé foi mais alta em homens.[32,42] Além do mais, como o estudo em Porto Alegre[41] apresentou apenas a taxa total de incidência de DA, sem divisões por faixa etária e escolaridade, não foi incluído na tabela.

A taxa de incidência de demência encontrada em estudo mexicano foi de 27,3 por 1.000 pessoas-ano, variando de 13,7 para participantes de 60 a 69 anos a 111,6 para aqueles com 80 anos ou mais.[31] Além da influência significativa com o avanço da idade, houve diminuição da incidência com o nível educacional mais alto e não houve diferença entre os gêneros. Outros fatores de risco para demência também foram identificados, tais como hipertensão, diabetes e depressão.[31]

Em estudo multicêntrico do 10/66 Dementia Research Group, um dos maiores estudos de incidência de demência em países de baixa e média renda, realizado em países da América Latina (Cuba, República Dominicana, Venezuela, Peru, México) mais a China, foram identificadas incidências de demência que variaram entre 18,2 e 30,4 por 1.000 pessoas-ano em indivíduos com 65 anos ou mais.[33]

Dessa forma, percebe-se que os achados de incidência da América Latina costumam ser mais elevados que os descritos na Europa e nos EUA, o que se aproxima mais do encontrado no estudo de Tremembé no Brasil. Ademais, a taxa de incidência no Brasil deveria mesmo se elevar crescentemente nos estudos mais recentes, já que a população mais idosa tem aumentado em número absoluto.

CONSIDERAÇÕES FINAIS

A demência tem prevalência e incidência elevadas em praticamente todas as regiões do mundo, mas de forma mais significativa na América Latina, devido ao aumento crescente da expectativa de vida e consequente envelhecimento populacional. Por conseguinte, seria imprescindível investir em educação sobre a demência e seus sintomas iniciais, a fim de aumentar o diagnóstico, reduzir o estigma, tratar os fatores de risco modificáveis e aumentar o potencial de prevenção.

Os estudos epidemiológicos mostram grande variabilidade em seus resultados pelas características demográficas da amostra, pelos métodos adotados, pelos instrumentos utilizados para avaliação cognitiva e os critérios adotados para o diagnóstico. Consequentemente, há dificuldade em comparação e generalização das taxas obtidas em um estado para todo um país.

Entretanto, vale destacar e refletir que, se a prevalência de demência da doença de Alzheimer no censo dos EUA de 2020 é de 11,3% em brancos e 18,6% em afrodescendentes, seria pouco provável que a taxa real atual de prevalência de demência de todas as causas no Brasil fosse apenas de 11%, como foi a média dos estudos no estado de São Paulo. Do mesmo modo ocorreria para as taxas de incidência de demência: se a estimativa global em 2015 era de 17,30 por

1.000 pessoas-ano, dificilmente a incidência brasileira seria realmente inferior a isso atualmente, uma vez que a população idosa segue em crescente aumento.

Dessa maneira, seria prudente prever uma prevalência e incidência maiores no Brasil para o estabelecimento de medidas de saúde pública mais fidedignas à realidade.

REFERÊNCIAS

1. Jack CR, Bennett DA, Blennow K, et al. NIA-AA Research framework: toward a biological definition of Alzheimer's disease. Alzheimers Dement. 2018;14(4):535-62.
2. Alzheimer's disease facts and figures 2021. Alzheimers Dement. 2021;17(3):327-406.
3. Livingston G, Huntley J, Sommerlad A, et al. Dementia prevention, intervention, and care: 2020 report of the Lancet Commission. Lancet. 2020;396(10248):413-46.
4. Nichols E, Steinmetz JD, Vollset SE, et al. Estimation of the global prevalence of dementia in 2019 and forecasted prevalence in 2050: an analysis for the Global Burden of Disease Study 2019. Lancet Public Heal. 2022;7(2):e105-25.
5. World Health Organization (WHO). Dementia: a public health priority. 2012. Disponível em: http://www.who.int.
6. Alzheimer's Disease International. World Alzheimer Report 2021. Journey through the diagnosis of dementia. Disponível em: https://www.alzint.org/u/World-Alzheimer-Report-2021.
7. Alzheimer's Disease International. World Alzheimer Report 2015. The global impact of dementia: an analysis of prevalence, incidence, cost and trends. Disponível em: https://www.alz.co.uk/research/world-report-2015.
8. Plassman BL, Langa KM, Fisher GG, et al. Prevalence of dementia in the United States: the aging, demographics, and memory study. Neuroepidemiology. 2007;29(1-2):125-32.
9. Rajan KB, Weuve J, Barnes LL, et al. Population estimate of people with clinical Alzheimer's disease and mild cognitive impairment in the United States (2020-2060). Alzheimer's Dement. 2021;17(12):1966-75.
10. Prince M, Bryce R, Albanese E, et al. The global prevalence of dementia: a systematic review and metaanalysis. Alzheimers Dement. 2013;9(1):63-75.e2.
11. Ebly EM, Parhad IM, Hogan DB, Fung TS. Prevalence and types of dementia in the very old: results from the Canadian Study of Health and Aging. Neurology. 1994;44(9):1593-600.
12. Benedetti MD, Salviati A, Filipponi S, et al. Prevalence of dementia and apolipoprotein E genotype distribution in the elderly of Buttapietra, Verona province, Italy. Neuroepidemiology. 2002;21(2):74-80.
13. Radford K, Mack HA, Draper B, et al. Prevalence of dementia in urban and regional Aboriginal Australians. Alzheimers Dement. 2015;11(3):271-9.
14. Ikejima C, Hisanaga A, Meguro K, et al. Multicentre population-based dementia prevalence survey in Japan: a preliminary report. Psychogeriatrics. 2012;12(2):120-3.
15. Wu YT, Ali GC, Guerchet M, et al. Prevalence of dementia in mainland China, Hong Kong and Taiwan: an updated systematic review and meta-analysis. Int J Epidemiol. 2018;47(3):709-19.
16. César KG, Brucki SMD, Takada LT, et al. Prevalence of cognitive impairment without dementia and dementia in Tremembé, Brazil. Alzheimer Dis Assoc Disord. 2016;30(3):264-71.
17. Herrera E, Caramelli P, Silveira ASB, Nitrini R. Epidemiologic survey of dementia in a community-dwelling Brazilian population. Alzheimer Dis Assoc Disord. 2002;16(2):103-8.
18. Bottino CMC, Azevedo D, Tatsch M, et al. Estimate of dementia prevalence in a community sample from São Paulo, Brazil. Dement Geriatr Cogn Disord. 2008;26(4):291-9.

19. Scazufca M, Menezes PR, Vallada HP, et al. High prevalence of dementia among older adults from poor socioeconomic backgrounds in São Paulo, Brazil. Int Psychogeriatr. 2008;20(2):394-405.
20. Lopes MA, Ferrioli E, Nakano EY, et al. High prevalence of dementia in a community-based survey of older people from Brazil: association with intellectual activity rather than education. J Alzheimers Dis. 2012;32(2):307-16.
21. Magalhães MODC, Peixoto JMDS, Frank MH, et al. Risk factors for dementia in a rural area of Northeastern Brazil. Arq Neuropsiquiatr. 2008;66(2A):157-62.
22. Teixeira AL, Caramelli P, Barbosa MT, et al. Prevalence of major psychiatric disorders in a cohort of oldest old in Brazil: The Pietà study. Alzheimers Dement. 2009;5(4):P392.
23. De Ferreira-Filho SF, Borelli WV, Sguario RM, et al. Prevalence of dementia and cognitive impairment with no dementia in a primary care setting in southern Brazil. Arq Neuropsiquiatr. 2021;79(7):565-70.
24. Brucki SMD, Nitrini R. Cognitive impairment in individuals with low educational level and homogeneous sociocultural background. Dement Neuropsychol. 2014;8(4):345-50.
25. Nitrini R, Bottino CMC, Albala C, et al. Prevalence of dementia in Latin America: a collaborative study of population-based cohorts. Int Psychogeriatr. 2009;21(4):622-30.
26. Zurique Sánchez C, Cadena Sanabria MO, Zurique Sánchez M, et al. Prevalence of dementia in the elderly in Latin America: a systematic review. Rev Esp Geriatr Gerontol. 54(6):346-55.
27. Llibre Rodriguez JJ, Ferri CP, Acosta D, et al. Prevalence of dementia in Latin America, India, and China: a population-based cross-sectional survey. Lancet. 2008;372(9637):464-74.
28. Molero AE, Pino-Ramírez G, Maestre GE. High prevalence of dementia in a Caribbean population. Neuroepidemiology. 2007;29(1-2):107-12.
29. Nitrini R, Barbosa MT, Dozzi Brucki SM, et al. Current trends and challenges on dementia management and research in Latin America. J Glob Health. 2020;10(1):010362.
30. Ferri CP, Oliveira D. Harmonization of epidemiological studies on dementia in Latin America: why does it matter? Dement Neuropsychol. 2019;13(4):363-6.
31. Mejia-Arango S, Gutierrez LM. Prevalence and incidence rates of dementia and cognitive impairment no dementia in the Mexican population: data from the Mexican Health and Aging Study. J Aging Health. 2011;23(7):1050-74.
32. César-Freitas KG, Suemoto CK, Power MC, et al. Incidence of dementia in a Brazilian population: the Tremembé epidemiologic study. Alzheimers Dement. 2022;18(4):581-590.
33. Prince M, Acosta D, Ferri CP, et al. Dementia incidence and mortality in middle-income countries, and associations with indicators of cognitive reserve: a 10/66 Dementia Research Group population-based cohort study. Lancet. 2012;380(9836):50-8.
34. Chen R, Hu Z, Wei L, et al. Incident dementia in a defined older Chinese population. PLoS One. 2011;6(9):e24817.
35. Wolters FJ, Chibnik LB, Waziry R, et al. Twenty-seven-year time trends in dementia incidence in Europe and the United States: The Alzheimer Cohorts Consortium. Neurology. 2020;95(5):e519-31.
36. Fratiglioni L, Launer LJ, Andersen K, et al. Incidence of dementia and major subtypes in Europe: a collaborative study of population-based cohorts. Neurologic Diseases in the Elderly Research Group. Neurology. 2000;54(11 Suppl 5):S10-5.
37. Kukull WA, Higdon R, Bowen JD, et al. Dementia and Alzheimer disease incidence: a prospective cohort study. Arch Neurol. 2002;59(11):1737-46.
38. Li S, Yan F, Li G, et al. Is the dementia rate increasing in Beijing? Prevalence and incidence of dementia 10 years later in an urban elderly population. Acta Psychiatr Scand. 2007;115(1):73-9.
39. The Canadian Study of Health and Aging Working Group. The incidence of dementia in Canada. Neurology. 2000;55(1):66-73.

40. Nitrini R, Caramelli P, Herrera E, et al. Incidence of dementia in a community-dwelling Brazilian population. Alzheimer Dis Assoc Disord. 2004;18(4):241-6.
41. Chaves ML, Camozzato AL, Godinho C, et al. Incidence of mild cognitive impairment and Alzheimer disease in Southern Brazil. J Geriatr Psychiatry Neurol. 2009;22(3):181-7.
42. Lopes MA, Nassar SM, Barcelos-Ferreira R, et al. Incidence of dementia in a population cohort of older people from São Paulo, Brazil. Int J Geriatr Psychiatry. 2022;37(2):1-10.

4

Fatores de risco para o desenvolvimento da demência

Regina Paradela
Claudia Kimie Suemoto

PONTOS-CHAVE

- Cerca de 40% da incidência de demência no mundo pode ser atribuída a fatores de risco modificáveis.
- A maioria dos casos de demência se concentra em países com baixa e média renda, onde a prevalência de fatores de risco modificáveis é alta.
- Na América Latina, 56% dos casos de demência se devem a fatores associados ao estilo de vida.

INTRODUÇÃO

Atualmente, mais de 55 milhões de pessoas têm demência no mundo, e esse número deve triplicar até 2050 devido ao envelhecimento da população. Embora esse crescimento seja esperado para todos os países, estima-se que em países de baixa e média renda, onde a prevalência de fatores de risco modificáveis é alta, a incidência de novos casos será maior que em países desenvolvidos.[1]

A doença de Alzheimer (DA) é a causa mais comum de demência. Ocorre principalmente entre pessoas acima dos 65 anos e representa, aproximadamente, 60% dos casos. É caracterizada por um acúmulo de proteína beta-amiloide e tau no cérebro. O segundo subtipo mais comum é a demência vascular (DV), que ocorre quando há um comprometimento da circulação sanguínea cerebral afetando o aporte de oxigênio e nutrientes vitais. A DV, portanto, está amplamente relacionada a fatores de risco cardiovasculares.[2]

Embora a incidência de demência esteja atrelada às tendências demográficas de crescimento da população e aumento da expectativa de vida, evidências destacam a importância dos fatores de risco modificáveis na prevenção e redução dos casos de demência no mundo. Em alguns países da América do Norte e da Europa, observa-se uma queda na incidência de demência provavelmente devido ao aumento da escolaridade e melhor controle dos fatores de risco cardiovasculares.[1] De acordo com a atualização de 2020 da Comissão Lancet sobre prevenção, intervenção e cuidados em demência (*Dementia prevention, intervention, and care: 2020 report of the Lancet Commission*), cerca de 40% dos casos de demência no mundo podem ser atribuídos a 12 principais fatores de risco modificáveis, sendo eles: baixa escolaridade, hipertensão, deficiência auditiva, tabagismo, obesidade, depressão, inatividade física, diabetes, isolamento social, consumo excessivo de álcool, traumatismo craniano e poluição do ar. Considerando que os países de baixa e média renda concentram a maioria dos casos mundiais de demência, o potencial de prevenção deve ser ainda maior nessas regiões.[3]

FATORES DE RISCO NÃO MODIFICÁVEIS

Fatores sociodemográficos

A idade é o principal fator de risco não modificável para demência. Apesar de a demência não ser parte do processo natural de envelhecimento, o risco de desenvolvê-la aumenta consideravelmente com a idade. Em um estudo populacional com várias coortes europeias que incluiu indivíduos com mais de 65 anos, a prevalência de demência praticamente dobrou a cada 5 anos, chegando a cerca de 30% em idosos com 90 anos ou mais.[4] Nos participantes com 65 anos, a prevalência de DA e DV foi de 4,4% e 1,6%, respectivamente; e ambas apresentaram um crescimento com o avançar da idade. Nas mulheres, a prevalência foi maior que nos homens, principalmente no grupo acima de 80 anos.[4] Esse resultado, no entanto, pode ser um reflexo das diferenças na sobrevida entre homens e mulheres, uma vez que a mulher parece viver por mais tempo a partir do diagnóstico de demência.

No estudo de Roterdã, um grande estudo populacional que incluiu participantes de ambos os sexos com 55 anos ou mais, após 2 anos de seguimento, a taxa de incidência por 1.000 pessoas-ano foi de 7,7 para a DA e de 1,5 para a DV. Essas taxas foram semelhantes entre homens e mulheres até os 85 anos. Porém, o risco de demência ao longo da vida foi duas vezes maior para as mulheres de 55 anos em comparação com os homens.[5]

Fatores de risco genéticos

Depois da idade, o gene da apolipoproteína E (Apoe) é o fator de risco não modificável mais fortemente associado com a DA. O Apoe é um gene polimórfico que apresenta três alelos principais: épsilon-2, épsilon-3 e épsilon-4. Comparado com o alelo épsilon-3, que é o mais comum, o alelo épsilon-4 tem sido consistentemente associado com maior risco de DA. Por outro lado, o alelo épsilon-2 parece ser um fator genético protetor contra a DA, enfatizando a participação e a importância desse gene na fisiopatologia da DA.[6]

Estudos neuropatológicos de autópsia, assim como investigações em modelos animais, demonstraram que a Apoe está correlacionada com os principais marcadores patológicos da DA, como deposição e acúmulo de placas neuríticas de proteínas beta-amiloides e emaranhados neurofibrilares de proteínas tau. Em análises *post mortem*, indivíduos portadores do alelo épsilon-4 do gene Apoe apresentaram um acúmulo maior de proteína beta-amiloide e angiopatia amiloide cerebral mais grave, enquanto o oposto foi visto em portadores do alelo épsilon-2 em comparação com indivíduos que possuíam o alelo épsilon-3.[6]

Sabe-se, porém, que a raça pode modificar o efeito do gene Apoe no risco de DA. Afroamericanos e hispânicos que possuem pelo menos um alelo épsilon-4 do gene Apoe parecem ter um risco menor de desenvolver DA do que indivíduos brancos portadores do mesmo alelo. Asiáticos com Apoe épsilon-4 (p. ex., japoneses), por sua vez, apresentam um risco ainda maior de desenvolver a doença.[6]

Pouco se sabe sobre os mecanismos que estão por trás desses efeitos, porém, a linhagem genética de uma região específica do cromossomo que contém o gene Apoe (também chamada de ancestralidade local) parece explicar essas diferenças inter-raciais no risco de DA. Os afroamericanos e os hispânicos compreendem as duas maiores populações mistas dos EUA. Ou seja, esses indivíduos apresentam mais de uma linhagem genética. Entretanto, uma região de ascendência africana em torno do gene Apoe parece mitigar o efeito global do alelo épsilon-4 no risco de DA nessas populações.[6]

Além disso, estudos com novas tecnologias de engenharia genética e estudos com marcadores de neuroimagem têm mostrado que a Apoe pode estar implicada em outros aspectos da fisiopatologia da DA, por exemplo, mecanismos de neurodegeneração induzidos por tau, processos neuroinflamatórios envolvendo microglias e astrócitos e, por fim, rompimento da barreira hematoencefálica. Recentemente, estudos genéticos em humanos sugeriram a atuação de outros fatores genéticos que podem alterar a relação entre o alelo épsilon-4 do gene Apoe e o risco de DA. Um exemplo é o gene KLOTHO-VS, que está associado com a longevidade. Indivíduos com mais de 60 anos, portadores do alelo épsilon-4 do gene Apoe e heterozigotos para o KLOTHO-VS, tiveram risco reduzido para o desenvolvimento de Alzheimer.[6]

A lista de fatores genéticos que podem contribuir com o desenvolvimento e a progressão da DA não se restringe ao gene Apoe. A literatura científica tem descoberto outras variantes genéticas, como os genes APP (*amyloid beta precursor protein*), PSEN1 (*presenilin* 1), PSEN2 (*presenilin* 2), TREM2 (*Triggering Receptor Expressed on Myeloid cells 2*), dentre outros que estão associados com DA.[7]

Em relação aos efeitos do alelo épsilon-4 do gene Apoe na DV, os resultados ainda são conflitantes. Alguns dados sugerem que o Apoe épsilon-4 aumenta o risco de DV, mas não na mesma extensão encontrada para a DA. Entretanto, certas doenças hereditárias têm sido associadas à DV, como a arteriopatia cerebral autossômica dominante (Cadasil), arteriopatia cerebral autossômica recessiva (Carasil), endoteliopatia hereditária com retinopatia, nefropatia e acidente vascular cerebral (Herns), síndrome de Melas, doença de Fabry e anemia falciforme.

Outro fator importante a ser considerado é o histórico familiar de demência. Ter pelo menos um parente de primeiro grau que desenvolveu a doença aumenta o risco de desenvolver demência de início precoce (< 65 anos) ou demência de início tardio (> 65 anos).[7]

FATORES DE RISCO MODIFICÁVEIS

Como ainda não existe um tratamento efetivo para a demência, a prevenção ou atraso do surgimento de novos casos por meio de mudanças no estilo de vida é primordial. Crescente evidência tem reforçado o papel de 12 principais fatores de risco modificáveis para demência, como mostrado no Quadro 1.

QUADRO 1 Fatores de risco para demência de acordo com a fase da vida em que o fator representa maior risco

Fatores de risco no início da vida (< 45 anos)	Fatores de risco na meia-idade (45-65 anos)	Fatores de risco na fase final da vida (> 65 anos)
Baixa escolaridade	Hipertensão	Tabagismo
	Obesidade	Diabetes
	Deficiência auditiva	Depressão
	Traumatismo craniano	Inatividade física
	Consumo excessivo de álcool	Isolamento social
		Poluição do ar

Fonte: Lancet Commission.[3]

Fatores de risco no início da vida (< 45 anos)

Baixa escolaridade

Quanto maior o nível de educação na primeira infância e ao longo da vida, menor o risco de desenvolver demência. Além disso, a escolaridade, em conjunto com outros fatores, como o tipo e a complexidade do trabalho, oferece maior resistência e capacidade de adaptação para o cérebro, conhecida como reserva cognitiva.

Alguns estudos indicam, porém, que a capacidade cognitiva parece atingir seu potencial máximo na adolescência, o que faz a educação na infância ser uma janela de oportunidade perfeita para a prevenção de demência muitos anos depois. Outros resultados, no entanto, sugerem que há ganhos adicionais associados à educação em qualquer idade. Porém, se esses ganhos estão associados com a melhora do desempenho cognitivo, especialmente entre idosos, é controverso. Principalmente porque é muito difícil separar um efeito específico da educação do efeito da habilidade cognitiva geral.

Para entender melhor essa questão, um estudo longitudinal com 15.582 chineses com mais de 65 anos investigou se o envolvimento com atividades intelectuais estaria associado com menor incidência de demência anos depois, independentemente de outros fatores relacionados à saúde e ao estilo de vida. Os autores consideraram atividades intelectuais a leitura de livros, jornais ou revistas; jogar jogos de tabuleiro, Mahjong (um jogo de estratégia chinês) ou jogos de cartas; e apostar em corridas de cavalos. Além disso, classificaram como fatores sociais: encontrar parentes, ter um círculo de amigos, participar de serviço voluntário ou atividades religiosas. Por fim, foram consideradas atividades recreativas adicionais, como assistir TV, ouvir música e passear no *shopping*. Após 5 anos de acompanhamento, eles observaram que o risco de demência foi menor entre aqueles que tinham um envolvimento maior com as atividades intelectuais, sugerindo que, mesmo se praticadas tardiamente, essas atividades podem retardar ou prevenir quadros demenciais em idosos.[8]

É evidente, porém, que fatores socioeconômicos também estão associados com o desenvolvimento cognitivo da criança e do adolescente, assim como refletem nas oportunidades educacionais que o adulto terá posteriormente. Segundo dados do *Estudo longitudinal da saúde do adulto* (*Elsa* – Brasil), o nível socioeconômico na primeira infância continua impactando o desempenho cognitivo na fase adulta, mesmo que o nível educacional e o *status* socioeconômico aumentem ao longo do tempo. Apesar disso, eles também observaram que a educação é um fator que pode melhorar a cognição durante a fase adulta e de envelhecimento, minimizando, assim, os efeitos negativos que as restrições socioeconômicas trouxeram no início da vida.[9]

Fatores de risco na meia-idade (45-65 anos)

Hipertensão

A hipertensão é um dos principais fatores de risco cardiovasculares para disfunção cognitiva e demência. Sobretudo a hipertensão na meia-idade está associada com maior risco de demência em idosos.[10]

No estudo com a coorte do Framingham Offspring, que incluiu 1.440 participantes, observou-se após 18 anos de seguimento, que a hipertensão estava associada com elevado risco de incidência de demência, que aumentava em 20% a cada incremento de 10 mmHg da pressão sistólica avaliada na meia-idade. No mesmo estudo, o quadro de hipertensão sistólica que persistiu por mais de 65 anos também foi associado com o surgimento de novos casos de demência.[10]

A predisposição à demência causada pela hipertensão pode envolver múltiplos mecanismos de lesão na vasculatura cerebral, incluindo as doenças de pequenos vasos, hiperintensidades da substância branca, aterosclerose nas grandes artérias, mudança nos parâmetros de autorregulação cerebral, bem como hipoperfusão cerebral. No entanto, o efeito do tratamento anti-hipertensivo na prevenção de demência ainda é incerto. Sabe-se, porém, que o controle da pressão está associado com menor lesão cerebral.

Obesidade

Um aumento crescente na prevalência de obesidade (definida como índice de massa corporal [IMC] maior ou igual a 30 kg/m^2) tem sido visto mundialmente nas últimas décadas. Embora a obesidade já tenha sido descrita como fator de risco para várias doenças, as evidências que relacionam o aumento do IMC e demência são conflitantes. No sentido de elucidar essa questão, uma metanálise avaliou 19 estudos que acompanharam 589.649 participantes por 42 anos.[11] Eles demonstraram que a obesidade (IMC $\geq$ 30) na meia-idade (entre 35 e 65 anos) foi associada com maior risco de demência após os 65 anos de idade. Nesse estudo, porém, não houve relação entre sobrepeso e risco de demência.

O excesso de peso está relacionado a lesões cerebrais que podem levar à disfunção cognitiva e à demência. Além disso, dados de estudos clínicos randomizados, demonstraram que a perda de peso intencional em pessoas com sobrepeso ou obesas está associada com melhor desempenho em vários domínios cognitivos.[3]

Deficiência auditiva

A audição, assim como outras funções biológicas, declina com a idade, afetando 1 em cada 3 pessoas depois dos 65 anos de idade. A perda auditiva pode preceder em 5 a 10 anos o início clínico da demência, e tem sido investigada como um alvo importante para possíveis estratégias de prevenção contra demência.

Reunindo estudos que investigaram a relação entre perda auditiva e funcionamento cognitivo e demência, uma revisão sistemática com metanálise de 20 estudos (que somaram aproximadamente 20 mil participantes) encontrou que a deficiência auditiva foi associada com pior desempenho em função cognitiva global, funções executivas, velocidade de processamento, memória semântica e habilidade visuoespacial. Além disso, eles observaram que a cada 10 dB de perda auditiva houve um aumento de 20 e 30% no risco de comprometimento cognitivo e demência, respectivamente.[12]

Traumatismo craniano

O traumatismo craniano pode decorrer de uma queda, acidente de carro, de bicicleta ou mesmo durante atividades recreativas nas quais a pessoa é constantemente exposta a golpes na cabeça, como acontece no boxe e em modalidades esportivas semelhantes. De acordo com a Classificação Internacional de Doença (*The International Classification of Disease* – ICD), o traumatismo pode ser classificado em: concussão, no caso de uma lesão leve; ou traumatismo grave, quando o dano é mais grave, como em casos de fraturas no crânio ou hemorragia intracraniana. Evidências demonstram que o traumatismo craniano aumenta o risco de demência, que é maior quanto maior for o número de traumas.[3,13]

Consumo excessivo de álcool

O consumo excessivo de álcool é um dos fatores de risco clássicos para comprometimento cognitivo e demência. Porém, isso não torna a interpretação das evidências mais fácil, se considerarmos que o álcool também está associado com diversos fatores culturais e tem implicações em vários outros aspectos da saúde. Contudo, de acordo com os dados recentes de uma metanálise atualizada pelo relatório da Comissão Lancet, ingerir mais de 21 unidades (equivalente a 210 g) de álcool por semana (caracterizado como consumo excessivo) foi associado com risco aumentado de demência em comparação com um consumo mais leve.[3]

Fatores de risco na fase tardia da vida (> 65 anos)

Tabagismo

O tabagismo está associado com risco aumentado de desenvolver demência. No entanto, fumantes que param de fumar por um longo período podem ter o risco reduzido. Em comparação com um fumante ativo, pessoas com idade média de 60 anos que pararam de fumar por mais de 4 anos ou que nunca fumaram tiveram risco menor de desenvolver demência comparados a fumantes. Mais especificamente, os que nunca foram fumantes tiveram risco diminuído para

DA comparado aos fumantes ativos. E aqueles que não fumavam há quatro anos ou mais ou que nunca fumaram tiveram risco reduzido para DV.[14]

Portanto, estratégias que encorajem e deem suporte para o fumante parar de fumar podem reduzir o risco de demência, principalmente entre os idosos.

Diabetes

Indivíduos com diabetes tipo 2 têm risco 60% maior de desenvolver DA ou DV, de acordo com um estudo de revisão sistemática com metanálise em mais de 2 milhões de indivíduos.[15] Porém, em mulheres, o risco de DV foi 19% maior que em homens.

Embora o diabetes tipo 2 seja um fator de risco conhecido para declínio cognitivo e demência, não há nada conclusivo sobre o papel do tratamento medicamentoso usado para controle da doença nesses desfechos, uma vez que alguns têm apontando benefícios, enquanto outros não encontraram nenhuma diferença.[3]

Depressão

Depressão na fase adulta é um fator de risco para demência, assim como sintomas depressivos são comuns em pacientes com demência. Por isso, principalmente na fase pré-clínica da demência, existe a possibilidade de causalidade reversa, ou seja, de os sintomas depressivos serem as primeiras manifestações de uma doença neurodegenerativa, como a DA. Isso não quer dizer, no entanto, que as duas possibilidades são mutuamente exclusivas.

Avaliando a trajetória dos sintomas depressivos ao longo de 28 anos e sua relação com a incidência de demência em mais de 10 mil pessoas, os sintomas depressivos na fase final da vida, mas não na meia-idade, foram associados com risco maior de demência, o que sugere a possibilidade de causalidade reversa.[16]

Inatividade física

A inatividade física tem se comprovado um fator de risco para demência, embora os estudos nessa área sejam difíceis de ser comparados. Um dos motivos é porque o tipo de atividade física varia muito dependendo da idade, classe social, cultura e a presença de outras comorbidades. Além disso, a própria inatividade física pode ser resultante da apatia ou outros sintomas neuropsiquiátricos associados à demência, mesmo em seu estágio inicial. No entanto, estudos de metanálise têm concluído que a prática de atividade física tem efeito protetor contra demência, assim como está associada a melhor desempenho cognitivo em adultos com mais de 50 anos.[3]

Isolamento social

O contato social é reconhecidamente um fator protetor que está relacionado com aumento da reserva cognitiva ou com comportamentos benéficos. Sabemos, porém, que o isolamento social também pode ocorrer como consequência da demência, sobretudo na fase inicial de comprometimento cognitivo e funcional.[3]

Muitos trabalhos têm demonstrado que ter um companheiro está associado com menor risco de demência, provavelmente como resultado de um contato social mais frequente. De acordo com os dados de uma metanálise com 812.047 participantes, pessoas que sempre foram solteiras tiveram risco 42% maior de desenvolver demência, enquanto pessoas viúvas tiveram risco 19% maior em comparação com pessoas casadas. Entre casados e divorciados não foi observada nenhuma diferença para o risco de demência. Além de o *status* marital estar associado a diferenças no nível de contato social em muitas culturas e gerações, também pode significar uma exposição reduzida a certos fatores de risco modificáveis.[17]

Poluição do ar

O impacto da poluição do ar em diversas doenças já é bem conhecido. De maneira semelhante, têm sido investigados os efeitos de partículas poluentes na saúde do cérebro. Nesse sentido, estudos com modelos animais têm sugerido que partículas poluentes aceleram o processo neurodegenerativo por meio de lesões cerebrovasculares e neurodegenerativas (p. ex., deposição de proteína beta-amiloide).[3] Além disso, a exposição a agentes poluentes do ar, como partículas finas do ambiente (PM2.5), dióxido de nitrogênio (NO_2) e monóxido de carbono (CO), tem sido associada à incidência de demência. Moradores de regiões com alta concentração dessas partículas poluentes, como áreas em que há constante queima de madeira ou com intenso tráfego de veículos, são os mais suscetíveis.[3]

Potencial de prevenção dos fatores de risco modificáveis

A proporção de casos de demência decorrentes de fatores de risco modificáveis é mais alta em países de baixa e média renda. Na China, 39,5% dos casos de demência estão associados a fatores de risco potencialmente modificáveis (baixa escolaridade, deficiência auditiva, hipertensão, obesidade, tabagismo, depressão, inatividade física, isolamento social e diabetes). Na Índia, esse valor sobe para 41%, e na América Latina é ainda mais alarmante, pois 56% dos casos de demência se devem a fatores de risco modificáveis. Os fatores de risco mais prevalentes nesses países em comparação com países ricos são: alta prevalência de baixa escolaridade, tabagismo, hipertensão, obesidade e diabetes.[18] Ou seja, o potencial de prevenção é maior nos países mais pobres e populosos, que concentram dois terços dos casos de demência do mundo.

Além disso, um estudo transversal com 378.615 participantes realizado nos EUA mostrou que a proporção de casos de demência associada a 8 fatores de risco modificáveis foi relativamente maior em homens que em mulheres. Esse número também foi maior em negros, indígenas americanos, nativos do Alasca e hispânicos em comparação com asiáticos e brancos.[19] De acordo com esses resultados, a prevalência de demência atribuída a inatividade física, depressão, tabagismo, baixa escolaridade, diabetes, perda auditiva, obesidade e hipertensão na meia-idade variam com base em sexo, raça e etnia.

CONSIDERAÇÕES FINAIS

Embora fatores de risco importantes para demência, como idade e fatores genéticos, não sejam modificáveis, uma grande parcela da incidência de demência se deve aos fatores de risco que mudam ao longo da vida. Além disso, os fatores de risco modificáveis são fortemente influenciados por condições socioeconômicas. Como vimos, a prevalência de demência é mais alta em países de baixa e média renda, e os casos de demência parecem iniciar 10 anos antes que em países ricos. Assim, pensar em prevenção de demência exige, necessariamente, considerar essas desigualdades sociais.[20]

As pessoas que vivem em países de baixa e média renda são mais vulneráveis a fatores que comprometem a saúde do cérebro, por exemplo, baixa escolaridade, acesso restrito a atividades de lazer e manejo inadequado de fatores de risco cardiovasculares, como hipertensão e diabetes. Além disso, as populações com baixo nível socioeconômico têm uma dificuldade maior para manter uma dieta saudável baseada em vegetais, grãos e outros alimentos integrais que são importantes para a saúde do cérebro. Em geral, esses alimentos têm custo elevado, obrigando famílias menos favorecidas a optarem por uma dieta menos diversa ou com uma porcentagem alta de alimentos ultraprocessados.

Essas questões sociais explicam, por exemplo, por que afroamericanos e hispânicos apresentam risco maior de desenvolver demência que os brancos nos EUA. Se considerarmos o cenário histórico e atual do país, essas populações com maior risco também são as que geralmente estão em desvantagem socioeconômica, o que nos leva a entender que o risco de demência está fundamentado em questões aquém de raça e etnia.[20]

É urgente e necessário que políticas públicas de prevenção priorizem esses países e populações com prevalência alta de fatores de risco potencialmente modificáveis para demência. O investimento em pesquisa com foco nessas regiões ajudaria a compreender melhor os principais mecanismos envolvidos na fisiopatologia das diversas causas de demência. Simultaneamente, devem-se implementar políticas focadas em reduzir as desigualdades sociais que contribuem para um risco maior de demência, incluindo o acesso a um diagnóstico preciso e de qualidade em todas as fases da doença, medicamentos e tratamentos que ajudem a reduzir as sobrecargas financeiras e psicológicas dos pacientes e cuidadores e programas que promovam o aumento do nível educacional da população.[18,20]

REFERÊNCIAS

1. Nichols E, Steinmetz JD, Vollset SE, et al. Estimation of the global prevalence of dementia in 2019 and forecasted prevalence in 2050: an analysis for the Global Burden of Disease Study 2019. Lancet Public Health. 2022;7(2):e105-25.
2. International AD, University M. World Alzheimer Report 2021: Journey through the diagnosis of dementia. 21 de setembro de 2021. Disponível em: https://www.alzint.org/resource/world-alzheimer-report-2021/. Acesso em: 14 jun. 2022.
3. Livingston G, Huntley J, Sommerlad A, et al. Dementia prevention, intervention, and care: 2020 report of the Lancet Commission. Lancet Lond Engl. 2020;396(10248):413-46.
4. Lobo A, Launer LJ, Fratiglioni L, et al. Prevalence of dementia and major subtypes in Europe: a collaborative study of population-based cohorts. Neurologic Diseases in the Elderly Research Group. Neurology. 2000;54(11 Suppl 5):S4-9.
5. Ott A, Breteler MM, van Harskamp F, et al. Incidence and risk of dementia: the Rotterdam study. Am J Epidemiol. 1998;147(6):574-80.
6. Serrano-Pozo A, Das S, Hyman BT. APOE and Alzheimer's disease: advances in genetics, pathophysiology, and therapeutic approaches. Lancet Neurol. 2021;20(1):68-80.
7. Loeffler DA. Modifiable, non-modifiable, and clinical factors associated with progression of Alzheimer's disease. J Alzheimers Dis JAD. 2021;80(1):1-27.
8. Lee ATC, Richards M, Chan WC, et al. Association of daily intellectual activities with lower risk of incident dementia among older Chinese adults. JAMA Psychiatry. 2018;75(7):697-703.
9. Bertola L, Benseñor IM, Barreto SM, et al. Early life socioeconomic status predicts cognition regardless of education level. Eur J Neurol. 2021;28(12):3972-8.
10. McGrath ER, Beiser AS, DeCarli C, et al. Blood pressure from mid- to late life and risk of incident dementia. Neurology. 2017;89(24):2447-54.
11. Albanese E, Launer LJ, Egger M, et al. Body mass index in midlife and dementia: systematic review and meta-regression analysis of 589,649 men and women followed in longitudinal studies. Alzheimers Dement Amst Neth. 2017;8:165-78.
12. Loughrey DG, Kelly ME, Kelley GA, et al. Association of age-related hearing loss with cognitive function, cognitive impairment, and dementia: a systematic review and meta-analysis. JAMA Otolaryngol Neck Surg. 2018;144(2):115-26.
13. Huang CH, Lin CW, Lee YC, et al. Is traumatic brain injury a risk factor for neurodegeneration? A meta-analysis of population-based studies. BMC Neurol. 2018;18(1):184.
14. Choi D, Choi S, Park SM. Effect of smoking cessation on the risk of dementia: a longitudinal study. Ann Clin Transl Neurol. 2018;5(10):1192-9.
15. Chatterjee S, Peters SAE, Woodward M, et al. Type 2 diabetes as a risk factor for dementia in women compared with men: a pooled analysis of 2.3 million people comprising more than 100,000 cases of dementia. Diabetes Care. 2016;39(2):300-7.

16. Singh-Manoux A, Dugravot A, Fournier A, et al. Trajectories of depressive symptoms before diagnosis of dementia. JAMA Psychiatry. 2017;74(7):712-8.
17. Sommerlad A, Ruegger J, Singh-Manoux A, et al. Marriage and risk of dementia: systematic review and meta-analysis of observational studies. J Neurol Neurosurg Psychiatry. 2018;89(3):231-8.
18. Mukadam N, Sommerlad A, Huntley J, Livingston G. Population attributable fractions for risk factors for dementia in low-income and middle-income countries: an analysis using cross-sectional survey data. Lancet Glob Health. 2019;7(5):e596-603.
19. Nianogo RA, Rosenwohl-Mack A, Yaffe K, et al. Risk factors associated with Alzheimer disease and related dementias by sex and race and ethnicity in the US. JAMA Neurol. 2022;79(6):584-91.
20. Resende E de PF, Llibre Guerra JJ, Miller BL. Health and socioeconomic inequities as contributors to brain health. JAMA Neurol. 2019;76(6):633-4.

5

Quadro clínico e formas de apresentação da doença de Alzheimer

Andréia Pain
Ivan Aprahamian

PONTOS-CHAVE

- Prejuízo cognitivo com déficit essencialmente amnéstico recente e comprometimento funcional progressivo é a apresentação típica da doença de Alzheimer, entretanto outros fenótipos já foram estabelecidos.
- O comprometimento cognitivo leve em sua forma amnéstica e com atrofia hipocampal é compreendido como uma fase prodrômica da doença de Alzheimer, atrofia cortical posterior, afasia progressiva primária (APP) – variante logopênica, variante disexecutiva comportamental, síndrome corticobasal e outras formas de APP (variantes semântica e não fluente) são formas atípicas, com manifestação clínico-radiológica distintas.

INTRODUÇÃO

Como a doença de Alzheimer (DA), atualmente, é a mais comum das síndromes demenciais, com frequência sua apresentação típica (déficit essencialmente amnéstico recente com comprometimento funcional progressivo) serve de exemplo para todos os demais transtornos neurocognitivos maiores. Entretanto, existem inúmeros fenótipos que, embora mantenham a base fisiopatológica da doença, manifestam-se com sinais e sintomas distintos, causando dubiedade entre os clínicos.

Para compreensão efetiva do capítulo, é necessário ressaltar a diferença entre a DA e a demência de Alzheimer, sendo a primeira uma entidade clínico-biológica caracterizada por um fenótipo clínico próprio associado à evidência *in vivo* da patologia de Alzheimer, e a segunda, uma fase da DA na qual o prejuízo cognitivo é suficientemente grave para impactar no funcionamento sócio-ocupacional do sujeito.

A patologia da DA é caracterizada pela presença de pelo menos um dos critérios a seguir: redução da substância amiloide A-beta-42 ou razão aumentada de A-beta-40–A-beta-42 no líquido cefalorraquidiano (LCR); aumento da retenção do marcador em tomografia por emissão de pósitrons (PET) amiloide; aumento da proteína tau fosforilada identificada no LCR; aumento do marcador de retenção em PET tau (disponível apenas em ambientes de pesquisa clínica); ou DA com mutação autossômica dominante presente (em PSEN1, PSEN2 ou APP).

Neste capítulo, o leitor será introduzido no tema dos distintos fenótipos clínicos da DA, desde sua manifestação prodrômica/assintomática, passando por quadros atípicos e menos comuns.

TRANSTORNO OU COMPROMETIMENTO COGNITIVO LEVE

Trata-se da condição na qual o paciente apresenta um déficit subjetivo de memória (ou percebido por terceiros) também mensurado por avaliação neuropsicométrica, resultando em 1,5 desvio padrão abaixo do esperado para a idade e a escolaridade. O marcador dessa condição é a preservação da capacidade de realização das atividades de vida diária de forma habitual, com autonomia e segurança. Manifesta-se de modo heterogêneo, com diferentes subtipos clínicos a depender da quantidade e dos domínios cognitivos alterados:

- Amnéstico: subtipo mais comum; apresenta comprometimento de memória recente ratificada por terceiros.
- Não amnéstico de único domínio: prejuízo de uma função cognitiva qualquer isolada (exceto memória).
- Múltiplos domínios: déficit em duas ou mais funções cognitivas (amnéstico ou não amnéstico).

O transtorno ou comprometimento cognitivo leve (CCL) em sua forma amnéstica e com atrofia hipocampal evidenciada em exames de imagem é compreendido como uma fase prodrômica da DA, compondo o *continuum* neurobiológico da doença. Essa ideia foi reforçada pela publicação da classificação da doença pelos critérios A (patologia amiloide) / T (tau fosforilada)

/ N (neurodegeneração) / C (cognição), que permitem a identificação da DA desde a fase assintomática por meio de achados de biomarcadores e de imagem (em especial neuroimagem funcional).[1] A e T relacionam-se exclusivamente a alterações neuropatológicas da DA, enquanto N e C associam-se à gravidade do comprometimento. A presença de patologia amiloide parece ser fator preditivo para a progressão para DA.[2]

DOENÇA DE ALZHEIMER TÍPICA

O fenótipo clínico tradicional da DA, também chamado de DA hipocampal, manifesta-se com comprometimento amnéstico recente (especialmente da memória episódica) com prejuízo funcional persistente, progressivo e significativo, em especial nas tarefas que envolvem funções executivas e resolução de problemas. Também chamada de "forma hipocampal", a DA típica cursa com declínio insidioso e crescente, inicialmente em atividade complexas que, com frequência, sofrem adaptações para continuidade do desempenho (estratégias de compensação, tempo e esforço aumentados para realização das tarefas e interferência de terceiros). Repetição de histórias e falas, desorientação espacial em locais conhecidos e desorientação temporal, perda de compromissos sociais por esquecimento, falta de *insight* sobre a comorbidade são exemplos de prejuízos encontrados nas fases iniciais, momento no qual também podem estar presentes sintomas psicológicos e comportamentais da demência (BPSD, do inglês *behavioral and psychological symptoms of dementia*), tais como apatia, depressão, hiperatividade e irritabilidade excessiva. Nessa fase, é frequente que o clínico observe o *head-turning sign*:[3] ao ser questionado sobre algo, o paciente vira-se em direção ao cuidador para obter ajuda com a resposta.

Com a evolução do quadro, os déficits de memória tornam-se mais evidentes e somam-se prejuízos em outras funções cognitivas, manifestados por apraxias, afasia, agnosias e prejuízos em habilidades visuoespaciais. Também evoluem as dificuldades no desempenho ocupacional, e atividades mais simples vão sendo gradualmente acometidas. Na fase moderada da DA, a execução das atividades básicas de vida diária depende do auxílio de terceiros e os BPSD tornam-se mais aparentes, tais como a síndrome do pôr do sol, perambulação noturna, agitação psicomotora, pensamento persecutório (ou de furto), ideias delirantes e alucinações visuais. Na fase avançada existe comprometimento de todos os domínios cognitivos, com dependência funcional completa, dupla incontinência e disfagia. O paciente torna-se acamado e incapaz de se comunicar efetivamente. As infecções, respiratória e urinária, complicadas em quadros sépticos são, em geral, a causa da morte.

DOENÇA DE ALZHEIMER ATÍPICA

O Quadro 1 resume as principais formas de apresentações atípicas da DA, sendo que dois fenótipos compõem a apresentação atípica comum da DA. Apresentações atípicas incomuns incluem a variante disexecutiva comportamental, a síndrome corticobasal e outras formas de afasia progressiva primária ou APP (variantes semântica e não fluente), e caracterizam-se pelo predomínio de outras patologias subjacentes que não a DA. O Quadro 2 traz um resumo prático sobre características clínicas e radiológicas dos casos típicos e atípicos da DA.

QUADRO 1 Principais formas de apresentações atípicas da doença de Alzheimer

Apresentações atípicas comuns	Apresentações atípicas incomuns
Atrofia cortical posterior	Variante disexecutiva comportamental
Afasia progressiva primária – variante logopênica	Síndrome corticobasal
	Outras formas de APP (variantes semântica e não fluente)

APP: afasia progressiva primária.
Fonte: elaboração dos autores.

Atrofia cortical posterior

Em 1988, Benson, Davis e Snyder descreveram cinco casos de sujeitos entre 54 e 75 anos com demência que desenvolveram precocemente no curso da doença alterações nas funções visuoespaciais a despeito da preservação de acuidade e campos visuais (pelo menos até fases tardias).[4] Os cinco pacientes apresentavam componentes de afasia transcortical sensorial, síndrome de Balint (simultaneoagnosia, apraxia oculomotora e ataxia óptica)[5,6] e síndrome de Gerstmann (agnosia digital, agrafia, acalculia e confusão direita/esquerda).[7] Desde então, inúmeros casos semelhantes foram descritos.

A atrofia cortical posterior (ACP) é uma síndrome clínico-radiológica com múltiplos substratos fisiopatológicos, sendo a DA um deles. Quando relacionada à DA, causa mais frequente, a ACP também é chamada de variante visual ou síndrome de Benson. Outras causas subjacentes são a síndrome corticobasal, a demência por corpúsculos de Lewy, a doença de Creutzfeldt-Jakob e a insônia familiar fatal.

Em relação à DA típica, os pacientes com ACP são mais jovens, com início da doença entre 50 e 60 anos. Estudos longitudinais sugerem que a memória anterógrada, as funções executivas e a linguagem, habilidades inicialmente preservadas nos estágios iniciais, deterioram-se progressivamente em alguns pacientes com ACP à medida que a doença avança.[8] Durante a avaliação neuropsicométrica desses pacientes, tarefas cognitivas com componentes visuais, como o teste de recordação de memória visual, teste de trilhas e o teste de Stroop, podem gerar resultados duvidosos devido às demandas visuais requeridas. Portanto, uma avaliação precisa requer a seleção de testes que minimizem aquelas tarefas com envolvimento visual objetivo, como avaliação de tarefas de memória auditivo-verbal ou teste de fluência verbal.

Uma classificação em três níveis foi criada para a ACP.[9] O nível 1 indica alteração neuropatológica degenerativa e progressiva, que pode ou não ser demonstrada por exames de imagem, associada à apresentação clínica e cognitiva compatível, e a ausência de critérios de exclusão. O nível 2 indica se existe síndrome neurodegenerativa adicional, classificando a ACP como pura ou *plus*. O nível 3 fornece detalhamento sobre a patologia subjacente baseada na presença de biomarcadores fisiopatológicos específicos. Embora uma revisão sistemática realizada por um grupo de trabalho formado por clínicos[9] e pesquisadores para o desenvolvimento de um consenso sobre os critérios de pesquisa para ACP tenha encontrado evidências insuficientes para apoiar a existência de subtipos da doença, quatro fenótipos se destacam:

1. Variante biparietal (dorsal): uma variante biparietal definida pela presença de dificuldade precoce, predominante e progressiva com função visuoespacial, características da síndrome de Gerstmann, da síndrome de Balint, apraxia de membros ou negligência.
2. Variante occipitotemporal (ventral): presença de um comprometimento precoce, predominante e evolutivo das funções visuoperceptivas ou de identificação visual de objetos, símbolos, palavras ou rostos.
3. Variante visual primária: forma mais rara, apresenta-se com falha visual primária, comprometimento das habilidades perceptivas básicas e atrofia occipital bilateral. Devido ao dano precoce de córtex visual, em contraste com o envolvimento de córtices de associação visto nas variantes biparietais e occipitotemporais, pacientes com essa variante visual primária são mais distintos clinicamente e fenotipicamente da DA típica.
4. Variante parietal dominante: as queixas visuais são as mais frequentes, porém nem todos os pacientes com ACP referem explicitamente problemas visuais, podendo apresentar comprometimento predominante de outras funções corticais posteriores, como cálculo, escrita e praxia. Tais apresentações são mais comumente associadas à atrofia biparietal com envolvimento relativamente maior dos córtices dominantes/posteriores esquerdos.

Afasia progressiva primária – variante logopênica

A APP é uma síndrome clínica com múltiplas etiologias neuropatológicas,[10] sendo a DA uma causa possível quando observada a presença de patologia beta-amiloide extensa. Existem três formas de APP, e a identificação dessas formas pode ocorrer por meio de critérios clínicos, de imagem ou patológico definitivo, sendo a variante logopênica uma forma atípica comum.

A forma logopênica cursa com comprometimento progressivo na nomeação, na evocação da palavra e na repetição de frases e sentenças, consequência da disfunção da circuitaria linguística do hemisfério dominante (esquerdo, usualmente). O discurso espontâneo torna-se lentificado, com pausas frequentes, e o paciente apresenta dificuldade em encontrar as palavras adequadas (anomia) e parafasias fonêmicas, porém sem agramatismo franco.[10] A habilidade de compreensão de palavras isoladas é preservada, assim como a motricidade da fala.

Em um estudo multicêntrico com 1.251 pacientes com diagnóstico de APP objetivamente avaliados quanto à presença de patologia amiloide (A-beta) no LCR, por PET amiloide ou em autópsias, a positividade A-beta foi mais prevalente na variante logopênica (86%) quando comparada à variante não fluente (20%) ou à semântica (16%).[11]

Variante frontal/comportamental e disexecutiva[12]

A primeira descrição de uma variante frontal da DA ocorreu em 1999, quando foram identificados três pacientes com disfunção executiva precoce e predominante que apresentavam patologia amiloide extensa, com placas senis e emaranhados neurofibrilares nos córtices frontal, entorrinal, temporal e parietal.[13] O comprometimento frontal desses três pacientes foi descrito como desproporcional aos estágios iniciais da demência. Essa variante foi subdividida em dois fenótipos, o comportamental e o disexecutivo, sendo o primeiro caracterizado por alterações de memória, apatia, alucinações e ideias delirantes, comportamentos estereotipados, apatia progressiva ou desinibição comportamental. No fenótipo disexecutivo são encontrados prejuízos nas funções executivas (planejamento, resolução de problemas, realização simultânea de tarefas cognitivas), com relativa preservação da memória episódica e do comportamento.

Síndrome corticobasal

Usualmente, a síndrome corticobasal (SCB) relaciona-se à degeneração corticobasal, na qual são encontradas inclusões neuronais relacionadas à tau cortical e estriatal, acompanhadas por placas astrocíticas. Entretanto, entre 15

QUADRO 2 Fenótipos da doença de Alzheimer

	DA amnéstica/ hipocampal	ACP	APPvl	Variante disexecutiva comportamental	Síndrome corticobasal
Fenótipo	Síndrome amnéstica progressiva.	Prejuízo na identificação visual ± comprometimento de outra função cognitiva. Apresenta 4 principais subtipos: 1. Variante biparietal (dorsal). 2. Variante occipitotemporal (ventral). 3. Variante visual primária. 4. Variante parietal dominante.	Comprometimento progressivo na recuperação de uma palavra e na repetição de frases.	▪ Fenótipo comportamental: apatia progressiva ou alteração comportamental com desinibição e comportamentos estereotipados; ou ▪ Fenótipo disexecutivo: síndrome disexecutiva predominante.	Apresentação clínica assimétrica e progressiva, com rigidez ou acinesia, distonia de membros, mioclonias de membros ou orobucal, apraxia sensorial cortical, fenômeno da "mão alienígena".
Fisiopatologia	Placas senis e emaranhados neurofibrilares.	Múltiplos substratos fisiopatológicos.	Patologia beta--amiloide.	Patologia amiloide extensa, com placas senis e emaranhados neurofibrilares nos córtices frontal, entorrinal, temporal e parietal.	Inclusões neuronais relacionadas à proteína tau cortical e estriatal, acompanhadas por placas astrocíticas.

(continua)

QUADRO 2 Fenótipos da doença de Alzheimer (*continuação*)

	DA amnéstica/ hipocampal	ACP	APPvl	Variante disexecutiva comportamental	Síndrome corticobasal
Neuroimagem	1. RM – atrofia de estruturas mesiais temporais (hipocampos – menos específico – e córtex entorrinal – mais específico) e parietais mediais (pré-cúneos). 2. SPECT perfusão e PET-FDG – hipometabolismo/ hipofluxo do córtex temporoparietal de associação e pré-cúneos; hipometabolismo do cíngulo posterior é o evento mais precoce ao PET-FDG. Quadros pré-senis tendem a ser mais corticais e senis mais límbicos, com associação de achados vasculares e de outras patologias (TDP-43).	RM e PET-FDG – atrofia e hipometabolismo parieto--occipital posterior, em geral concordante com os sintomas. FDG-PET tende a ter alterações mais precoces.	1. PET-FDG – hipometabolismo temporal e no córtex de associação temporoparietal posterior à esquerda. Padrão de hipometabolismo temporoparietal posterior bilateral torna o diagnóstico de DA mais provável. 2. RM com pouca capacidade de diferenciação entre APP na fase precoce. Quando PET-FDG não apresenta padrão típico, apenas testes amiloides (LCR, PET) diferenciam APP de outra etiologia.	1. PET-FDG – hipometabolismo temporoparietal posterior semelhante ao da DA amnéstica, porém com extensão frontal desde o início da apresentação da doença, em geral pré-frontal (mais clássico), porém por vezes extenso e acometendo polos e outras regiões frontais. 2. RM – atrofia frontal e parietal, em geral apresenta baixa acurácia na diferenciação entre DA e DFT.	1. PET-FDG – hipometabolismo extenso parietal posterior com extensão temporoparietal (córtex de associação) semelhante à DA amnéstica, porém por vezes com extensão ao córtex sensoriomotor. 2. RM – atrofia de predomínio parietal superior e posterior. Tende a ser menos assimétrica e a acometer mais regiões neocorticais (principalmente os lobos parietais) do que a SCB por taupatias (chamada de degeneração corticobasal – DCB).

ACP: atrofia cortical posterior; APPvl: afasia progressiva primária – variante logopênica; DA: doença de Alzheimer; DFT: demência frontotemporal; FDG = 18F-fluordeoxiglicose; LCR: líquido cefalorraquidiano; PET: tomografia por emissão de pósitrons; RM: ressonância magnética; SCB: síndrome corticobasal; SPECT: tomografia computadorizada por emissão de fóton único; TDP-43: *TAR DNA-binding protein 43*.
Fonte: adaptação de Dubois et al.[14]

e 50% dos casos têm como causa subjacente a DA. Trata-se de um fenótipo com apresentação clínica unilateral ou assimétrica progressiva, incluindo rigidez, bradicinesia/acinesia, distonias, tremor, mioclonias, apraxia orobucal ou dos membros, prejuízo visuoespacial, heminegligência sensorial e fenômenos da mão alienígena.[15] Há comprometimento da memória episódica e da linguagem, manifestado por disartria, aprosódia, diminuição da taxa de fala, aumento da duração de fonemas, prejuízos na fluência verbal, na nomeação, na compreensão de frases e na repetição de palavras.

REFERÊNCIAS

1. Jack CR Jr, Bennett DA, Blennow K, et al. NIA-AA research framework: toward a biological definition of Alzheimer's disease. Alzheimers Dement. 2018;14:535-62.
2. Ekman U, Ferreira D, Westman E. The A/T/N biomarker scheme and patterns of brain atrophy assessed in mild cognitive impairment. Sci Rep. 2018;8:8431.
3. Fukui T, Yamazaki T, Kinno R. Can the "head-turning sign" be a clinical marker of Alzheimer's disease? Dement Geriatr Cogn Dis Extra. 2011;1(1):310-7.
4. Benson DF, Davis RJ, Snyder BD. Posterior cortical atrophy. Arch Neurol. 1988;45:789.
5. Hecaen H, De Ajuriaguerra J. (1954). Balint's syndrome (psychic paralysis of visual fixation) and its minor forms. Brain. 1954;77;373-400.
6. Moreaud O. (2003). Balint syndrome. Archives of Neurology. 2003;60:1329-31.
7. Ardila A. A proposed reinterpretation of Gerstmann's syndrome. Archives of Clinical Neuropsychology: the Official Journal of the National Academy of Neuropsychologists. 2014;29:828-33.
8. Crutch SJ, Lehmann M, Schott JM, et al. Posterior cortical atrophy. The Lancet Neurology. 2012;11(2):170-8.
9. Crutch SJ, Schott JM, Rabinovici GD, et al. Consensus classification of posterior cortical atrophy. Alzheimers Dement. 2017;13(8):870-84.
10. Gorno-Tempini ML, Hillis AE, Weintraub S, et al. Classification of primary progressive aphasia and its variants. Neurology. 2011;76(11):1006-14.
11. Bergeron D, Gorno-Tempini ML, Rabinovici GD, et al. Prevalence of amyloid-β pathology in distinct variants of primary progressive aphasia. Ann Neurol. 2018;84(5):729-40.
12. Ossenkoppele R, Pijnenburg YAL, Perry DC, et al. The behavioural/dysexecutive variant of Alzheimer's disease: clinical, neuroimaging and pathological features. Brain. 2015;138:2732-49.
13. Johnson JK, Head E, Kim R, et al. Clinical and pathological evidence for a frontal variant of Alzheimer disease. Arch Neurol. 1999;56:1233-9.
14. Dubois B, Villain N, Frisoni GB, et al. Clinical diagnosis of Alzheimer's disease: recommendations of the International Working Group. The Lancet Neurology. 2021;20(6):484-96.
15. Graff-Radford J, Yong KXX, Apostolova LG, et al. New insights into atypical Alzheimer's disease in the era of biomarkers. Lancet Neurol. 2021;20(3):222-34.

6

Diagnósticos diferenciais em demências

Jerusa Smid
Raphael Ribeiro Spera

⊕ PONTOS-CHAVE

- O diagnóstico diferencial das síndromes demenciais é amplo, incluindo doenças sistêmicas e neurológicas, causas potencialmente tratáveis ou doenças sem terapêutica específica, entretanto com abordagem sintomática eficiente.
- A história clínica, principalmente idade, histórico familiar, antecedentes pessoais, sintomas cognitivos e comportamentais iniciais, forma de apresentação (aguda, subaguda ou crônica) ou evolução (estável, progressiva, flutuante e transitória), é fundamental para estabelecer as possíveis etiologias.
- Os exames complementares devem ser feitos rotineiramente, incluindo neuroimagem (TC ou RM do crânio) e *screening* laboratorial. Deve-se avaliar caso a caso a necessidade de outros exames auxiliares, como exame do LCR, polissonografia, SPEC e PET-CT cerebral FDG.
- O paciente com síndrome demencial, independentemente da causa estabelecida, deverá ter seguimento multidisciplinar, sendo a abordagem não farmacológica e informações sobre a condição de vital importância para compreensão e cuidado do indivíduo.

INTRODUÇÃO

A primeira avaliação de paciente com quadro cognitivo e comportamental é sempre um desafio. Deve-se ter em mente que existe um amplo diagnóstico diferencial, que inclui doenças de vários sistemas – incluindo as neurológicas, causas medicamentosas e fatores ambientais. Muitas vezes elas ocorrem em conjunto, exigindo do médico atenção cuidadosa para cada aspecto relevante no seguimento longitudinal.

Portanto, uma avaliação sistematizada, com o intuito de estabelecer o diagnóstico etiológico com a maior acurácia possível, é fundamental, a fim de prover o prognóstico pelo qual os familiares e pacientes tanto anseiam, como também as medidas farmacológicas e não farmacológicas que guiarão o tratamento proposto.

DIAGNÓSTICOS DIFERENCIAIS EM COMPROMETIMENTO COGNITIVO LEVE E DEMÊNCIA

Optamos por dividi-los em causas neurológicas (principalmente as doenças neurodegenerativas), causas sistêmicas (envolvem outras estruturas que não o sistema nervoso central (SNC) e causas externas/ambientais, conforme explicitado no Quadro 1.

CAUSAS NEUROLÓGICAS

Doença de Alzheimer

Trata-se da principal doença neurodegenerativa com sintomas de declínio cognitivo e alterações comportamentais, com estimativa de que sua prevalência duplique até 2050. Caracteriza-se como uma doença progressiva de depósito de proteína beta-amiloide (BA) e formação de tau-fosforilada (p-tau), acometendo com frequência as estruturas límbicas e perilímbicas, com posterior espraiamento para outras regiões e evoluindo com perda neuronal. Mais comumente, a evolução de um paciente hígido para as fases de comprometimento cognitivo leve (CCL) e demência levam em torno de 15 a 25 anos de evolução.

Dividida entre formas pré-senil (idade abaixo dos 65 anos) ou senil (65 anos ou mais), apresenta herança poligênica na maior parte das vezes. O principal gene de suscetibilidade é o da apolipoproteína E (Apoe) épsilon-4 (homozigose), entretanto sua presença não é necessária nem suficiente para o desenvolvimento da doença, que é multifatorial na maioria das vezes. Quando a hereditariedade se apresenta em padrão autossômico dominante e principalmente nas formas

QUADRO 1 Diagnósticos diferenciais e suas características

Doenças neurológicas	Doenças sistêmicas	Causas externas/ ambientais
Doença de Alzheimer	Disfunção renal e hepática crônica	Causas medicamentosas
Comprometimento cognitivo vascular	Deficiência de vitamina B12	Intoxicação por metais pesados
Demência com corpos de Lewy	Encefalopatia de Wernicke-Korsakoff	Desnutrição e alcoolismo
Demência frontotemporal	Doenças cardiopulmonares avançadas e fibrilação atrial	
Doenças priônicas	Neoplasias avançadas e complicações relacionadas ao tratamento	
Hidrocefalia de pressão normal	HIV-Hand	
Outras: demência da doença de Parkinson, paralisia supranuclear progressiva, encefalopatia traumática crônica, degeneração corticobasal, entre outras	Sahos	

Hand: HIV-*associated neurocognitive disorders*; HIV: vírus da imunodeficiência humana; Sahos: síndrome de apneia e hipopneia obstrutiva do sono.
Fonte: elaboração dos autores.

pré-senis, os principais genes relacionados são PSEN-1, APP e PSEN-2, em ordem decrescente de frequência.

Os sintomas iniciais estão relacionados aos distúrbios de memória episódica, linguagem, orientação topográfica e funções executivas, assim como alterações comportamentais, caracterizadas por irritabilidade, ansiedade, sintomas depressivos e apatia. O diagnóstico é estabelecido atualmente com avaliação pormenorizada da história clínica e exame neurológico cognitivo, com os exames complementares podendo demonstrar alterações sugestivas. Deve-se lembrar das variantes da DA, com a forma de acometimento principal da linguagem (logopênica), habilidades visuoespaciais e perceptivas (síndrome de atrofia cortical posterior) e pacientes com síndrome corticobasal pela DA.

Em relação aos exames complementares nas formas habituais, observa-se em exame de neuroimagem (preferencialmente ressonância de crânio) atrofia de estruturas límbicas e parietais (mais comuns nas fases iniciais em formas pré-senis), assim como alteração metabólica, com redução do consumo regional de glicose marcada nas regiões temporoparietais e envolvimento do pré-*cuneus* no [18F]fluorodeoxiglicose (PET-FDG) cerebral, alteração liquórica nos biomarcadores para DA (queda de beta-amiloide e aumento de p-tau) ou dos biomarcadores de imagem. Atualmente está disponível no Brasil em locais selecionados o PET-amiloide cerebral, com uso restrito em casos específicos. Estudos têm avaliado a possibilidade de marcadores séricos no plasma para auxílio diagnóstico.[1-3]

A doença de Alzheimer é discutida em maior profundidade nos diferentes capítulos deste livro.

Comprometimento cognitivo vascular (CCV ou demência vascular)

A segunda forma mais comum de demência muitas vezes ocorre em caráter misto com DA e outras doenças neurodegenerativas.[4] Nesse grupo, observam-se duas formas principais de apresentação fenotípica, neuroimagem e anatomopatológica, que podem ocorrer conjuntamente: a doença de pequenos vasos (anteriormente denominada doença de Binswanger) e a doença de grandes vasos, podendo ocorrer por lesão estratégica em regiões de alta importância cognitiva (p. ex., hipocampo, tálamo, córtex frontal inferior esquerdo e encruzilhada temporoparieto-occipital) ou na forma multi-infarto. Quando os sintomas ocorrem em até 6 meses após os sintomas do acidente vascular cerebral (AVC), dizemos que há demência vascular pós-AVC.[5]

Enquanto as formas relacionadas à doença de grandes vasos podem ter apresentação aguda ou subaguda, com evolução em degraus, as formas progressivas e sem instalação ictal, simulando uma doença neurodegenerativa, podem ocorrer nas doenças de pequenos vasos. Na primeira situação, o declínio cognitivo poderá estar associado às redes e às estruturas afetadas, a depender da localização, causando afasia, apraxia, déficits de memória, de atenção, de funções executivas, visuoperceptivas e visuoespaciais.

As formas de doenças de pequenos vasos, na maior parte das vezes, causam distúrbios atencionais e de memória operacional, com disfunção executiva, redução da velocidade do processamento de informações e apatia. A temporalidade com o evento ictal, nas formas pós-AVC, e a neuroimagem, preferencialmente ressonância magnética (RM) de crânio, são fundamentais para estabelecer o diagnóstico, com base nas lesões vasculares observadas nesse método diagnóstico.

Deve-se ter em mente que os fatores de risco cárdio e cerebrovascular estão presentes com frequência, dentre eles hipertensão arterial sistêmica, diabetes, dislipidemia, doenças cardíacas (insuficiência cardíaca e arritmias, como fibrilação atrial), sedentarismo, obesidade, síndrome metabólica e distúrbios do sono, principalmente.[6,7]

Doença com corpos de Lewy

Relativamente frequente nas casuísticas, sobretudo nas que englobam pacientes com idade avançada, quando pode também ocorrer de forma mista (associada à DA ou à doença cerebrovascular), tem sinais cardinais que auxiliam no diagnóstico. É comum o indivíduo apresentar distúrbio cognitivo caracterizado por disfunção executiva e de funções visuoespaciais/perceptivas, com possível flutuação ao longo de horas a dias, assim como flutuação da vigília. A memória, em geral, está preservada ou acometida em menor intensidade nas fases iniciais. Concomitantemente, observa-se parkinsonismo de característica rígido-acinética, bilateral na maior das vezes, associado com distúrbio comportamental do sono *rapid eye movement* (REM). Este se caracteriza clinicamente por sono agitado, vívido, com movimentos bruscos, solilóquios e que podem ser identificados com exame da polissonografia (PSG).

Outro achado cardinal são as alucinações visuais complexas. Intolerância a neurolépticos (principalmente típicos), quedas frequentes, síncope, disautonomia e delírios são outros sintomas de apoio que podem ocorrer.

Os exames complementares que podem ajudar no diagnóstico compreendem: PSG, neuroimagem estrutural (tomografia computadorizada – TC – ou RM) com preservação das estruturas mesiais temporais, neuroimagem funcional (PET-CT FDG) com acometimento de estruturas mais posteriores, como lobo occipital, tomografia computadorizada por emissão de fóton único (SPECT) com marcador do transportador da dopamina (TRODAT) e a cintilografia miocárdica com meta-iodobenzilguanedina (MIBG).[8] O principal diagnóstico diferencial é com a demência da doença de Parkinson idiopática (DDPi), sendo o marcador temporal entre o início dos sintomas cognitivos e motores um marco cardinal.

Do ponto de vista prático, podemos adotar a regra de 1 ano entre o início dos sintomas cognitivos e parkinsonianos para diferenciar demência com corpos de Lewy (DCL) e DDPi. Nesta última, os sintomas motores antecedem os sintomas cognitivos em pelo menos 12 meses.

Demência frontotemporal

O termo demência frontotemporal (DFT) engloba doenças neurodegenerativas que apresentam acometimento das regiões frontais e temporais. A síndrome clínica é caracterizada por distúrbio cognitivo que acomete principalmente atenção, funções executivas e linguagem, além de alteração comportamental.

A demência frontotemporal pode instalar-se com maior frequência do que as outras demências neurodegenerativas em sua forma pré-senil. Dentre as patologias mais frequentes, destacam-se as formas relacionadas à proteína tau, TDP-43 (*transactive DNA-bindingprotein 43*) ou FUS (*fused in sarcoma*).

Clinicamente, a DFT é dividida em três quadros clínicos essenciais: DFT variante comportamental e dois subtipos de comprometimento de linguagem – afasia progressiva primária (APP) variante agramática não fluente e APP variante semântica (anteriormente denominada demência semântica).

Existem três síndromes de DFT motoras que são menos frequentes: DFT associada à doença do neurônio motor e duas variantes com parkinsonismo – síndrome corticobasal e paralisia supranuclear progressiva.

A APP variante semântica pode iniciar-se com dificuldade de linguagem caracterizada pelo déficit de significado da palavra (conhecimento semântico), anomia, dislexia e disgrafia de superfície.

Na APP agramática não fluente, o paciente apresenta agramatismo na produção oral e/ou apraxia de fala.

Um marco importante são as alterações comportamentais. Os pacientes podem apresentar irritabilidade, agressividade, agitação, hiperoralidade, hiperfagia com mudança do hábito alimentar e preferência por doces ou outros carboidratos vazios, comportamentos ritualísticos, como colecionismo, ou até mesmo cometer delitos com maior frequência do que outras populações, por perda do *insight* social. A evolução é progressiva e os pacientes podem apresentar-se inicialmente apenas com os sintomas comportamentais, o que confundirá o diagnóstico com uma doença psiquiátrica primária.

Os exames complementares demonstram alteração metabólica e estrutural (PET-CT FDG e TC/RM cerebral, respectivamente) nas regiões frontotemporais, podendo haver assimetria. Quando o histórico familiar é de síndrome autossômica dominante, ou seja, 3 indivíduos da mesma família, em 2 gerações consecutivas, sendo 2 deles parentes de primeiro grau, pode-se discutir a pesquisa genética, sendo os genes mais comuns identificados o MAPT (*microtubule associated protein Tau*), o C9orf72 (podendo ocorrer sintomas de esclerose lateral amiotrófica – ELA – associadamente) e a progranulina.[9]

Hidrocefalia de pressão normal

Condição clínica e neurológica descrita de longa data, é uma causa potencialmente reversível de demência. Caracteriza-se clinicamente por transtorno da marcha (apraxia), distúrbio cognitivo e incontinência urinária, com pressão de abertura liquórica normal ao exame do líquido cefalorraquidiano (LCR) e evidência radiológica de dilatação ventricular. Como síndrome, a hidrocefalia de pressão normal (HPN) pode ser secundária – decorrente de distúrbios como hemorragia subaracnoide, trauma ou meningite infecciosa – ou idiopática (HPNi), quando não se estabelece uma causa específica. Ocorre em todas as faixas etárias, porém é mais prevalente em idosos e tem importância epidemiológica no diagnóstico diferencial das demências.

Em geral, o sintoma mais comum e precoce é o distúrbio da marcha, denominada apráxica ou magnética: postura inclinada, locomoção lenta, passos curtos, base alargada, movimento em bloco. É semelhante em alguns aspectos à marcha parkinsoniana, mas sem rigidez associada. Pode reproduzir o movimento da marcha com facilidade, quando sentado em uma cadeira ou em decúbito dorsal, por exemplo. Os sintomas cognitivos são caracterizados inicialmente por distúrbios atencionais ou da função executiva na maior parte das vezes, sendo os distúrbios de memória ou linguagem e apraxias incomuns nas fases iniciais. Do aspecto comportamental, encontra-se um paciente mais apático ou com sintomas depressivos.

Em relação aos exames complementares, vários achados são descritos e em conjunto auxiliam na definição diagnóstica. Na neuroimagem (TC ou RM do crânio), o índice de Evans, um dos primeiros achados a serem publicados, é capaz de determinar e quantificar a ventriculomegalia.

O cálculo é feito com base na razão entre o maior diâmetro entre os cornos frontais dos ventrículos laterais e o maior diâmetro da cavidade da calota craniana observado no mesmo corte axial. A razão maior que 0,3 indica dilatação ventricular, mas não é específica para HPN. Outros achados são dilatação do III ventrículo, apagamento de sulcos na alta convexidade cerebral, presença de aprisionamento de espaços liquóricos nas fissuras e giros cerebrais, assim como alteração da dinâmica do LCR na RM com avaliação do fluxo liquórico (Figuras 1 a 6).

Um método relevante para observar predição em responsividade à derivação ventriculoperitoneal, uma das formas de tratamento da HPN, é a realização do *taptest* (TT). Nele, realiza-se a retirada de 40 a 50 mL de LCR na punção lombar e reavalia-se o paciente após horas, em relação à melhora de sintomas de marcha e/ou cognitivos. Cada centro tem seu protocolo estruturado. Deve-se salientar que um teste negativo não tem valor preditivo negativo elevado quanto ao diagnóstico de HPN e em relação à melhora dos sintomas com a DVP.[10,11]

Doenças priônicas

As doenças priônicas são proteinopatias que decorrem do acúmulo anormal do príon (também chamado de proteína priônica *scrapie*). O príon é o subtipo patogênico da proteína priônica celular, que está presente normalmente no cérebro, e em menor quantidade em outros tecidos.

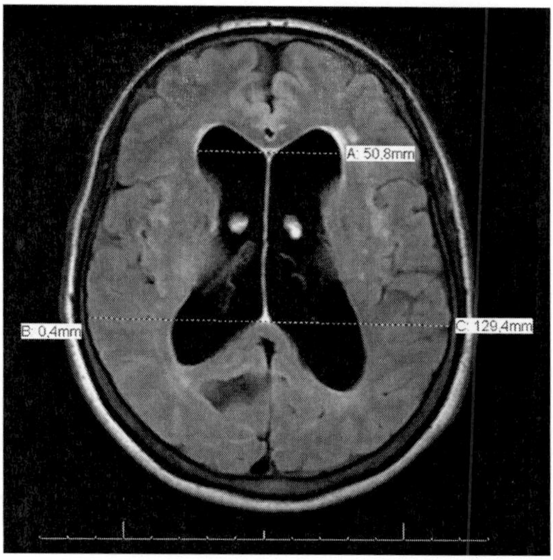

FIGURA 1 Corte axial na sequência Flair (*fluid-attenuated inversion recovery*) demonstrando importante ventriculomegalia e aumento do Índice de Evans, calculado pela razão do diâmetro do corno frontal bilateral pelo maior diâmetro da cavidade da calota craniana, sendo, nesse caso, o valor estimado igual a 0,39 (alterado se acima de 0,3).

Fonte: acervo dos autores.

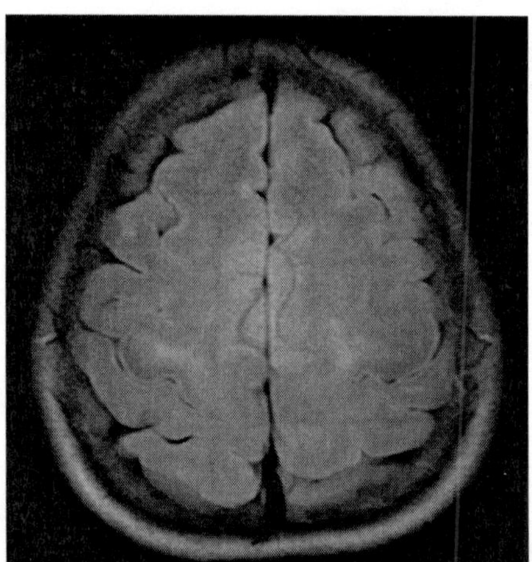

FIGURA 2 Corte axial na sequência Flair (*fluid-attenuated inversion recovery*) demonstrando achatamento dos sulcos corticais na alta convexidade das regiões frontoparietais.

Fonte: acervo dos autores.

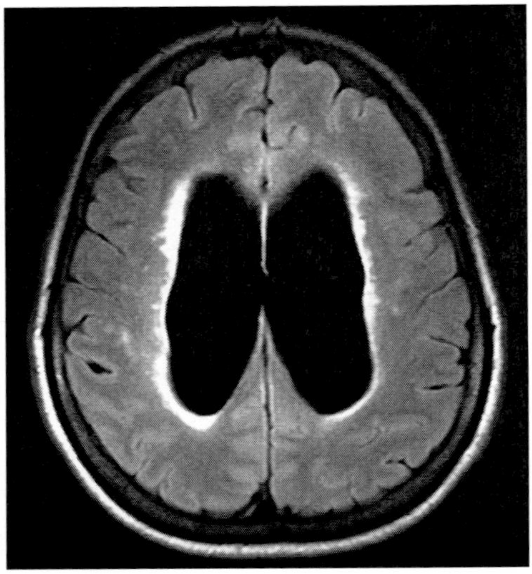

FIGURA 3 Corte axial na sequência Flair (*fluid-attenuated inversion recovery*) demonstrando hipersinal margeando os ventrículos laterais, sugerindo transudação ependimária do LCR.

LCR: líquido cefalorraquidiano.

Fonte: acervo dos autores.

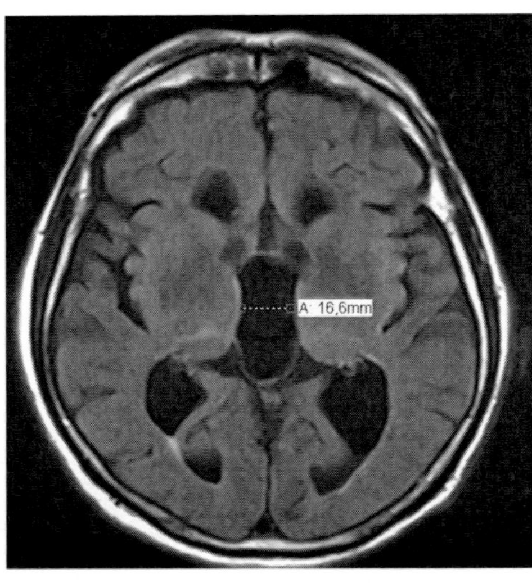

FIGURA 4 Corte axial na sequência Flair (*fluid-attenuated inversion recovery*) demonstrando dilatação proeminente do III ventrículo.

Fonte: acervo dos autores.

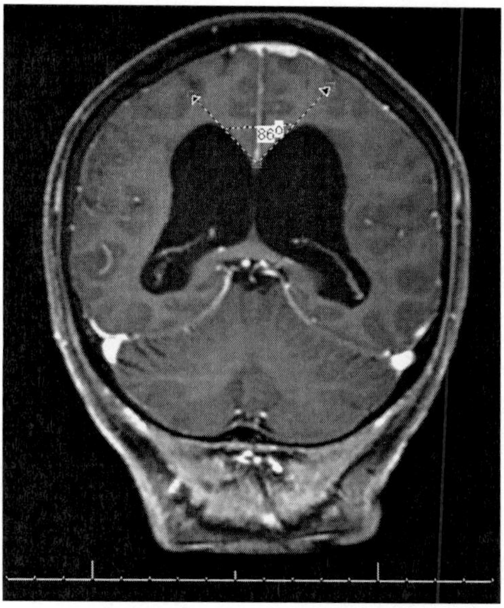

FIGURA 5 Corte coronal na sequência T1 com gadolínio demonstrando redução do ângulo calosal.

Fonte: acervo dos autores.

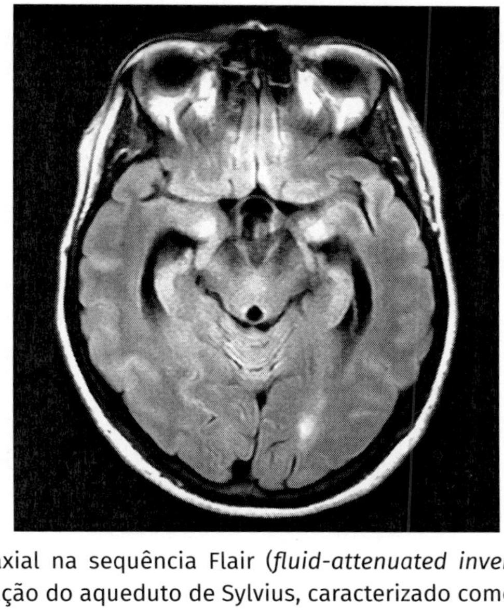

FIGURA 6 Corte axial na sequência Flair (*fluid-attenuated inversion recovery*) demonstrando dilatação do aqueduto de Sylvius, caracterizado como *flow-void*.

Fonte: acervo dos autores.

A transformação da isoforma normal em isoforma patogênica ocorre na maioria das vezes de forma idiopática, caracterizando as doenças priônicas esporádicas (85 a 90% das doenças priônicas), que são demências rapidamente progressivas (DRP) e fatais.

Além da forma idiopática, mutações do gene da proteína priônica favorecem essa transformação nas formas genéticas das doenças priônicas (cerca de 15% das doenças priônicas).

Ainda há uma terceira forma de indução de conversão de proteína priônica normal à proteína patogênica: forma infecciosa ou adquirida. Nesses casos, há inoculação do príon no indivíduo, deflagrando a patogênese da doença.

As formas esporádicas das doenças priônicas são: doença de Creutzfeldt-Jakob (DCJ-e), prionopatia variavelmente sensível à protease e insônia fatal esporádica.

As formas genéticas das doenças priônicas são: DCJ genético, insônia familiar fatal e doença de Gerstmann-Sträussler-Scheinker.

As formas adquiridas das doenças priônicas são: DCJ iatrogênico (associada a procedimentos médicos), variante da DCJ (infecção secundária ao consumo de carne contaminada pelo agente da encefalopatia espongiforme bovina) e o Kuru.

A DCJ-e é a forma mais comum de doença priônica e uma das principais causas de DRP, com sobrevida média de 6 meses. A média de idade de início da doença é de 55 a 75 anos (mediana 67 anos). É uma doença rara, com incidência de 1 a 2 casos por milhão de habitantes ao ano. Clinicamente, caracteriza-se por demência de rápida progressão, associada a ataxia, sinais extrapiramidais ou piramidais e mioclonias. No início do quadro, pode haver sintomas constitucionais inespecíficos como tontura, insônia e fadiga. Distúrbios visuais também podem ocorrer na evolução da doença, e a apresentação com sintomas visuais intensos iniciais é chamada de variante de Heidenhain da DCJ-e.

Os exames subsidiários que auxiliam na investigação da DCJ-e são RM, LCR e eletroencefalograma (EEG). A RM apresenta caracteristicamente hipersinal cortical ou nos núcleos da base, que é mais facilmente visível à sequência de difusão. O EEG característico demonstra descargas periódicas generalizadas (*GPD*), bi ou trifásicas, em 1 a 2 Hz, que podem ou não coincidir com as mioclonias, além de alentecimento da atividade de base (Figura 7). O LCR tem análise quimiocitológica normal, presença da proteína 14.3.3, concentração de proteína tau total muito elevada e a presença do príon, que pode ser detectada pelo método de *Real-Time Quaking Induced Conversion* (RT-QuIC).[12]

Outras condições

Condições menos frequentes e com características específicas incluem a síndrome corticobasal, mitocondriopatias, doenças de substância branca,

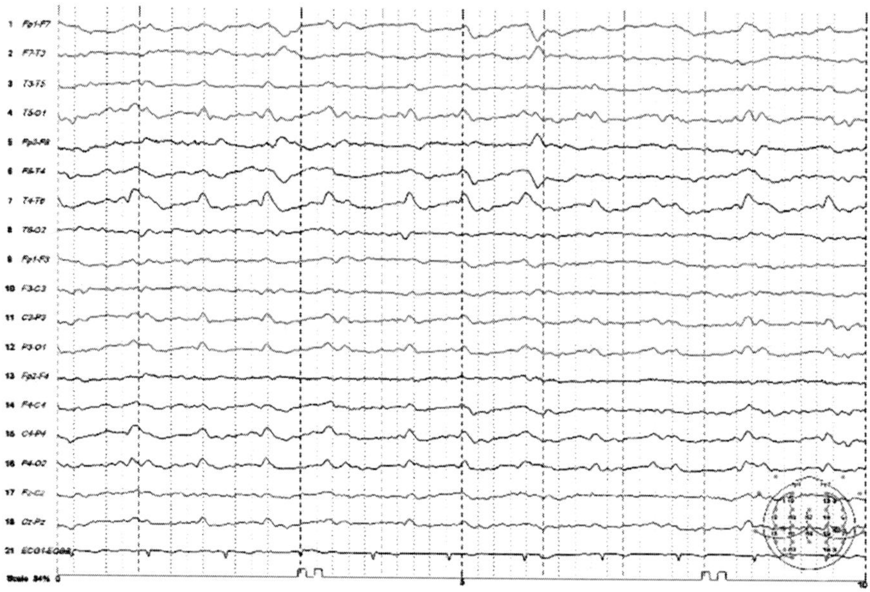

FIGURA 7 Eletroencefalograma evidenciando descargas periódicas lateralizadas (LPD – *lateralized periodic discharges*), bilaterais e assimétricas, com máxima amplitude na região temporal direita, com frequência aproximada de 1,2/segundo. Na doença de Creutzfeldt-Jakob, o padrão mais característico é GPD (*generalized periodic discharges* – descargas periódicas generalizadas), porém o padrão de LPD, com descargas mais amplas em um dos hemisférios, também pode ser observado.
Fonte: acervo dos autores.

encefalopatias/encefalites autoimunes por anticorpos de superfície e onconeurais, vasculites primária e secundária do SNC, doença de Whipple, neurossífilis (anteriormente descrita como paralisia geral progressiva – PGP), neurotuberculose, neurocriptococose, epilepsia, hematoma subdural crônico e neoplasias do SNC. Tais condições não serão detalhadas neste capítulo, mas após a exclusão das etiologias mais comuns devem ser lembradas como possíveis diagnósticos diferenciais.

CAUSAS SISTÊMICAS

- Disfunções renal e hepática crônica.
- Deficiência de vitamina B12.
- Encefalopatia de Wernicke-Korsakoff.
- Doenças cardiopulmonares avançadas e fibrilação atrial.

- Síndrome de apneia-hipopneia obstrutiva do sono (Sahos).
- Alterações neurocognitivas associadas ao HIV (Hand – *HIV-associated neurocognitive disorders*).
- Neoplasias avançadas e complicações relacionadas ao tratamento.

CAUSAS EXTERNAS/AMBIENTAIS

- Causas medicamentosas: medicamentos com efeitos sistêmicos, anticolinérgicos e sedativos, por exemplo, prednisona, prednisolona, antidepressivos tricíclicos, triexifenadil, biperideno, benzodiazepínicos, medicações da classe Z, digoxina, nifedipina, antipsicóticos, furosemida, ranitidina, dinitrato de isossorbida, varfarina, dipiridamol, codeína, captopril, oxibutinina e escopolamina.
- Intoxicação por metais pesados: bismuto, lítio e mercúrio.[13]
- Desnutrição e alcoolismo: podem levar a deficiência de vitamina B1, B12 e ácido fólico, além de distúrbios hidroeletrolíticos e ácido-básicos, assim como sistêmicos, que poderão causar ou contribuir com o declínio cognitivo.

CONSIDERAÇÕES FINAIS

O diagnóstico diferencial das demências é bastante extenso e visa detectar logo as causas potencialmente tratáveis de declínio cognitivo. O diagnóstico de CCV é muito importante em nosso meio, tanto pela frequência, como pela possibilidade de intervenção para profilaxia secundária de novos eventos vasculares.[4]

Além da DA, as demências de etiologia degenerativa (proteinopatias) mais frequentes são a DCL e a DFT, que apresentam características clínicas próprias e devem ser identificadas pelo médico ao ampliar o diagnóstico diferencial da síndrome demencial.

REFERÊNCIAS

1. Arvanitakis Z, Shah RC, Bennett DA. Diagnosis and management of dementia: review. JAMA. 2019;322(16):1589-99.
2. Lopez OL, Kuller LH. Epidemiology of aging and associated cognitive disorders: prevalence and incidence of Alzheimer's disease and other dementias. v.167. Handbook of clinical neurology. Elsevier; 2019. p.139-48.
3. Scheltens P, De Strooper B, Kivipelto M, et al. Alzheimer's disease. Lancet. 2021;397(10284):1577-90.
4. Suemoto CK, Ferretti-Rebustini REL, Rodriguez RD, et al. Neuropathological diagnoses and clinical correlates in older adults in Brazil: a cross-sectional study. PLoS Med. 2017;14(3):1-22.
5. Skrobot OA, Love S, Kehoe PG, et al. The Vascular Impairment of Cognition Classification Consensus study. Alzheimer's Dement. 2017;13(6):624-33.

6. Van Der Flier WM, Skoog I, Schneider JA, et al. Vascular cognitive impairment. Nat Rev Dis Prim. 2018;4(Vci):1-16.
7. Azarpazhooh MR, Hachinski V. Vascular cognitive impairment: a preventable component of dementia. v.167. Handbook of clinical neurology. Elsevier; 2019. p.377-91.
8. Tampi RR, Young JJ, Tampi D. Behavioral symptomatology and psychopharmacology of Lewy body dementia. v.165. Handbook of clinical neurology. Elsevier; 2019. p.59-70.
9. Miller B, Llibre Guerra JJ. Frontotemporal dementia. v.165. Handbook of clinical neurology. Elsevier; 2019. p.33-45.
10. Oliveira LM, Nitrini R. Normal-pressure hydrocephalus: a critical review. Dement Neuropsychol. 2019.
11. Mihalj M, Dolić K, Kolić K, Ledenko V. CSF tap test: obsolete or appropriate test for predicting shunt responsiveness? A systemic review. J Neurol Sci. 2016;362:78-84.
12. Geschwind MD. Prion diseases. Continuum (Minneap Minn). 2015;21(6 Neuroinfectious Disease):1612-38.
13. Geschwind MD. Rapidly progressive dementia. Contin Lifelong Learn Neurol. 2016;22(2, Dementia):510-37.

7

Avaliação cognitiva inicial do paciente com queixa cognitiva

Sonia Maria Dozzi Brucki

PONTOS-CHAVE

- Anamnese em indivíduos com comprometimento cognitivo, avaliação cognitiva e funcional.
- Aplicação prática de como lidar com esses pontos na avaliação médica.

INTRODUÇÃO

A avaliação começa já observando a resposta à chamada na sala de espera, a caminhada e dentro do consultório, a postura, marcha, adequação de roupas e conduta do paciente. A história clínica/anamnese e o exame neurológico são de extrema importância na avaliação e no diagnóstico diferencial dos pacientes com queixas cognitivas.

Ao contrário de outras doenças, em que o paciente pode relatar com precisão seus sintomas, nos casos de déficits cognitivos, a história deve ser avaliada tanto do ponto de vista do paciente quanto do relato do acompanhante, de preferência alguém que more ou conviva com o paciente e que seja capaz de avaliar o momento atual em comparação com épocas anteriores ao início do distúrbio. Pacientes com dificuldades de memória e linguagem podem ser incapazes de relatar adequadamente seus problemas. Além disso, muitos não percebem sua condição (anosognosia).

O processo de entrevista com o informante consiste em abordagem inicial junto com o paciente e, depois, sempre que possível, em entrevista na ausência do paciente, já que a presença deste pode inibir o informante a falar das dificuldades, principalmente quando há alterações comportamentais como desinibição, hipersexualidade ou agressividade. Importante observar todas as condições associadas a comprometimento cognitivo (Quadro 1).

QUADRO 1 Como abordar queixa de declínio cognitivo

- Verificar doenças clínicas concomitantes.
- Depressão e/ou ansiedade.
- Uso de medicações.
- História familiar de demência.
- Observar se a queixa subjetiva reflete no desempenho em atividades de vida diária (em atividades mais complexas ou mais simples) e durante a avaliação cognitiva.
- Importante observar as queixas do acompanhante.
- Sempre comparar no indivíduo a sua capacidade e funcionalidade anteriores ao início do quadro.

Fonte: elaboração da autora.

Na anamnese com o paciente, é importante notar sua fluência ao falar, se a linguagem tem pausas, anomia, apraxia de fala ou agramatismo. A memória pode ser observada com base no próprio relato de sua história, sua autobiografia, presença de confabulações ou de informações inexatas.

A determinação do modo de início e evolução é fundamental. Em sua maior parte, as demências têm início e evolução insidiosos, enquanto a demência vascular pode ter um início abrupto. Se o início for abrupto, deve-se notar as circunstâncias do início (acidente vascular cerebral, hemorragia subaracnóidea, encefalite ou se ocorreu durante internação). Muitas vezes há uma falsa associação dos familiares com o início abrupto de uma doença que vinha se desenvolvendo de maneira insidiosa, com o paciente conseguindo de alguma forma compensar os déficits; desse modo, o início é associado a algum estresse emocional importante ou à piora de outras comorbidades.

O modo de evolução pode sugerir possíveis causas. Se estável ao longo do tempo, podemos pensar em acidente vascular cerebral (AVC) ou encefalite; se progressivo, uma doença degenerativa deve ser aventada. Se progressivo, o tempo de evolução é importante para diferenciar as demências rapidamente progressivas (aquelas em que o paciente apresenta comprometimento funcional importante em 1 ano, às vezes bem mais rapidamente, p. ex., as doenças priônicas, as encefalopatias autoimunes ou infecciosas), de doenças cronicamente progressivas, como a doença de Alzheimer (DA), a demência com corpos de Lewy ou a demência frontotemporal, embora as três possam se manifestar como rapidamente progressivas.

Os antecedentes pessoais devem ser exaustivamente verificados, por exemplo:

- Doenças neurológicas prévias (epilepsia, AVC, encefalites, hemorragias meníngeas).
- Doenças sistêmicas (vasculites, hepatopatia, doenças tireoidianas, síndromes disabsortivas, hipertensão arterial, dislipidemia).
- Doenças infecciosas (hepatites, vírus da imunodeficiência humana – HIV –, sífilis).
- Medicações utilizadas, principalmente aquelas com ação anticolinérgica (antidepressivos – amitriptilina, nortriptilina, paroxetina; antipsicóticos – clozapina, tioridazina, olanzapina, clorpromazina; agentes gastrointestinais – atropina, hiosciamina; agentes para incontinência urinária – oxibutinina).

É importante o consumo de álcool para quadros como a encefalopatia de Wernicke e a síndrome de Korsakoff. No *link* https://www.guidelinecentral.com/guideline/340784/# estão listadas medicações com potenciais efeitos cognitivos deletérios, suas interações medicamentosas e medicações a serem evitadas em idosos. A última atualização é de 2023.

Um diagnóstico diferencial importante em indivíduos que nos procuram por queixa cognitiva é a depressão. Devemos avaliar comorbidades que possam estar associadas à presença de sintomas depressivos ou depressão, além de situações de vida, distúrbios metabólicos, uso de medicações e doenças vasculares. Deve-se tentar determinar o início do quadro, se precoce ou tardio. As causas vasculares, como alterações de substância branca e infartos lacunares subcorticais, podem ser causa dos sintomas depressivos, e exames complementares laboratoriais e de imagem devem ser realizados, à semelhança dos quadros cognitivos. Várias escalas são utilizadas para quantificação de sintomas depressivos, como a Escala de Depressão Geriátrica (GDS – *Geriatric Depression Scale*), com suas várias versões, de 30, 15, 10 e 4 itens. A de 15 itens tem sido mais utilizada em nosso meio; nela, escores de 5 ou mais pontos são sugestivos da presença de depressão (Quadro 2).[1,2]

Podemos considerar que a depressão de início tardio pode ser um sintoma pré-clínico ou prodrômico de quadro neurodegenerativo e que aumenta o risco do desenvolvimento de demência. Algumas formas de associação ou apresentação de depressão e comprometimento cognitivo devem ser diagnosticadas:[3]

- Depressão que ocorre na demência: consideramos os sintomas depressivos parte do quadro demencial, seja como reação psicológica às perdas observadas ou pelo próprio quadro degenerativo.
- Depressão com sintomas cognitivos: observamos sintomas depressivos preponderantes e acompanhados por prejuízo cognitivo. Em geral, quando

QUADRO 2 Escala de Depressão Geriátrica

Itens	Sim	Não
1. Você está basicamente satisfeito com sua vida?		
2. Você deixou muitos de seus interesses e atividades?		
3. Você sente que sua vida está vazia?		
4. Você se aborrece com frequência?		
5. Você se sente de bom humor a maior parte do tempo?		
6. Você tem medo que algum mal vá lhe acontecer?		
7. Você se sente feliz a maior parte do tempo?		
8. Você sente que sua situação não tem saída?		
9. Você prefere ficar em casa a fazer coisas novas?		
10. Você se sente com mais problemas de memória do que a maioria?		
11. Você acha maravilhoso estar vivo?		
12. Você se sente inútil nas atuais circunstâncias?		
13. Você se sente cheio de energia?		
14. Você acha que sua situação é sem esperanças?		
15. Você sente que a maioria das pessoas está melhor que você?		

tratada a depressão, a cognição retorna ao normal. Porém, consideramos esse indivíduo em risco para o desenvolvimento de comprometimento cognitivo, devendo ser acompanhado anualmente.

Durante a consulta, a avaliação das atividades de vida diária, sejam as básicas ou as instrumentais, obrigatoriamente deve ser realizada. Como básicas consideramos: alimentação, vestir-se, higiene; como instrumentais, tarefas mais complexas, como preparar um lanche, controlar dinheiro, comentar notícias, a capacidade de lidar com equipamentos eletrônicos etc. Para tanto, existem questionários estruturados ou, de forma mais aberta, pode-se perguntar que tipo de atividades o paciente realizava e que atividades tem ou é capaz de realizar no seu cotidiano atualmente. O importante é considerar o declínio em relação ao funcionamento prévio.

O exame neurológico é um dos pontos fundamentais para o diagnóstico das demências, e deve ser sistematizado de modo a cobrir todas as funções:

- Atitude/fácies.
- Equilíbrio estático e dinâmico.

- Motricidade: trofismo, inspeção, palpação, tônus, força muscular, coordenação, presença de movimentos involuntários e reflexos.
- Sensibilidade: tátil, dolorosa, profunda e, se possível, térmica.
- Linguagem: nomeação, repetição, leitura, escrita, prosódia.
- Praxias: imitação de gestos sem sentido, imitação de gestos com sentido, realização da ação com objetos.
- Gnosias: visual, tátil, auditiva.
- Funções neurovegetativas: incontinência urinária, hipotensão postural.
- Nervos cranianos, principalmente os envolvidos na motricidade ocular.

Ainda na anamnese, deve-se tentar averiguar se o indivíduo tem alterações nos domínios mais frequentemente afetados nas demências:

- Perda de memória.
- Dificuldade na execução de tarefas familiares.
- Problemas com a linguagem.
- Desorientação no tempo e no espaço.
- Pobreza ou declínio de julgamento.
- Problemas com o pensamento abstrato.
- Perda de objetos.
- Mudanças no humor e no comportamento.
- Mudanças na personalidade.
- Perda de iniciativa.

Após a avaliação neurológica, deve-se proceder à avaliação cognitiva, normalmente realizada com testes breves de rastreio cognitivo, como o Miniexame do Estado Mental,[4] Bateria Breve de Rastreio Cognitivo,[5] Bateria do Cerad (Consortium to Establish a Registry in Alzheimer's Disease),[6] *Montreal Cognitive Assessment* (MoCA),[7] entre outros.

O uso de instrumentos que permitam a avaliação global da cognição do paciente é constante na prática clínica. Os métodos de avaliação caso a caso em ambulatório ou clínica privada oferecem uma ideia geral do funcionamento cognitivo, na maioria das vezes. Os métodos de rastreio em estudos populacionais são de utilidade para inclusão ou exclusão dos indivíduos, e posterior avaliação mais detalhada. Outra função dos testes cognitivos breves é seu uso não simplesmente como rastreio, mas também como instrumento de detecção de mudanças cognitivas e acompanhamento ao longo do tempo. Um instrumento de avaliação breve deve ser rápido, fácil e com pouca exigência de materiais para sua aplicação, deve ser de fácil treinamento e correção e ser adaptado ao meio em que está sendo utilizado, com níveis de corte para a população e bons níveis de sensibilidade e especificidade.

Vários desses instrumentos têm sido utilizados em consensos de diagnóstico de demência de Alzheimer, junto a outros instrumentos funcionais e a avaliação cognitiva mais detalhada.

No consenso diagnóstico e de tratamento das demências, realizado pelo Departamento Científico de Neurologia Cognitiva e do Envelhecimento da Academia Brasileira de Neurologia, em 2022, sugere-se para o diagnóstico da DA:[8]

- Testes breves: Miniexame do Estado Mental (MEEM), *Montreal Cognitive Assessment* (MoCA), *Cognitive Abilities Screening Instrument - Short Form* (CASI-S), Bateria Breve de Rastreio Cognitivo.
- Escalas multifuncionais (um pouco mais longas e que avaliam várias funções cognitivas, levando em média 15 a 30 minutos para sua aplicação): Exame Cognitivo de Addenbrooke – versão revisada (ACE-R), *Cambridge Cognitive Examination-Revised* (CAMCOG-R), *Alzheimer's Disease Assessment Scale - Cognitive subscale* (ADAS-Cog), *Consortium to Establish a Registry for Alzheimer's Disease* (Cerad), *Mattis Dementia Rating Scale* (MDRS).

Os testes cognitivos breves ou de rastreio não devem ser usados para declarar o diagnóstico de perda cognitiva, pois se incorre no risco de falso-positivo. O diagnóstico deve ser estabelecido por outros instrumentos, como outros testes cognitivos e escalas de avaliação funcional, além de anamnese cuidadosa com informantes que convivam com o paciente.

MINIEXAME DO ESTADO MENTAL (MEEM) E SIMILARES

Miniexame do Estado Mental

O MEEM foi desenvolvido por Folstein et al.[9] como instrumento de rastreio de possível perda cognitiva. Em muitos trabalhos percebeu-se a influência importante da escolaridade sobre seus escores. O preconizado inicialmente pelos autores foi de 24 pontos.

Na adaptação do MEEM para diferentes línguas e culturas, realizada em vários estudos em países em desenvolvimento com grande número de analfabetos, duas abordagens foram utilizadas:

1. Adaptação de itens e níveis de corte diferenciados.
2. Modificação dos subitens, de forma a tentar eliminar aqueles muito dependentes da escolaridade.

A utilização de níveis de corte diferenciados por escolaridade permite minimizar o número de falso-positivos, porém, dependendo da condição clínica do paciente, esse escore de corte também será diferente se o quadro for predominantemente cortical ou subcortical, por exemplo. A modificação de subitens faz com que várias versões do teste existam e dificultem a comparação de dados, tanto entre estudos dentro do país quanto em estudos colaborativos internacionais.

Em metanálise de dados provindos de clínicas especializadas, o MEEM teve sensibilidade de 76,9% (95% IC = 70,1-83,1%) e especificidade de 89,9% (95% IC = 82,5-95,4%), demonstrando sua utilidade como teste de rastreio. Na avaliação de comprometimento cognitivo leve, o escore de corte provavelmente ficaria, para indivíduos bem escolarizados, entre 27 e 28 pontos. Considerando a detecção de comprometimento cognitivo leve (CCL) em indivíduos com queixas de memória, a sensibilidade seria de 66,9% (95% IC = 50,1-81,8%) e a especificidade de 77,6% (IC = 62,3-89,8%). Ao tentar separar indivíduos com demência de CCL, observou-se sensibilidade de 87,2% (IC = 80,9-92,5%) e especificidade de 59,7% (IC= 34,9-82,1%).[10]

A adaptação realizada e publicada do estudo conjunto entre as Universidades de São Paulo e Federal de São Paulo demonstrou-se adequada tanto para uso institucional (hospital, ambulatório) quanto para uso em estudo populacional (visita domiciliar), não havendo diferença nos escores quanto ao ambiente em que o teste foi realizado.[3] As adaptações realizadas foram:

- Orientação temporal: hora aproximada em lugar de estação do ano.
- Orientação espacial: local geral (residência, clínica, hospital), lugar específico (cômodo da casa, consultório), bairro ou rua próxima (de forma indiferenciada).

Ressalva deve ser feita quanto ao uso do MEEM em pacientes graves, pois na evolução o efeito solo aparece, impossibilitando o acompanhamento objetivo da cognição. Além disso, pode ser insensível a alterações precoces em indivíduos com alta escolaridade e/ou alto funcionamento cognitivo. Nesses casos em que os escores no MEEM forem menores do que 10 pontos, deve-se utilizar o Minimental grave.

O MEEM é um instrumento de rastreio, portanto o uso de outro(s) instrumento(s) *a posteriori* para confirmação de perda cognitiva em indivíduos com escores abaixo das médias e/ou medianas parece mais adequado, além do uso de um questionário para avaliação de atividades funcionais e seguimento cuidadoso.

No Brasil, Bustamante et al.[11] observaram que o MEEM em combinação com o *Informant Questionnaire on Cognitive Decline in the Elderly* (IQCODE) classificou corretamente 92,1% dos sujeitos controles e pacientes com demência leve a moderada (sensibilidade de 83,3% e especificidade de 97,8%); a combinação MEEM e B-ADL classificou corretamente 92,1%, com sensibilidade de 86,7% e especificidade de 95,7%. Em outro estudo do mesmo grupo, a combinação do MEEM ($\leq$ 26 e IQCODE $\geq$ 3,40) obteve sensibilidade de 88,2% e especificidade de 100%.[12]

A Tabela 1 apresenta os valores dos escores no MEEM por escolaridade.

TABELA 1 Distribuição dos escores na amostra total e por escolaridade

	N	Média	Desvio-padrão	Mediana
Grupo todo	433	24,63	3,72	25
Analfabetos	77	19,51	2,84	20
1-4 anos de escolaridade	211	24,76	2,96	25
5-8 anos de escolaridade	72	26,15	2,35	26
9-11 anos de escolaridade	47	27,74	1,81	28
> 11 anos de escolaridade	26	28,27	2,01	29

Fonte: Brucki et al.[4]

Nos EUA, o Miniexame do Estado Mental é comercializado, com pagamento a cada uso. No Brasil, não há essa legislação, portanto o MEEM pode ser baixado no artigo citado[4] ou em várias páginas governamentais para uso para estadiamento da DA no preenchimento da LME (laudo de solicitação, avaliação e autorização de medicamento do componente especializado da assistência farmacêutica).

Teste Cognitivo de Montreal (*Montreal Cognitive Assessment* – MoCA)

O MoCA é também um teste de rastreio cognitivo que tem sido utilizado. Em alguns estudos, tem-se apresentado com melhor acurácia diagnóstica do que o MEEM para detecção de CCL. São avaliadas as seguintes funções: visuoespacial/executiva, nomeação, atenção, linguagem, abstração, memória, orientação. A maior parte dos estudos relacionados ao MoCA foi realizada em países desenvolvidos e com participantes com escolaridade superior a 12 anos.

Para seu uso em nosso meio, sua grande desvantagem é a forte influência da escolaridade. O escore sugerido para indivíduos acima de 4 anos para diferenciação de controles de pacientes com CCL foi de 25 pontos (81% de sensibilidade e 77% de sensibilidade).[13] Nesse primeiro estudo no Brasil não houve análise de indivíduos com escolaridade de 4 anos ou menor. Já no estudo de César et al.[7] observamos uma amostra mais heterogênea de nível educacional, avaliada em um estudo populacional. Nesse estudo o teste MoCA não teve alta acurácia para detectar comprometimento cognitivo sem demência (CCSD) na população estudada com baixa escolaridade.

Essa ferramenta poderia ser usada para detectar demência, especialmente em indivíduos com mais de 5 anos de escolaridade, se uma menor nota de corte for adotada. Em estudo de 630 participantes divididos entre 110 com demência, 135 cognitivamente comprometidos sem demência (CCSD) e 385 controles, o melhor escore foi de 19 pontos para distinção entre controles e CCSD, porém escores de corte diferentes foram obtidos por nível de escolaridade, variando de 11 (analfabetos) a 22 (acima de 11 anos).[7]

Segundo as recomendações da Academia Brasileira de Neurologia, os escores sugeridos no MoCA[14] são os apresentados no Quadro 3.

QUADRO 3 Escores sugeridos no MoCA

Para diagnóstico de demência (por escolaridade)	Para diagnóstico de comprometimento cognitivo sem demência (por escolaridade)
Analfabetos: ≤ 8	Analfabetos: ≤ 11
1-4 anos: ≤ 15	1-4 anos: ≤ 17
5-8 anos: ≤ 16	5-8 anos: ≤ 19
9-11 anos: ≤ 19	9-11 anos: ≤ 19
≥ 12 anos: ≤ 21	≥ 12 anos: ≤ 21

Bateria breve de rastreio cognitivo (BBRC)

Como o próprio nome revela, é uma bateria, portanto contém mais do que um teste. Essa bateria mostrou-se com boa acurácia diagnóstica. Seu item de avaliação da memória (o teste de memória de figuras – TMF) apresenta vantagens em relação a outras baterias pelo fato de não sofrer influência da escolaridade sobre os resultados tanto na memória imediata quanto na fase de aprendizado ou na de evocação tardia[5,15] (Figuras 1 e 2 e Quadro 4).

Ela se compõe de:

- Identificação e nomeação de 10 figuras desenhadas em preto e branco (sapato, casa, pente, chave, avião, balde, tartaruga, livro, colher, árvore).
- Memória incidental: pede-se ao indivíduo que se recorde dos desenhos recém-vistos, sem que ele saiba da tarefa. Escore de 10 pontos.

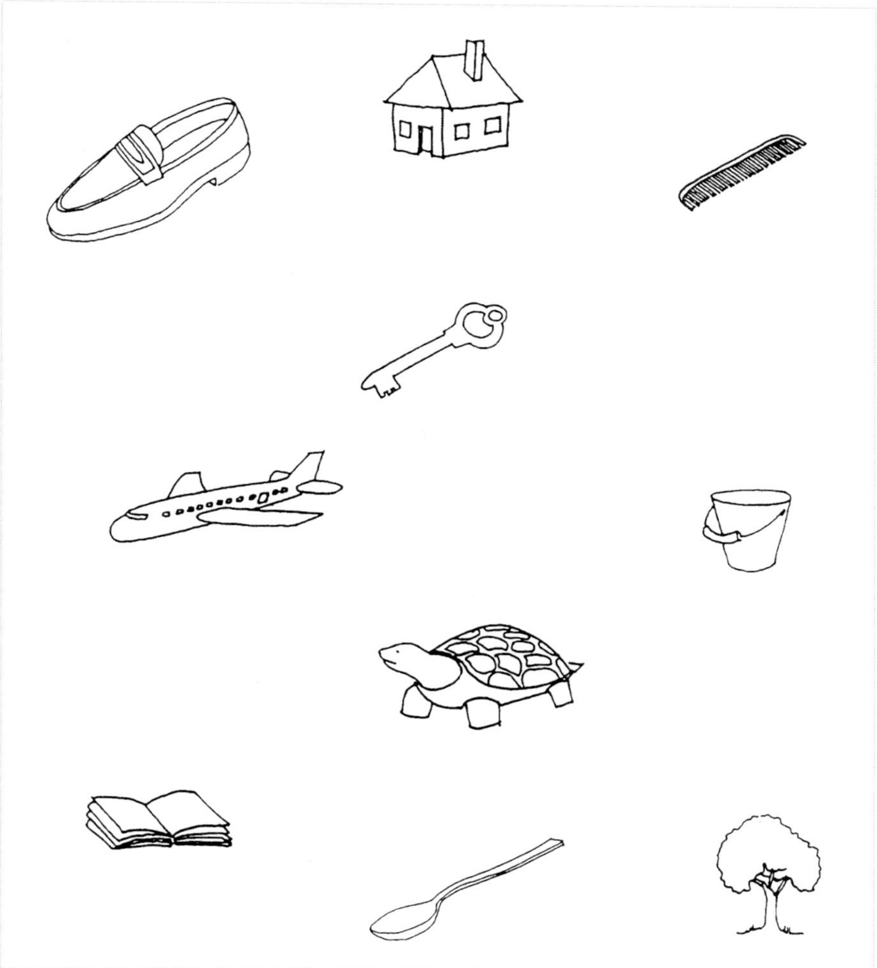

FIGURA 1 Memória de figuras (bateria breve de rastreio cognitivo – BBRC).

- Memória imediata 1: mostra-se ao indivíduo a folha de papel com os desenhos, pedindo que os observe atentamente, pois será solicitado que se recorde deles. Escore máximo de 10 pontos.
- Aprendizado: novamente é repetida a instrução anterior. Escore de 10 pontos.
- Fluência verbal (animais). Geração de animais por 1 minuto.
- Desenho do relógio. Pede-se ao indivíduo que desenhe um relógio com os ponteiros marcando 2h45. A pontuação utilizada é a de Sunderland et al.,[16] com escores variando de 10 (melhor) a 1 (pior) (Quadro 5).

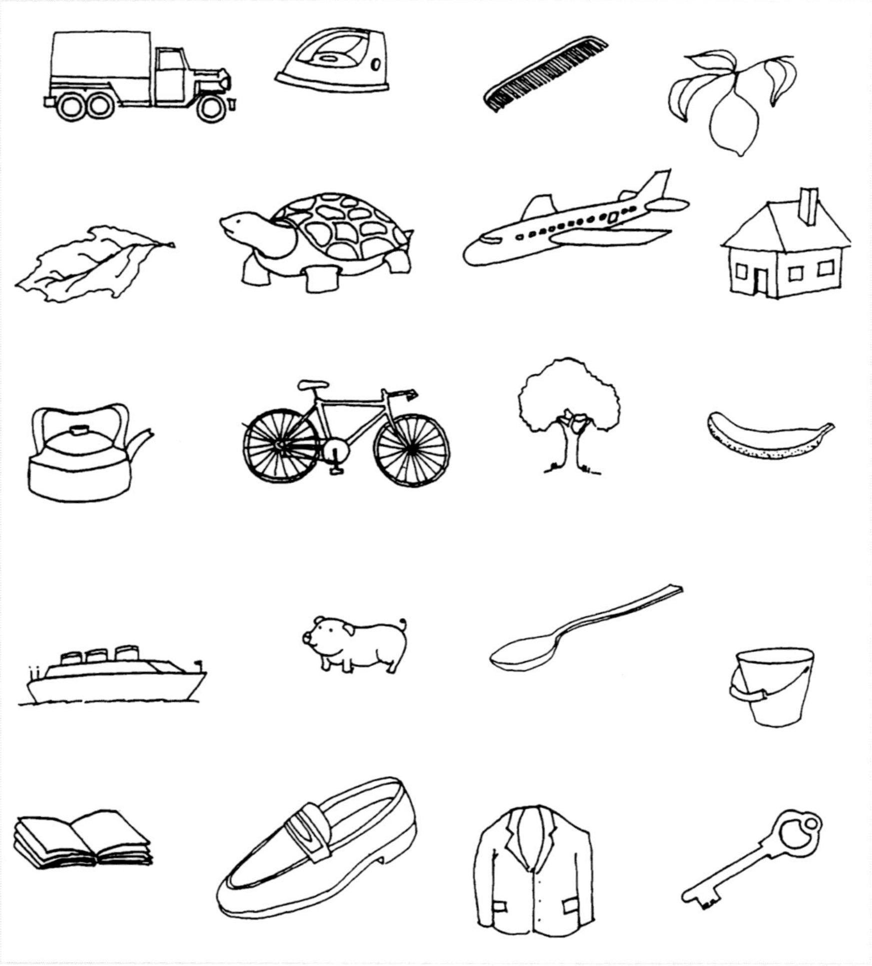

FIGURA 2 Estímulos para o reconhecimento do teste de memória de figuras da bateria breve de rastreio cognitivo.

- Memória de 5 minutos. Solicita-se ao examinando que se recorde das figuras previamente vistas. Escore máximo de 10 pontos.
- Reconhecimento. Nesta tarefa, uma folha é apresentada ao indivíduo, com estímulos já vistos, misturados a outras figuras não vistas anteriormente: caminhão, ferro de passar, limão, folha, chaleira, bicicleta, banana, navio, porco, casaco. O escore é a subtração entre os estímulos corretamente reconhecidos e os erroneamente reconhecidos.

QUADRO 4 Bateria breve de rastreio cognitivo

Mostre a folha contendo as 10 figuras e pergunte: "Que figuras são estas?".		
Percepção correta		✓=
Nomeação correta		✓=
Esconda as figuras e pergunte: "Que figuras eu acabei de lhe mostrar"?		
Memória incidental		✓=
Mostre as figuras novamente durante 30 segundos dizendo: "olhe bem e procure memorizar estas figuras" (Se houver déficit visual importante, peça que memorize as palavras que você vai dizer; diga os nomes dos objetos lentamente, um nome/segundo; fale a série toda duas vezes.)		
Memória imediata 1		✓=
Mostre as figuras novamente durante 30 segundos dizendo: "Olhe bem e procure memorizar estas figuras".		
Memória imediata 2		✓=
Interferência (desenho do relógio e fluência verbal semântica)		
"Que figuras eu lhe mostrei há 5 minutos?" Se necessário, reforce, dizendo figuras desenhadas numa folha de papel plastificada.		
Memória tardia (5 minutos)		✓= ✗ =
Mostre a folha contendo as 20 figuras e diga: "Aqui estão as figuras que eu lhe mostrei hoje e outras figuras novas; quero que você me diga quais você já tinha visto há alguns minutos".		
Reconhecimento		✓= ✗ =

A recordação diferida do TMF mostrou a melhor precisão para o diagnóstico de demência, com uma pontuação de corte de ≤ 5 em diferentes níveis educacionais.[5] Os demais testes também apresentam escores melhores dependendo da escolaridade e podem ser observados neste mesmo artigo.[5]

Miniexame do Estado Mental grave (MEEM-g)

Nos quadros cognitivos graves, em geral, com MEEM ≤ 10, pode-se acompanhar o paciente por meio de avaliação pelo MEEM grave. Não há um efeito solo tão rapidamente, portanto, pode-se acompanhar com maior acurácia a evolução do paciente.

O MEEM grave tem escore total de 30 pontos e avalia conhecimento autobiográfico, função visuoespacial, função executiva, tarefas simples de linguagem,

QUADRO 5 Desenho do relógio

Dê uma folha de papel em branco e diga: "Desenhe um relógio com todos os números". "Coloque ponteiros marcando 2h45".	
	10 – Hora certa
	9 – Leve distúrbio nos ponteiros
	8 – Distúrbio mais intenso nos ponteiros
	7 – Ponteiros completamente errados
	6 – Uso inapropriado (código digital ou círculos envolvendo números)
	5 – Números em ordem inversa ou concentrados em alguma parte do relógio
	4 – Números faltando ou situados fora dos limites do relógio
	3 – Números e relógio não mais conectados. Ausência de ponteiros
	2 – Alguma evidência de ter entendido as instruções, mas com vaga semelhança com um relógio
	1 – Não tentou ou não conseguiu representar um relógio
Fluência verbal semântica (animais)	
"Você deve falar todos os nomes de animais de que se lembrar, em 1 minuto. Qualquer tipo de bicho vale. Quanto mais você falar, melhor. Pode começar". (considere "boi" e "vaca" como dois animais, mas "gato" e "gata" como um só. Se disser "passarinho, canário e peixe", conte como dois – ou seja, a classe vale como nome se não houver outros nomes da mesma classe.) Anote o número de animais lembrados em 1 minuto.	
	Total =

Fonte: Sunderland et al.[16]

fluência verbal, animais e soletração (Quadro 6). É um teste interessante, pois requer somente lápis e papel, não exigindo materiais específicos. Os escores do MEEM grave e do MEEM correlacionam-se bem em pacientes que tiveram MEEM abaixo de 10 pontos, portanto pacientes graves, bem como com escalas funcionais.[17]

Outra forma de avaliar o paciente em fases mais graves são perguntas sobre dados autobiográficos, como local de nascimento, escola, nomes dos filhos, quantos irmãos teve, quando se casou, endereços.

Exame Cognitivo de Addenbrooke – versão revisada (*Addenbrooke's Cognitive Examination-Revised* – ACE-R) e Mini-ACE

A ACE-R é composta pelo MEEM e outros testes acoplados a ele, o que a torna mais ampla, com boas especificidade e sensibilidade. O escore total é de

QUADRO 6 MEEM grave*

Nome: (1 ponto se a resposta for próxima do correto; 3 pontos se a resposta for completamente correta)
Primeiro ____________
Último ____________

Data de nascimento: (1 ponto se qualquer elemento for correto; 2 pontos se a resposta for completamente correta) ____________

Repita as palavras: (1 ponto para cada palavra)
Pássaro ____________
Casa ____________
Sombrinha ____________

Siga as instruções: [1 ponto por atender o comando; 2 pontos por manter o comando (após 5 segundos) até que se ordene que pare]
Levante a mão ____________
Feche os olhos ____________

Nomeação de objetos simples: (1 ponto para cada objeto)
Caneta ____________
Relógio ____________
Sapato ____________

Desenho do círculo a partir de um comando: (1 ponto)
Círculo ____________

Cópia de um quadrado: (1 ponto)
Quadrado ____________

Escrever o nome: (1 ponto se a resposta for aproximada; 2 pontos se completamente correta)
Primeiro ____________
Último ____________

Fluência de animais: (número de animais em 1 minuto)
1-2 animais: 1 ponto
3-4 animais: 2 pontos
> 4 animais: 3 pontos

Soletre a palavra "BOI" (1 ponto para cada letra dita em ordem correta)
B =
O =
I =
Total máximo = ____/30 pontos.

* Utilize quando o escore no MEEM for igual ou menor que 10 pontos.
MEEM: Miniexame do Estado Mental.

100 pontos, divididos pelas subescalas dos seguintes domínios cognitivos: atenção/orientação (18 pontos), memória (26 pontos), fluência verbal (14 pontos), linguagem (26 pontos) e função visuoespacial (16 pontos). A adaptação para o nosso meio foi realizada por Carvalho e Caramelli.[18] Seu tempo médio de aplicação é ao redor de 15 minutos.

Um aspecto muito positivo para a escala é a avaliação de linguagem, com tarefas de repetição, nomeação e avaliação semântica, o que a torna útil para quando há suspeita de afasia primária progressiva. A ACE-R também foi estudada e demonstrou-se com boa acurácia na avaliação de demência na doença de Parkinson, em que o escore de corte de 72 pontos obteve 90% de sensibilidade e 85% de especificidade.[19]

No estudo com a inclusão de idosos de baixa escolaridade, inclusive analfabetos, com maior amostra de participantes, foi estabelecido um ponto de corte de 64 pontos (sensibilidade de 91%, especificidade de 76%) para diagnóstico de demência e de 69 pontos (sensibilidade de 73%, especificidade de 65%) para CCSD.[20] Os pontos de corte variaram de acordo com o nível educacional, conforme a Tabela 2.

TABELA 2 Escores da *Addenbrooke Cognitive Examination-Revised* (ACE-R) de acordo com diagnósticos e o nível educacional

Diagnóstico	AUC	ACE-R escores	Sensibilidade (%)	Especificidade (%)
Demência total	0,904	64	91	76
CCSD total	0,748	69	73	65
Demência Educação < 5 anos	0,869	55	85	76
CCSD Educação < 5 anos	0,720	65	76	60
Demência Educação ≥ 5 anos	0,937	63	86	97
CCSD Educação ≥ 5 anos	0,788	83	84	63

ACE-R: *Addenbrooke Cognitive Examination Revised*; AUC: área sobre a curva; CCSD: comprometimento cognitivo sem demência.
Fonte: adaptação de César et al.[20]

A ACE-R pode ser um teste viável em nosso meio, com níveis mais baixos de educação, desde que as normas ajustadas à educação sejam usadas como referência para desempenho.

Em 2015 foi elaborada a versão resumida do instrumento, denominada Mini-ACE. Trata-se de um teste mais breve, de 5 itens, com pontuação máxima de 30 pontos, apresentada em três versões: A, B e C. Inclui orientação temporal, aprendizado e evocação tardia de um nome e endereço, fluência verbal para animais e desenho do relógio.[21]

No Brasil, a M-ACE apresentou alta consistência interna (alfa de Cronbach > 0,8; IC 95% 0,7-0,8) e mostrou-se capaz de diferenciar o grupo DA dos demais participantes, com acurácia superior ao MEEM. O ponto de corte de 20 pontos foi o de maior sensibilidade e especificidade (95,6 e 90,16%, respectivamente) para diferenciar DA dos outros dois grupos, com área sob a curva considerada alta (ASC=0,8; IC 95% 0,7-0,9). A M-ACE apresentou forte correlação com MEEM e Questionário de Atividades Funcionais (QAF), mas não apresentou boa acurácia para diferenciar CCL do grupo controle. A duração média para aplicação foi ao redor de 5 minutos. Miranda et al.[22] apresenta as três versões com os nomes e endereços assim adaptados:

- A versão A conservou o nome e endereço da ACE-R: "Renato Moreira, Rua Bela Vista, 73, Santarém, Pará".
- A versão B: "Antônio Siqueira, Rua Porto Alegre, 53, Londrina, Paraná";
- A versão C: "Marcelo Silveira, Rua Porto Feliz, 83, Santana, Amapá".

Consortium to Establish a Registry for Alzheimer's Disease (CERAD)

A bateria do CERAD foi desenvolvida com o objetivo de estabelecer um teste padronizado para a avaliação clínica e neuropsicológica da DA.[23]

Em 2001, foram publicadas as sugestões para o uso do CERAD para idosos brasileiros.[6] Nesse trabalho, foram avaliados 85 idosos controles com idade média de 75,1 anos e escolaridade de 8 anos, comparados a 31 sujeitos com DA leve (idade média = 71,4 e escolaridade média = 9 anos) e a 12 sujeitos com DA moderada (idade média = 74,1 e escolaridade média = 9,3 anos). Essa bateria é composta pelos seguintes itens:

- Fluência verbal: categoria animais.
- Teste de nomeação de Boston reduzido: composto por 15 desenhos de baixa, média e alta dificuldade (árvore, cama, apito, flor, casa, canoa, escova de dentes, vulcão, máscara, camelo, gaita, pegador de gelo, rede, funil e dominó).
  - Miniexame do Estado Mental.

  - Lista de palavras: 10 palavras não relacionadas, lidas pelo próprio paciente (1 palavra a cada 2 segundos), em cartões individuais para cada palavra. Realiza-se a recordação imediata após cada leitura (3 vezes), com tempo máximo de 90 segundos. As palavras são: manteiga, carta, poste, motor, braço, rainha, bilhete, praia, cabana, erva.
- Praxia construtiva: apresentação de um desenho de cada vez para que o sujeito copie (círculo, losango, retângulos interseccionados e cubo – soma dos escores =11).
- Recordação da lista de palavras (10 pontos).
- Reconhecimento da lista (total = sim + não – 10).
- Recordação da praxia – os 4 desenhos são recordados espontaneamente (11 pontos).

Os escores de corte obtidos foram de:

- 11 animais na fluência verbal.
- Nomeação de 12 figuras no Teste de Boston.
- Fluência verbal: 11.
- 26 pontos no MEEM.
- 13 palavras na soma das três tentativas de aprendizado.
- 9 pontos na praxia construtiva.
- 3 palavras na recordação tardia.
- 7 palavras na tarefa de reconhecimento.
- 4 pontos na recordação da praxia.

Deve-se considerar que esses escores de corte são para pessoas idosas (a idade média dos controles e doentes era acima de 70 anos) e de escolaridade alta para a população idosa brasileira (média entre 8 e 9 anos).

Podemos observar que todos os testes mencionados sofrem influência da escolaridade. Alguns não foram suficientemente estudados em nosso meio, portanto, para minimizar os efeitos da escolaridade e alcançarmos maior acurácia diagnóstica, é interessante associarmos testes de avaliação funcional, seja com o próprio paciente ou com seu acompanhante.

Rastreio Cognitivo – 10 itens (10-item *Cognitive Screener* – 10-CS)

Este teste rápido de rastreio cognitivo oferece boa acurácia na detecção de comprometimento cognitivo com rapidez de aplicação. Foram avaliados 230 idosos com suspeita de comprometimento cognitivo, sendo submetidos a avaliação cognitiva extensa como padrão-ouro. Com base nesses testes foi composto o 10-CS, que obteve melhor acurácia em relação ao MEEM para detecção de comprometimento cognitivo não demência (AUC 0,85 *vs.* 0,77; p = 0,006) e demência (AUC 0,90 *vs.* 0,83; p = 0,002).[24] É rápido e fácil, permitindo um rastreio breve com uma classificação de suspeição diagnóstica (Quadro 7).

QUADRO 7 Teste rápido de rastreio cognitivo

Em que ano estamos? 0 1
Que mês é este? 0 1
Qual o dia de hoje? 0 1

Agora eu vou dizer o nome de 3 objetos. Espere até que eu diga todas as 3 palavras, então as repita. Lembre-se delas; perguntarei por elas em alguns minutos. Por favor, repita as palavras depois de mim:
CARRO-VASO-TIJOLO
(Podem ser repetidas por 3 vezes, se necessário; a repetição não é pontuada.)

Agora me diga todos os nomes de todos os animais de que você se lembra, o mais rápido possível. Darei um minuto para você lembrar o máximo que puder. Pronto?
0-5 : 0
6-8 : 1
9-11 : 2
12-14: 3
15 ou mais: 4

Quais foram os 3 objetos que eu pedi para você lembrar?
Carro 0 1 Vaso 0 1 Tijolo 0 1
Escore: ________

Correção para os efeitos de educação:
Sem educação formal: adicione 2 pontos
1-3 anos: adicione 1 ponto
Escore: corrigido: ________
Interpretação do escore corrigido do 10-CS
≥ 8: normal
6-7: comprometimento cognitivo possível
0-5: comprometimento cognitivo provável

QUANDO SOLICITAR A AVALIAÇÃO NEUROPSICOLÓGICA

Quando está bem indicada a avaliação neuropsicológica, uma vez que há pouca disponibilidade e é dispendiosa na maior parte das vezes? Devemos saber que essa avaliação varia entre profissionais: algumas englobam avaliações longas, de mais de uma sessão, outras são mais rápidas. O importante é que haja avaliação dos domínios cognitivos de mais de uma forma, para evitar falso-positivos ou falso-negativos. Devem ser avaliados pelo menos domínios de atenção, memória episódica imediata e tardia, memória semântica, linguagem, funções executivas e funções visuoconstrutivas. É sempre interessante termos a medida de quociente de inteligência, que se mantém estável em indivíduos com CCL e demência leve, portanto facilitando a resolução de dúvidas quanto ao nível prévio do indivíduo.

Pedimos a avaliação neuropsicológica quando há dúvidas quanto a nossa avaliação, quando a pessoa tem alta escolaridade e funcionalidade prévia de alta demanda, em que os testes mais breves podem se apresentar falso-negativos. Em casos de CCL, pede-se a avaliação em pesquisa e se há fácil disponibilidade.

Em conclusão, o processo diagnóstico de queixa ou perda cognitiva deve ser cuidadoso e envolve todas as etapas de uma boa anamnese com o paciente e seu acompanhante; avaliação clínica, neurológica e cognitiva; exames laboratoriais e de neuroimagem.

REFERÊNCIAS

1. Almeida OP, Almeida SA. Short versions of the Geriatric Depression Scale: a study of their validity for the diagnosis of a major depressive episode according to ICD-10 e DSM-IV. Int J Geriatr Psychiatry. 1999;14:858-66.
2. Paradela EMP, Lourenço RA, Veras RP. Validation of geriatric depression scale in a general outpatient clinic. Rev Saude Publica. 2005;39:918-23.
3. Brucki SMD. Depressão. In: Brucki SMD, Nitrini R, Poyares D (orgs.). Demência, depressão e sono: correlações complexas. São Paulo: Omnifarma; 2019.
4. Brucki SM, Nitrini R, Caramelli P, et al. Suggestions for utilization of the Mini-Mental State Examination in Brazil. Arq Neuropsiquiatr. 2003;61(3B):777-81.
5. Nitrini R, Brucki SMD, Yassuda MS, et al. The Figure Memory Test: diagnosis of memory impairment in populations with heterogeneous educational background. Dement Neuropsychol. 2021;15(2):173-85.
6. Bertolucci PHF, Okamoto IH, Brucki SMD, et al. Applicability of the Cerad neuropsychological battery to Brazilian elderly. Arq Neuropsiquiatr. 2001;59(3A):532-6.
7. César KG, Yassuda MS, Porto FHG, et al. MoCA Test: normative and diagnostic accuracy data for seniors with heterogeneous educational levels in Brazil. Arq Neuropsiquiatr. 2019;77(11):775-81.
8. Schilling LP, Balthazar MLF, Radanovic M, et al. Diagnóstico da doença de Alzheimer: recomendações do Departamento Científico de Neurologia Cognitiva e do Envelhecimento da Academia Brasileira de Neurologia. Dement Neuropsychol. 2022;16(Suppl 1):25-39.
9. Folstein MF, Folstein SE, Folstein, McHugh PR. "Mini-Mental State": a practical method for grading the cognitive state of patients for the clinician. J Psychiatr Res. 1975;12(3):189-98.
10. Larner AJ. Cognitive screening instruments: a practical approach. London: Springer-Verlag; 2013.
11. Bustamante E, Bottino C, Lopes M, et al. Instrumentos combinados na avaliação de demência em idosos: resultados preliminares. Arq Neuropsiquiatr. 2003;61:601-6.
12. Bottino CMC, Zevallos-Bustamante SE, Lopes MA, et al. Combined instruments for the screening of dementia in older people with low education. Arq Neuropsiquiatr. 2009;67:185-90.

13. Memória C, Yassuda MS, Nakano EY, Forlenza OV. Brief screening for mild cognitive impairment: validation of the Brazilian version of the Montreal Cognitive Assessment. Int J Geriatr Psychiatry. 2013;28:34-40.
14. Smid S, Studart-Neto A, César-Freitas KG, et al. Declínio cognitivo subjetivo, comprometimento cognitivo leve e demência: diagnóstico sindrômico. Recomendações do Departamento Científico de Neurologia Cognitiva e do Envelhecimento da Academia Brasileira de Neurologia. Dement Neuropsychol. 2022;16(3 Suppl 1):1-17.
15. Nitrini R, Lefèvre BH, Mathias SC, et al. Neuropsychological tests of simple application for diagnosing dementia. Arq Neuropsiquiatr. 1994;52(4):457-65.
16. Sunderland T, Hill JL, Mellow, et al. Clock drawing in Alzheimer's disease. A novel measure of dementia severity. J Am Geriatr Soc. 1989;37:725-29
17. Wajman JR, Oliveira FF, Schultz RR, et al. Educational bias in the assessment of severe dementia: Brazilian cutoffs for severe Mini-Mental State Examination. Arq Neuropsiquiatr. 2014;72:273-7.
18. Carvalho VA, Caramelli P. Brazilian adaptation of the Addenbrooke's Cognitive Examination-Revised (ACE-R). Dement Neuropsychol. 2007;2:212-6.
19. Rocha MS, Bassetti EM, Oliveira MO, et al. Addenbrooke's Cognitive Examination-Revised is accurate for detecting dementia in Parkinson's disease with low educational level. Dement Neuropsychol. 2014;8:20-5.
20. César KG, Yassuda MS, Porto FHG, et al. Addenbrooke's cognitive examination-revised: normative and accuracy data for seniors with heterogeneous educational level in Brazil. Int Psychogeriatr. 2017;29(8):1345-53.
21. Hsieh S, McGrory S, Leslie F, et al. The Mini-Addenbrooke's Cognitive Examination: a new assessment tool for dementia. Dement Geriatr Cogn Disord. 2015;39:1-11.
22. Miranda DC, Brucki SMD, Yassuda MS. The Mini-Addenbrooke's Cognitive Examination (M_ACE) as a brief cognitive screening instrument in mild cognitive impairment and mild Alzheimer's disease. Dement Neuropsychol. 2018;12(4):368-73.
23. Morris JC, Heyman A, Mohs RC, et al. The Consortium to Establish a Registry for Alzheimer's Disease (Cerad). Part I. Clinical and neuropsychological assessment of Alzheimer's disease. Neurology. 1989;39:1159-65.
24. Apolinário D, Lichtenthaler DG, Magaldi RM, et al. Using temporal orientation, category fluency, and word recall for detecting cognitive impairment: the 10-point cognitive screener (10-CS). Int J Geriatr Psychiatry. 2016;31:4-12.

8

Avaliação neuropsicológica da doença de Alzheimer inicial e prodrômica

Juliana Emy Yokomizo
Mônica Sanches Yassuda

PONTOS-CHAVE

- A avaliação neuropsicológica (ANP) busca elucidar o perfil cognitivo para fins de diagnóstico, e é composta por entrevista de anamnese, testagem cognitiva – que pode incluir o uso de testes e escalas preenchidas tanto pelo paciente quanto por informantes confiáveis – e entrevista de devolutiva.
- A testagem cognitiva é composta por instrumentos que avaliam domínios tais como memória, atenção, funções executivas, abstração, linguagem e funções visuoespaciais. Uma escala de avaliação global e escalas que investiguem habilidades do dia a dia também são recomendadas.
- O valor clínico dos resultados da ANP tem sido corroborado por estudos que correlacionam os escores em testes cognitivos com a presença de biomarcadores para a demência pela doença de Alzheimer (DA) em exames de neuroimagem e no líquido cefalorraquidiano (LCR).
- A entrevista de devolutiva dos resultados da ANP é uma etapa importante no entendimento das dificuldades enfrentadas pelo paciente e sua família, em especial no caso do diagnóstico de demência. Contribui para a consciência dos sintomas cognitivos e para o planejamento do tratamento, bem como para a organização da rotina.

- Como área em constante evolução, instrumentos cognitivos computadorizados de aplicação não supervisionada têm sido desenvolvidos, contribuindo para o desenvolvimento de formatos gradualmente mais representativos das demandas cognitivas atuais, em comparação aos testes tradicionais de papel e lápis.

INTRODUÇÃO

A avaliação neuropsicológica (ANP) é uma ferramenta que visa, dentre outros objetivos, ao auxílio diagnóstico. Nos quadros demenciais, é parte da investigação clínica recomendada pela 5ª edição do Manual Diagnóstico e Estatístico dos Transtornos Mentais (DSM-5).[1] A ANP é composta por entrevista de anamnese, testagem cognitiva – que pode incluir o uso de escalas preenchidas tanto pelo paciente quanto por informantes confiáveis – e entrevista devolutiva. Desse procedimento deriva um laudo neuropsicológico, que sintetiza e documenta os achados.

Os marcadores neuropsicológicos contribuem para a elucidação do perfil cognitivo do paciente, o que reforça o uso da ANP para o diagnóstico das demências e hipóteses etiológicas para o quadro. Além disso, estudos recentes também têm mostrado a correlação do desempenho de alguns instrumentos cognitivos com achados moleculares em exames de neuroimagem, como o PET-PiB em casos iniciais, como a deposição da proteína beta-amiloide (parâmetro importante para o diagnóstico da DA), mostrando a utilidade da ANP também em etapas prodrômicas da doença.

Adicionalmente, a ANP pode ajudar a programar o manejo clínico, visando preservar a qualidade de vida e otimizar as habilidades cognitivas do paciente em seu cotidiano. Seus resultados também podem fornecer subsídios para que o paciente e a família tomem decisões legais em relação ao futuro de seu tratamento e ao planejamento de aspectos financeiros e patrimoniais. Neste capítulo, buscamos fornecer um panorama atualizado sobre a ANP no contexto da DA inicial e prodrômica.

AVALIAÇÃO NEUROPSICOLÓGICA

A ANP é uma ciência aplicada que investiga e relaciona a expressão do comportamento às funções cerebrais. Desenvolveu-se especialmente a partir do século XIX, quando o comportamento passou a ser um fenômeno observável e mensurável, sendo fortalecida posteriormente pela necessidade de compreender o impacto das lesões cerebrais que ocorriam nos combates do século XX, como as grandes guerras mundiais. Enquanto sua aplicação se estendeu ao longo das décadas a contextos como ensaios clínicos e análise forense, a finalidade diagnóstica continua ocupando um lugar de destaque na utilização dessa prática.[2]

Geralmente a ANP tem múltiplos propósitos, podendo não apenas responder a uma dúvida diagnóstica como também explicitar necessidades do paciente que ainda não foram percebidas e ajudar a revelar problemas ligados ao trabalho ou às relações interpessoais. A ANP deve sempre levar em consideração a qualidade de vida, o estado emocional e o potencial para a reintegração social, quando for o caso.[2] Em casos de hipótese de DA, a ANP pode detectar prejuízos cognitivos sutis, possivelmente não identificados no rastreio cognitivo, identificar sintomas menos típicos e fornecer uma linha de base para um acompanhamento longitudinal. Outro uso relevante é fornecer uma medida objetiva da gravidade dos sintomas cognitivos, utilizando tais parâmetros para planejar os cuidados.[3]

A ANP inclui três etapas: anamnese, testagem e entrevista de devolutiva. Todas elas serão detalhadas adiante para os casos de DA.

Entrevista de anamnese

O exame geralmente começa com a coleta de dados relevantes de história clínica, por meio de uma entrevista realizada com o paciente e/ou com informantes de confiança. Os dados coletados incluem:

- Dados médicos (incluindo história familiar de demência e outras condições psiquiátricas/neurológicas, bem como medicações atuais).
- Dados de neurodesenvolvimento, nível de escolaridade e alcances profissionais (que servem também para otimizar a escolha dos testes, de forma customizada, para cada indivíduo).[3]

Nessa fase, é importante saber quando os sintomas cognitivos começaram, se abruptamente ou se gradualmente.

Outros aspectos também são questionados, tais como o contexto socioeconômico e cultural no qual a pessoa se desenvolveu, características mais marcantes da personalidade e como se delineia a rotina atual. Essas informações ajudam a compreender as expectativas do paciente e da família acerca de seu funcionamento cognitivo, estimar recursos emocionais de enfrentamento, bem como averiguar o nível atual de estimulação cognitiva e funcional.[4]

Durante a anamnese, algumas perguntas podem ajudar a delinear o histórico de alterações cognitivas e comportamentais. Elas podem ser dirigidas ao próprio paciente e/ou a um informante de confiança. Por exemplo, com relação à memória, pode-se incluir questões como "Você (o paciente) tem esquecido eventos e compromissos importantes?", ou "Você (o paciente) tem feito perguntas ou comentários repetidamente, sem ter consciência de já tê-los realizado?".

Para a linguagem, "Você (o paciente) tem sentido que precisa procurar mentalmente as palavras enquanto está conversando?", ou "Você (o paciente) tem tido dificuldades para entender uma palavra, ou uma conversa, sem que isso se explique por um problema auditivo?".[3]

Testagem cognitiva

A testagem consiste na administração de testes padronizados de atenção, memória, funções executivas, linguagem, habilidades visuoespaciais e outras medidas necessárias para a compreensão do caso, como cognição social ou personalidade.

A aplicação de uma bateria típica de testes dura ao redor de 3 a 5 horas, dependendo dos objetivos específicos. Por exemplo, a avaliação de um indivíduo cuja ocupação seja de alta responsabilidade e risco, e que esteja apresentando um prejuízo leve, poderá levar mais tempo.[3]

Costuma-se incluir na bateria de testes uma medida de cognição global, como o Miniexame do Estado Mental (MEEM), o *Montreal Cognitive Assessment* (MoCA) ou a *Addenbrooke Cognitive Examination* (ACE-R), aliada a instrumentos específicos às funções supracitadas, sendo sugerido o uso de dois testes para cada função.

Os instrumentos recomendados pelo mais recente consenso do Departamento Científico de Neurologia Cognitiva e Envelhecimento da Academia Brasileira de Neurologia sobre a DA, para uso na população brasileira (ver Schilling et al.[5] para referências específicas para cada teste), estão listados a seguir.

- Testes breves: Miniexame do Estado Mental (MEEM), *Montreal Cognitive Assessment* (MoCA), *Cognitive Abilities Screening Short Version* (CASI-S), Bateria Breve de Rastreio Cognitivo (BBRC).
- Baterias multifuncionais: *Addenbrooke Cognitive Examination* (ACE-R), *Cambridge Cognitive Examination* (CAMCOG), *Alzheimer's Disease Assessment Scale* (ADAS-COG), bateria do Consortium to Establish a Registry for Alzheimer's Disease (Cerad), *Mattis Dementia Rating Scale* (MDRS).
- Memória: *Rey Auditory Verbal Learning Test* (RAVLT), subteste Lista de Palavras da Cerad, evocação das figuras geométricas do subteste Praxia da Cerad, evocação da Figura Complexa de Rey.
- Linguagem: *Boston Naming Test.*

- Atenção e função executiva: fluência verbal (fonêmica e semântica), Teste de Dígitos (ordem direta e inversa), Teste do Desenho do Relógio, fluência verbal.
- Habilidades visuoespaciais e visuoconstrutivas: subteste da cópia de figura do MoCA ou da Cerad, Teste do Desenho do Relógio.
- Atividades instrumentais de vida diária: *Functional Activities Questionnaire* (FAQ), *Informant Questionnaire of Cognitive Decline in the Elderly* (IQCODE), *Direct Assessment of Functional Status-Revised* (DAFS-R), *Disability Assessment for Dementia* (DAD), *Alzheimer's Disease Quality of Life* (ADQL), *Bayer Activities of Daily Living* (B-ADL), *Dementia Screening Interview* (AD8).
- Atividades básicas de vida diária: Escala Katz, FAQ.
- Estadiamento de demência: *Clinical Dementia Rating* (CDR).

Outros instrumentos também são relevantes para a ANP de pacientes com transtornos neurocognitivos como a DA.[6] Dentre eles, citamos o teste de Memória Lógica da Escala Wechsler de Memória e o Teste de Trilhas A e B. No primeiro, são apresentadas duas histórias, com 25 ideias cada, uma de cada vez, e é solicitada a recordação imediata e após 30 minutos.[7] O fato de esse teste de memória episódica oferecer conteúdo semântico/contextual, ausente nas listas de palavras, torna-o uma tarefa mais semelhante às encontradas no cotidiano e a ser considerada na investigação para DA. Ele também é um dos instrumentos que apresentam maior sensibilidade para prever a conversão de CCL para DA.[8] Devemos destacar também a importância clínica do Teste de Recordação Seletiva Livre e Guiada (TRSLG – EI), em inglês *Free and Cued Selective Reminding Test*, que tem sido utilizado para documentar alterações na memória episódica na DA em fases iniciais, apresentando boas correlações com os biomarcadores para a doença.[9,10]

O Teste das Trilhas é utilizado globalmente desde o final da década de 1930 e avalia a capacidade adaptativa de sustentar, alternar e selecionar o foco atencional. Apesar de não ser indicado para aplicação em indivíduos analfabetos (uma vez que exige conhecimento de números e da ordem alfabética), é uma tarefa de simples aplicação, que fornece uma medida de velocidade de processamento e possui dados normativos em nossa população.[11]

Considerando as possíveis alterações iniciais nas funções executivas, como a flexibilidade mental e a memória operacional na DA,[12] tarefas como o Teste de Classificação de Cartas Wisconsin,[13] o Teste dos Cinco Dígitos[14] e o teste de Sequência de Números e Letras da Escala de Inteligência Wechsler para Adultos[15] podem gerar dados úteis.

Análise dos resultados

Os resultados obtidos nos testes são comparados com dados normativos obtidos em estudos anteriores, preferencialmente conduzidos no Brasil, levando em consideração a idade e o grau de escolaridade do paciente. Dessa maneira, o desempenho é quantificado, estimando-se o nível de funcionamento de cada domínio e o quanto ele está ou não coerente com o perfil estimado.[3]

Dados qualitativos extraídos dos instrumentos aplicados também são analisados. Nesse caso, analisam-se variáveis que não são contempladas nas medidas quantitativas do teste. Por exemplo, pessoas com CCL parecem ter um desempenho pior na segunda metade das tarefas de fluência verbal, mostrando uma redução na produção de palavras, em comparação com pessoas cognitivamente saudáveis.[16] Outro estudo, retrospectivo, verificou o desempenho de 29 pessoas idosas que converteram para DA em um período de 13 anos e encontrou 11 variáveis qualitativas que as discriminavam de um grupo controle de características sociodemográficas semelhantes. Entre as variáveis cognitivas que foram preditoras de demência estavam a presença de erros do tipo falso-positivo em tarefa de aprendizagem verbal, número elevado de erros ou de repetições em prova de fluência verbal e uma pior qualidade da reprodução visual do Teste de Memória de Figuras.[17]

Marcadores biológicos e cognitivos na doença de Alzheimer

Os resultados da ANP na DA devem ser analisados levando em consideração o quanto são compatíveis com um perfil típico da doença.

As alterações cerebrais da DA normalmente começam em regiões relevantes para a memória episódica (regiões hipocampais e estruturas adjacentes), o que explica a presença de déficits nessa habilidade desde as fases iniciais da doença.[12]

Déficits em orientação, memória espacial e funções perceptuais também são compatíveis com o curso neurodegenerativo da DA. Alterações precoces podem ocorrer em regiões do lobo temporal mesial anterior e áreas anteriores do hipocampo (envolvidas na representação alocêntrica, no mapeamento cognitivo e na aprendizagem espacial), evoluindo para regiões hipocampais posteriores, que subsidiam a memória espacial de longo prazo.[18]

Em nível molecular, as placas senis e os emaranhados neurofibrilares são entendidos como marcadores biológicos da DA e refletem, respectivamente, o depósito da proteína beta-amiloide no tecido cerebral e a fosforilação da proteína tau, dentro dos neurônios.[19]

O valor clínico dos achados da ANP também tem sido corroborado por estudos que correlacionam os escores em testes cognitivos com a presença de biomarcadores para a DA.

Um trabalho realizado em nossa população encontrou que pessoas com agregação de beta-amiloide (A+) apresentavam resultados significativamente piores em medidas de cognição global, memória verbal e memória visual em comparação com pessoas sem a agregação. Da mesma maneira, pessoas com A+ somada a neurodegeneração apresentavam escores cognitivos significativamente piores em medidas de memória visual, em comparação com as que não apresentavam nenhum ou apenas um dos dois marcadores.[20] Tais achados são semelhantes aos de uma metanálise, que encontrou prejuízo de memória significativamente maior nas pessoas de 50 anos ou mais com amiloidose e neurodegeneração em exame de imagem.[21] Esse estudo também encontrou que a cognição global é significativamente menor em pessoas com ao menos um dos marcadores positivos em comparação com indivíduos sem os marcadores positivos para DA.

Com relação às funções executivas, a tarefa de fluência verbal em modalidade categórica (animais), associada ou não à fluência verbal fonêmica (FAS-COWA), parece se correlacionar com níveis mais altos de proteína tau, indicando que pessoas com esse marcador podem apresentar pior desempenho nesse teste, mesmo sem apresentar ainda caracterização clínica de DA.[16]

Entrevista de devolutiva

Os achados da ANP são descritos em um laudo clínico, que é fornecido ao paciente e a sua rede de suporte, geralmente em uma consulta de devolutiva. Esse é o momento em que o neuropsicólogo explora os resultados e os transpõe à experiência diária da pessoa, buscando relacionar os achados cognitivos com possíveis impactos na vida diária e o significado em termos de possíveis diagnósticos clínicos.[3] Além de encaminhar os resultados da ANP ao médico solicitante, o profissional deverá também fazer contato para discutir os resultados e planejar os próximos passos.

Nos casos das demências, muito se discute sobre a revelação do diagnóstico ao paciente. É bastante comum que o clínico tenha receio de afetar negativamente o paciente, do ponto de vista psicológico, abalar a relação médico-paciente e não considerar útil a revelação, uma vez que existem poucos recursos terapêuticos para as demências. Outros consideram que o paciente com comprometimento cognitivo significativo não entenderia o diagnóstico, gerando sofrimentos desnecessários.[22]

Por outro lado, especialmente nos casos em que o paciente está com a compreensão preservada, privá-lo das informações sobre sua doença interfere em sua autonomia para decidir como enfrentar a evolução do quadro, preparar e planejar o futuro, resolver assuntos pessoais e de família e participar da discussão sobre as diretivas antecipadas de vontade. Além disso, sabe-se que a reação do paciente é influenciada por seu estilo de enfrentamento, sua experiência anterior com a doença e pela maneira como recebe a revelação – ou seja, conhecer essas variáveis pode ajudar a planejar a revelação diagnóstica de maneira mais customizada às necessidades do paciente e da família.[23]

Via de regra, é importante otimizar a comunicação, utilizando uma linguagem clara e acessível. É importante enfatizar as habilidades preservadas, informar que a evolução da doença é um *continuum* geralmente lento, que possibilita a manutenção de uma boa qualidade de vida, e abordar a existência dos tratamentos farmacológicos e não farmacológicos disponíveis.[24] A devolutiva de resultados da ANP pode ser uma etapa importante no entendimento das dificuldades geradas pela doença e na gradual consciência dos sintomas cognitivos, tanto por parte do paciente quanto da família.

MARCADORES COGNITIVOS PARA ALTERAÇÕES SUTIS QUE PODEM ESTAR PRESENTES EM ESTÁGIOS PRODRÔMICOS DA DOENÇA DE ALZHEIMER

A neuropsicologia é um campo em constante evolução. Com os avanços gerados pelos exames de neuroimagem molecular e no líquido cefalorraquidiano, que podem indicar a presença dos marcadores biológicos para a DA anos antes do diagnóstico clínico, tornou-se relevante identificar marcadores cognitivos que se correlacionem a tais marcadores e que captem alterações cognitivas sutis em estágios prodrômicos da doença. Pesquisadores têm investigado as contribuições do *Short-Term Memory Binding Test* (STMBT) para identificar mudanças sutis na habilidade de integrar informações de cor e forma. Estudos sugerem que baixo desempenho nessa tarefa pode indicar precocemente a presença da DA (ver Cecchini et al.[25] para uma revisão). A tarefa parece ser pouco influenciada por idade e escolaridade, e um baixo desempenho nela pode estar associado a resultado positivo para beta-amiloide.[26]

É importante destacar também que, nos últimos anos, a neuropsicologia está passando por uma revolução digital, e os testes cognitivos computadorizados têm se tornado mais populares. Esses testes podem economizar tempo e recursos humanos valiosos, pois as pontuações são geradas instantaneamente. Mais importante ainda, os testes computadorizados baseados na *web* agora permitem avaliações cognitivas remotas não supervisionadas. Como as atividades humanas estão cada vez mais dependentes de computadores ou celulares, os testes computadorizados podem ser mais representativos das demandas cognitivas atuais do que os testes tradicionais de papel e lápis.

Nos últimos anos, pesquisadores da Universidade de Harvard desenvolveram o *Boston Remote Assessment for Neurocognitive Health* (Branch).[27] Consiste em uma bateria cognitiva baseada na *web* projetada para ser realizada em um dispositivo eletrônico pessoal (*smartphones* ou *tablets*). As tarefas foram idealizadas para desafiar as funções cognitivas de idosos com cognição aparentemente normal e com comprometimento cognitivo leve (CCL). Mais importante ainda, o Branch usa uma interface intuitiva que facilita o teste sem supervisão do profissional, e os estímulos são relevantes para a vida cotidiana, como rostos, mantimentos e placas de rua. Em seu formato atual, inclui 4 provas – Categorias, Face-Nome-Ocupação, Compras de Mercado e Sinais. Papp et al.[27] demonstraram que a bateria tem aplicabilidade adequada entre participantes clinicamente normais e com CCL, pois dificuldades técnicas e dados inválidos foram pouco frequentes. Os testes da bateria Branch tiveram boa confiabilidade teste-reteste e validade convergente adequada, pois os escores foram significativamente correlacionados com as medidas neuropsicológicas tradicionais aplicadas presencialmente na clínica. Mais importante ainda, pontuações mais baixas na bateria se associaram com idade mais avançada e maior presença de beta-amiloide e tau no córtex entorrinal.

CONSIDERAÇÕES FINAIS

A ANP, no contexto da DA inicial e prodrômica, permanece como uma valiosa estratégia de apoio diagnóstico, pois oferece o perfil cognitivo do paciente, que deve ser associado aos demais exames clínicos e à anamnese. Os resultados da ANP podem apoiar ou refutar hipóteses diagnósticas e ajudar no diagnóstico diferencial entre as demências. O perfil gerado pela ANP também poderá contribuir com o manejo clínico do caso. Finalmente, novos paradigmas cognitivos têm sido desenvolvidos para a identificação precoce de trajetórias cognitivas que não são compatíveis com o envelhecimento saudável.

REFERÊNCIAS

1. American Psychological Association (APA). Manual Diagnóstico Estatístico dos Transtornos Mentais. 5.ed. Porto Alegre: Artmed; 2013.
2. Lezak MD, Howieson DB, Bigler ED, Tranel D. Neuropsychological assessment. 5.ed. New York: Oxford; 2012.
3. Weintraub S. Neuropsychological assessment in dementia diagnosis. Continuum: Lifelong Learning in Neurology. 2022;28(3):781-99.
4. Yokomizo JE, Siqueira ASS. Avaliação neuropsicológica nos transtornos mentais do idoso. In: Aprahamian e eds. assoc. Psiquiatria geriátrica. Rio de Janeiro: Grupo Editorial Nacional; 2019.

5. Schilling LP, Balthazar MLF, Radanovic M, et al. Diagnosis of Alzheimer's disease: recommendations of the Scientific Department of Cognitive Neurology and Aging of the Brazilian Academy of Neurology. Dement. Neuropsychol. 2022;16(3 Suppl 1):25-39.
6. Chaves ML, Godinho CC, Porto CS, et al. Cognitive, functional and behavioral assessment: Alzheimer's disease. Dementia & Neuropsychologia. 2011;5(3).
7. Bolognani SAP, Miranda MC, Martins M, et al. Development of alternative versions of the Logical Memory subtest of the WMS-R for use in Brazil. Dementia & Neuropsychologia. 2015;9,136-48.
8. Belleville S, Fouquet C, Hudon C, et al. Consortium for the Early Identification of Alzheimer's Disease-Quebec. Neuropsychological measures that predict progression from mild cognitive impairment to Alzheimer's type dementia in older adults: a systematic review and meta-analysis. Neuropsychology Review. 2017;27:328-53.
9. Zibetti MR, Pereira AH, Lehnen AJ, et al. Evidence of clinical, criterion, and convergent validity of the Brazilian version of the picture Free and Cued Selective Reminding Test with Immediate Recall (pFCSRT-IR). Psychology & Neuroscience. 2019;12(2):169:79.
10. Grober E, Lipton RB, Sperling RA, et al. Associations of stages of objective memory impairment with amyloid PET and structural MRI: the A4 study. Neurology. 2022;98(13):e1327-e1336.
11. Campanholo KR, Romão MA, Machado MDAR, et al. Performance of an adult Brazilian sample on the Trail Making Test and Stroop Test. Dementia & Neuropsychologia. 2014;8:26-31.
12. Weintraub S, Wicklund AH, Salmon DP. The neuropsychological profile of Alzheimer disease. Cold Spring Harb Perspect Med. 2012;2:a006171.
13. Heaton RK, Chelune GJ, Talley JL, et al. Manual do Teste Wisconsin de Classificação de Cartas. São Paulo: Casa do Psicólogo; 2005.
14. Sedó M (org). Teste dos Cinco Dígitos. In: Paula JJ, Malloy-Diniz LF, adapt. bras. São Paulo: Hogrefe-Cetepp; 2015.
15. Wechsler D (org.). Escala Wechsler de Inteligência para Adultos – 3ª edição (WAIS-III). In: Nascimento E, adapt. bras. São Paulo: Casa do Psicólogo; 2005.
16. Mirandez RM, Aprahamian I, Talib LL, et al. Multiple category verbal fluency in mild cognitive impairment and correlation with CSF biomarkers for Alzheimer's disease. International Psychogeriatrics. 2017;29(6):949-58.
17. Schmid NS, Taylor KI, Foldi NS, et al. Neuropsychological signs of Alzheimer's disease 8 years prior to diagnosis. Journal of Alzheimer's Disease. 2013;34(2):537-46.
18. Lithfous S, Dufour A, Despres O. Spatial navigation in normal aging and the prodromal stage of Alzheimer's disease: insights from imaging and behavioral studies, Ageing Res Rev. 2013;12:201-13.
19. Jack Jr CR, Bennett DA, Blennow K, et al. NIA-AA research framework: toward a biological definition of Alzheimer's disease. Alzheimer's & Dementia. 2018;14(4):535-62.
20. Squarzoni P, Faria DDP, Yassuda MS, et al. Relationship between PET-assessed amyloid burden and visual and verbal episodic memory performance in elderly subjects. Journal of Alzheimer's Disease. 2020;78(1):229-44.
21. Duke Han S, Nguyen CP, Stricker NH, Nation DA. Detectable neuropsychological differences in early preclinical Alzheimer's disease: a meta-analysis. Neuropsychology Review. 2017;27(4):305-25.
22. Van den Dungen P, van Kuijk L, van Marwijk H, et al. Preferences regarding disclosure of a diagnosis of dementia: a systematic review. Int Psychogeriatr. 2014;26(10):1603-18.
23. Gouveia-Paulino F, Giberti GM, Passarelli M, et al. Revelação diagnóstica em demência: dos desafios da decisão à busca de benefícios. Psicol Rev. 2016;25(2):289-315.
24. Fuentes RP, Prato JA. Truth telling of Alzheimer's disease diagnosis. Rev Med Chil. 2012;140(6):811-7.
25. Cecchini MA, Parra MA, Brazzelli M, et al. Short-term memory conjunctive binding in Alzheimer's disease: a systematic review and meta-analysis. Neuropsychology. 2022.

26. Cecchini MA, Yassuda MS, Squarzoni P, et al. Deficits in short-term memory binding are detectable in individuals with brain amyloid deposition in the absence of overt neurodegeneration in the Alzheimer's disease continuum. Brain Cogn. 2021;152:105749.
27. Papp KV, Samaroo A, Chou HC, et al. Unsupervised mobile cognitive testing for use in preclinical Alzheimer's disease. Alzheimers Dement (Amst). 2021;13(1):e12243.

9

Avaliação funcional e estadiamento do paciente com demência

Sonia Maria Dozzi Brucki
Ivan Aprahamian

> **PONTOS-CHAVE**
>
> - A avaliação funcional dos indivíduos com comprometimento cognitivo é fundamental. Para tal, são apresentadas várias escalas neste capítulo.
> - O estadiamento da demência permite uma condução mais precisa do caso, adequando as necessidades da díade paciente-familiar e sua relação ao profissional assistente.

INTRODUÇÃO

A avaliação funcional é fundamental para o diagnóstico e a caracterização do indivíduo que chega ao atendimento com queixas cognitivas. Habitualmente utilizamos algumas escalas que facilitam a homogeneidade da avaliação entre múltiplos profissionais.

Quando o paciente será avaliado pelo mesmo profissional ao longo do tempo, por exemplo, na clínica privada, é possível que o mesmo padrão seja utilizado, com o mesmo tipo de questionamento adaptado a cada paciente. O profissional poderá adaptar perguntas direcionadas à funcionalidade prévia e atual de uma pessoa de ciências exatas e outro tipo de perguntas para avaliação de um trabalhador manual. Essa adaptação permite que a particularização da perda de funcionalidade instrumental seja mais bem avaliada caso a caso, por exemplo, a pessoa conseguia trabalhar com planilhas de economia e atualmente tem dificuldades, ou construía paredes e atualmente não consegue dimensionar a quantidade de material exigida para tal tarefa.

A funcionalidade é fundamental para fazer o diagnóstico diferencial de declínio cognitivo subjetivo, comprometimento cognitivo leve e demência. No primeiro, teremos a queixa de declínio com escores nas avaliações cognitivas dentro do esperado para a idade e a escolaridade; no segundo, teremos alterações de escores na avaliação cognitiva, porém a funcionalidade estará normal ou próxima do normal, e na demência há a perda da funcionalidade.

Portanto, o diagnóstico de demência exige a presença de comprometimento funcional nas atividades de vida diária, que podem ser divididas em atividades básicas e instrumentais. Existem várias escalas para avaliação funcional, em geral respondidas pelo acompanhante; há também escalas de avaliação funcional direta com o paciente, porém são menos utilizadas, pela exigência de materiais mais específicos ou mesmo a exigência de observação do paciente durante suas atividades.

As escalas funcionais podem ser divididas em atividades instrumentais e básicas de vida diária. As atividades básicas estão comprometidas em fases mais avançadas da demência, podendo ser utilizado o Índice de Katz. As atividades instrumentais já são afetadas nas fases iniciais e permitem fazer o diagnóstico de demência, se houver comprometimento delas, podendo ser utilizada a Escala de Lawton e Brody.

Após um tempo variável, o comprometimento cognitivo leve evolui para a fase denominada leve da demência, na qual o indivíduo tem comprometimento funcional claro, mas ainda é independente para a maioria das atividades da vida diária. Nessa fase, o doente tem condições de realizar a maioria das atividades instrumentais da vida cotidiana, como dirigir automóvel, usar o telefone, o cartão de crédito, cuidar de sua medicação, manter-se razoavelmente atualizado com relação aos fatos e eventos da vida em sociedade, mas já as faz com alguma dificuldade e pode ser capaz de vida independente, com algum risco.

Na fase seguinte, denominada fase moderada de demência, o doente tem necessidade de ajuda para muitas atividades, sendo apenas parcialmente independente. Ainda é capaz de realizar a maioria das atividades básicas da vida diária, como alimentar-se, tomar banho e vestir-se sozinho, mas precisa de ajuda para quase todas as atividades instrumentais (como pegar o telefone e ligar para alguém, utilizar o cartão do banco ou o controle remoto da TV).

Na fase denominada grave, o doente é dependente para a maioria das atividades básicas da vida diária, sendo incapaz de vida independente. Nas etapas iniciais da fase grave de demência, ainda é capaz de se locomover, de manter contato verbal, de alimentar-se normalmente, mas, com o avanço da doença, há comprometimento progressivo dessas atividades, culminando em um doente incapaz de deambular, restrito ao leito, com disfagia, fala muito restrita e ausência de controle esfincteriano.

O diagnóstico e as avaliações cognitivas e funcionais adequadas a nossa população podem ser vistos também nos artigos das recomendações realizadas pelo Departamento Científico de Neurologia Cognitiva e do Envelhecimento da Academia Brasileira de Neurologia para diagnóstico e tratamento das várias demências junto a pesquisadores de várias áreas das neurociências.

Entre as escalas normatizadas para o Brasil, temos como recomendações de uso:

- Questionário de Atividades Funcionais (QAF).
- Questionário de Mudanças Cognitivas (QMC8).
- *Informant Questionnaire on Cognitive Decline in the Elderly* (IQCode).
- Escala de Deterioração Global (GDS).
- Escala FAST (*Functional Assessment Staging*).
- Índice de Katz.
- Escala de Atividades Instrumentais de Vida Diária (Lawton e Brody).
- Escala de Avaliação da Incapacidade em Demência (DAD-BR).
- Escala Bayer – Atividades de Vida Diária.
- Escala de Lawton – Atividades Instrumentais de Vida Diária.

A seguir discutiremos algumas delas com maiores detalhes.

QUESTIONÁRIO DE ATIVIDADES FUNCIONAIS (QAF)

O Questionário de Atividades Funcionais (QAF) deve ser aplicado a um acompanhante que tenha contato com o paciente. Escores de 5 pontos ou mais são indicativos de prejuízo funcional compatível com demência. Deve-se levar em consideração o grau de comprometimento real se o indivíduo tiver alterações visuais, ortopédicas ou reumatológicas que possam influenciar na funcionalidade, tentando estabelecer o déficit relacionado à cognição.[1-3]

É um questionário simples, de fácil compreensão e de rápida aplicação (em média 7 minutos), cuja pontuação varia de 0 a 30. Pontuações superiores a 4 são indicativas de comprometimento funcional; além disso, não é influenciado pela idade e escolaridade.

O QAF aumenta o poder de acurácia diagnóstica quando em associação aos testes cognitivos breves e em conjunto com o Miniexame do Estado Mental (MEEM), mesmo entre indivíduos de baixa escolaridade e analfabetos, em que às vezes o diagnóstico de comprometimento cognitivo pode ser mais difícil.

QUESTIONÁRIO DE ATIVIDADES FUNCIONAIS (PFEFFER)

1. Ele (ela) manuseia seu próprio dinheiro?

0 = Normal	0 = Nunca fez, mas poderia fazê-lo agora
1 = Faz, com dificuldade	1 = Nunca fez e agora teria dificuldade
2 = Necessita de ajuda	
3 = Não é capaz	

2. Ele (ela) é capaz de comprar roupas, comida, coisas para casa sozinho(a)?

0 = Normal	0 = Nunca fez, mas poderia fazê-lo agora
1 = Faz, com dificuldade	1 = Nunca fez e agora teria dificuldade
2 = Necessita de ajuda	
3 = Não é capaz	

3. Ele (ela) é capaz de esquentar a água para o café e apagar o fogo?

0 = Normal	0 = Nunca fez, mas poderia fazê-lo agora
1 = Faz, com dificuldade	1 = Nunca fez e agora teria dificuldade
2 = Necessita de ajuda	
3 = Não é capaz	

4. Ele (ela) é capaz de preparar uma comida?

0 = Normal	0 = Nunca fez, mas poderia fazê-lo agora
1 = Faz, com dificuldade	1 = Nunca fez e agora teria dificuldade
2 = Necessita de ajuda	
3 = Não é capaz	

5. Ele (ela) é capaz de manter-se em dia com as atualidades, com os acontecimentos da comunidade ou da vizinhança?

0 = Normal	0 = Nunca fez, mas poderia fazê-lo agora
1 = Faz, com dificuldade	1 = Nunca fez e agora teria dificuldade
2 = Necessita de ajuda	
3 = Não é capaz	

6. Ele (ela) é capaz de prestar atenção, entender e discutir um programa de rádio ou televisão, um jornal ou uma revista?

0 = Normal	0 = Nunca fez, mas poderia fazê-lo agora
1 = Faz, com dificuldade	1 = Nunca fez e agora teria dificuldade
2 = Necessita de ajuda	
3 = Não é capaz	

7. Ele (ela) é capaz de lembrar-se de compromissos, acontecimentos familiares, feriados?

0 = Normal	0 = Nunca fez, mas poderia fazê-lo agora
1 = Faz, com dificuldade	1 = Nunca fez e agora teria dificuldade
2 = Necessita de ajuda	
3 = Não é capaz	

8. Ele (ela) é capaz de manusear seus próprios remédios?

0 = Normal	0 = Nunca fez, mas poderia fazê-lo agora
1 = Faz, com dificuldade	1 = Nunca fez e agora teria dificuldade
2 = Necessita de ajuda	
3 = Não é capaz	

9. Ele (ela) é capaz de passear pela vizinhança e encontrar o caminho de volta para casa?

0 = Normal	0 = Nunca fez, mas poderia fazê-lo agora
1 = Faz, com dificuldade	1 = Nunca fez e agora teria dificuldade
2 = Necessita de ajuda	
3 = Não é capaz	

10. Ele (ela) pode ser deixado(a) em casa sozinho(a) de forma segura?

0 = Normal	0 = Nunca fez, mas poderia fazê-lo agora
1 = Faz, com dificuldade	1 = Nunca fez e agora teria dificuldade
2 = Necessita de ajuda	
3 = Não é capaz	

Total: ____________________

QUESTIONÁRIO DE MUDANÇAS COGNITIVAS (QMC8)

O Questionário de Mudanças Cognitivas (QMC8) foi desenvolvido especificamente para nosso meio (Quadro 1). Foi baseado no Questionário AD8, e as questões, inicialmente em número de 30, foram escolhidas com base em outros questionários. Questões específicas para nossa população foram escolhidas e elaboradas por especialistas em demência. A partir do questionário inicial foram escolhidas as questões de melhor acurácia para o diagnóstico de comprometimento cognitivo leve e demência.

É preenchido por acompanhante que conviva com o paciente, ou o próprio avaliador pode fazer de forma rápida esses questionamentos ao cuidador; as respostas são objetivas, do tipo sim ou não. No estudo de normatização desse questionário pudemos observar acurácia na suspeita diagnóstica de comprometimento cognitivo leve e demência, conforme a Tabela 1.

TABELA 1 Escores de corte sugeridos e curácia

Grupos	Área sob a curva (AUC)	Escores de corte	Sensibilidade	Especificidade
Controles × CC	0,968	≥ 2	88,9%	90,3%
Controles × demência	0,999	≥ 4	97,5%	100%
Controles × CCL	0,938	≥ 2	78%	93,9%

CC: comprometimento cognitivo; CCL: comprometimento cognitivo leve.
Fonte: elaboração dos autores.

QUADRO 1 Questionário de Mudanças Cognitivas (QMC8)

Lembre-se: "Sim, uma mudança" indica que você pensa ter havido mudança (alteração) nos últimos anos causada por problemas cognitivos (pensamento e memória).			
	Sim, uma mudança (alteração)	Não, nenhuma mudança (alteração)	N/A (não se aplica, não disponível, não sei)
Dificuldade para aprender a usar um instrumento, eletrodoméstico ou aparelhos eletrônicos em geral (computador, micro-ondas, controle remoto, rádio)			
Esquece o mês e o ano corretos			
Dificuldade para usar o telefone para fazer ligações			
Dificuldade para usar carro, ônibus, táxi ou barco sozinho			

(continua)

QUADRO 1 Questionário de Mudanças Cognitivas (QMC8) (*continuação*)

Lembre-se: "Sim, uma mudança" indica que você pensa ter havido mudança (alteração) nos últimos anos causada por problemas cognitivos (pensamento e memória).			
	Sim, uma mudança (alteração)	Não, nenhuma mudança (alteração)	N/A (não se aplica, não disponível, não sei)
Dificuldade para tomar remédios sem supervisão			
Dificuldade para se manter atualizado sobre os fatos importantes da comunidade ou do país			
Dificuldade para expressar opiniões próprias sobre assuntos de família			
Dificuldade para sair para uma caminhada sozinho e voltar para casa sem se perder			
Total			

INFORMANT QUESTIONNAIRE ON COGNITIVE DECLINE IN THE ELDERLY (IQCODE)

O IQCode (*Informant Questionnaire on Cognitive Decline in the Elderly*) é um instrumento interessante para avaliação de mudança cognitiva ao longo do tempo (Quadro 2).[4,5] É aplicado ao acompanhante. Uma desvantagem é a de que o acompanhante deve conhecer o indivíduo sob avaliação por pelo menos 10 anos, a fim de poder fazer a análise comparativa. Seu uso associado ao MEEM aumenta muito a acurácia diagnóstica.

"Agora, nós queremos que você se lembre como o seu amigo ou familiar estava há 10 anos e compare com o estado em que ele está agora. Veja a seguir situações em que essa pessoa usa sua memória ou inteligência. Nós queremos que você indique se essas situações melhoraram, permaneceram do mesmo jeito ou pioraram nos últimos 10 anos. Observe a importância de comparar a *performance* presente com a de 10 anos atrás. Então, se há 10 anos essa pessoa sempre esquecia onde guardava as coisas, e ainda esquece, então isso seria considerado 'não muito alterado'. Por favor, indique as alterações que você observou, marcando com um X na resposta apropriada."

QUADRO 2 *Informant Questionnaire on Cognitive Decline in the Elderly* (IQCode)

Comparada com 10 anos atrás, como está a pessoa nas seguintes situações:	Muito melhor (0)	Um pouco melhor (1)	Não muito alterado (2)	Um pouco pior (3)	Muito pior (4)
1. Lembrar-se de coisas sobre a família e amigos, por exemplo, ocupações, aniversários, endereços.					
2. Lembrar-se de coisas que aconteceram recentemente.					
3. Lembrar-se do que conversou nos últimos dias.					
4. Lembrar-se de seu endereço e telefone.					
5. Lembrar-se do dia e mês correntes.					
6. Lembrar-se de onde as coisas são guardadas usualmente.					
7. Lembrar-se de onde foram guardadas coisas que foram colocadas em locais diferentes do usual.					
8. Saber como os aparelhos da casa funcionam.					
9. Aprender a usar novos aparelhos da casa.					
10. Aprender coisas novas em geral.					
11. Acompanhar uma história em um livro ou na televisão.					
12. Tomar decisões em problemas do dia a dia.					
13. Manusear dinheiro para as compras.					
14. Lidar com problemas financeiros, por exemplo, pensão, coisas de banco.					
15. Lidar com outros problemas matemáticos do dia a dia, por exemplo, saber quanta comida comprar, saber quanto tempo transcorreu entre as visitas de familiares e amigos.					
16. Usar sua inteligência para entender qual o sentido das coisas.					
Some todos os valores encontrados nas colunas e divida por 16.					

Fonte: Jorm e Jacomb;[4] Sanchez e Lawrence.[5]

ESCALA DE DETERIORAÇÃO GLOBAL (GDS)

Uma escala simples que permite graduar a gravidade e a progressão da deficiência durante o acompanhamento é a Escala de Deterioração Global (*Global Deterioration Scale* – GDS) (Quadro 3). Essa escala possui 7 estágios globais, da normalidade ao comprometimento grave; estágio 6 representa grave e estágio 7 representa demência muito grave. Ela dá ideia de gravidade e evolução das habilidades durante o curso da doença (GDS – *Global Deterioration Scale*).[6]

QUADRO 3 Escala de Deterioração Global (*Global Deterioration Scale* – GDS)

Estágio 1: sem comprometimento (função normal). Não há qualquer problema de memória, sem evidências de demência.
Estágio 2: declínio muito leve. Pode haver mudanças relacionadas ao envelhecimento ou sinais precoces da DA. Alguns lapsos de memória, esquecimento de objetos do dia a dia. Nenhum sinal de demência pode ser identificado durante um exame médico ou por familiares.
Estágio 3: declínio leve. O estágio leve de DA pode ser identificado em algumas pessoas. Amigos, familiares ou colegas de trabalho podem notar algumas dificuldades. Na avaliação, podem ser observadas alterações de memória, concentração, dificuldades na realização de tarefas em ambientes sociais ou de trabalho; dificuldades para encontrar nomes ou palavras; esquecimento rápido de material recentemente aprendido; perda de objetos ou colocação em lugares errados; aumento da dificuldade em planejamento ou organização. Duração em média de 7 anos.
Estágio 4: declínio moderado (estágio leve da DA). Entrevista médica: sintomas claros em várias áreas: esquecimento para fatos recentes, perda na capacidade de operações matemáticas mentais (100 – 7; 93 – 7, 86 – 7 etc.); maior dificuldade na realização de tarefas complexas, como pagamento de contas, gerenciamento das finanças; esquecimento de alguns fatos da história pessoal; isolamento social. Duração: 2 anos.
Estágio 5: declínio moderadamente grave (estágio moderado da DA). Lacunas na memória e pensamento, necessidade de maior auxílio em tarefas cotidianas diárias; dificuldade na recordação do próprio endereço ou onde estudou, dificuldade na orientação temporal (dia, mês) e espacial. Dificuldades maiores em operações aritméticas mais simples. Necessidade de auxílio para escolha de roupas apropriadas para a estação e ocasião; auxílio para cozinhar; recorda-se de detalhes significativos de si próprio ou de sua família; não requer assistência para alimentação ou uso do banheiro.
Estágio 6: declínio grave (fase moderadamente grave da DA). A memória continua a piorar, alterações de personalidade podem ocorrer e o paciente necessita de maior auxílio em suas atividades diárias. Pode ocorrer perda de consciência de eventos recentes e dos arredores; lembra-se do próprio nome, mas tem dificuldades com sua própria história; distingue faces, porém pode ter dificuldades com o nome do cônjuge ou cuidador. Necessita de auxílio para vestir-se. Alterações do sono podem ser piores. Necessita de auxílio para o uso do banheiro (p. ex., dar a descarga). Dificuldade crescente de controle urinário ou fecal. Alterações maiores de personalidade e comportamento; podem ocorrer delírios, compulsões. Pode ter deambulação sem propósito ou se perder. Duração: 2,5 anos.

(continua)

QUADRO 3 Escala de Deterioração Global (*Global Deterioration Scale* – GDS) (*continuação*)

Estágio 7: declínio muito grave (DA grave ou estágio tardio da DA). Neste estágio, os indivíduos perdem a habilidade de resposta ao meio ambiente, para manter uma conversação e o controle motor. Necessitam de ajuda para a maior parte dos cuidados pessoais diários (alimentação e uso do banheiro). Podem perder a capacidade de sorrir ou de se sentar sem apoio; rigidez muscular; comprometimento da deglutição. Duração: 2,5 anos.

DA: doença de Alzheimer.
Fonte: Reisberg et al.[6]

ESTÁGIO DE AVALIAÇÃO FUNCIONAL (*FUNCTIONAL ASSESSMENT STAGING – FAST*)[7]

De forma mais simplificada, a escala Estágio de Avaliação Funcional (*Functional Assessment Staging* – FAST) avalia o declínio do normal (estágio 1) para o estágio grave (estágio 7); o último é subdividido em 7 situações (A a G) (Quadro 4). Essas duas escalas são melhores para identificação dos estágios moderado e grave, sendo a fase grave mais detalhadamente dividida nesta escala. O paciente pode ter sintomas de mais de um estágio. Pode-se considerar o que está na maior gravidade.

QUADRO 4 Estágio de Avaliação Funcional (*Functional Assessment Staging* – FAST)

Estágio (*FAST*)	Características	Diagnóstico clínico
1	Sem perda de funções	Adulto normal
2	Dificuldade subjetiva para encontrar palavras ou lembrar-se de onde se encontram objetos	Idoso normal
3	Dificuldades observadas em atividades profissionais complexas (esquecer compromissos, queda do rendimento profissional, perder-se ao ir a locais menos conhecidos)	Compatível com DA incipiente
4	Dificuldades em tarefas cotidianas complexas (p. ex., cuidar das finanças, planejar um jantar ou preparar uma refeição mais elaborada, fazer compras)	DA leve
5	Requer auxílio na escolha do traje adequado	DA moderada
6A	Requer auxílio para vestir-se	DA moderada a grave

(continua)

QUADRO 4 Estágio de Avaliação Funcional (*Functional Assessment Staging* – FAST) (*continuação*)

Estágio (*FAST*)	Características	Diagnóstico clínico
B	Requer auxílio para tomar banho adequadamente	
C	Requer auxílio com as atividades mecânicas da toalete (p. ex., dar a descarga, enxugar-se)	
D	Incontinência urinária	
E	Incontinência fecal	
7A	Fala restrita a cerca de meia dúzia de palavras por dia	DA grave
B	Vocabulário inteligível limitado a uma única palavra por dia	
C	Perda da capacidade de andar	
D	Perda da capacidade de sentar-se na cama	
E	Perda da capacidade de sorrir	
F	Perda da capacidade de manter a cabeça ereta	

DA: doença de Alzheimer.
Fonte: Reisberg.[7]

ÍNDICE DE KATZ – ESCALA DE ATIVIDADES BÁSICAS DA VIDA DIÁRIA

Na demência avançada, observamos prejuízo nas atividades diárias básicas. A escala de Katz é muito utilizada para medir o desempenho nas seguintes atividades: tomar banho, vestir-se, ir ao banheiro, transferir-se, continência e alimentação, caracterizando demência grave (Quadro 5). É uma escala de opções objetivas, sim ou não. Quanto maior o escore, melhor o nível de atividades básicas que o indivíduo é capaz de realizar. Considera-se independente nas atividades básicas da vida diária quando o escore é de 6, dependência moderada com escore de 4 e muito dependente quando o escore é de 2 ou menos.

QUADRO 5 Índice de Katz

Atividade	Independência	Sim	Não
Banho	Não recebe assistência ou somente recebe em uma parte do corpo	( )	( )
Vestir-se	Escolhe as roupas e se veste sem nenhuma ajuda, exceto para calçar sapatos	( )	( )

(*continua*)

QUADRO 5 Índice de Katz (*continuação*)

Atividade	Independência	Sim	Não
Higiene pessoal	Vai ao banheiro, usa-o, veste-se e retorna sem nenhuma assistência (pode usar bengala ou andador como apoio e usar comadre/urinol à noite)	( )	( )
Transferência	Consegue deitar e levantar de uma cama ou sentar e levantar de uma cadeira sem ajuda (pode usar bengala ou andador)	( )	( )
Continência	Tem autocontrole do intestino e da bexiga ("sem acidentes ocasionais")	( )	( )
Alimentação	Alimenta-se sem ajuda, exceto para cortar carne ou passar manteiga no pão	( )	( )

ESCALA DE ATIVIDADES INSTRUMENTAIS DE VIDA DIÁRIA (LAWTON E BRODY)

Este teste avalia a capacidade funcional do idoso na realização dos seguintes domínios: uso do telefone; viagens; realização de compras; preparo das refeições; trabalho doméstico; uso de medicamentos; e manuseio do dinheiro. Cada domínio é avaliado quanto à necessidade de auxílio para sua realização adequada, com pontuações de: (1) dependente; (2) dependente parcial; e (3) independente. A pontuação total varia de 7 a 21 pontos. Quanto menor o valor, maior o grau de dependência (Quadro 6).[8]

A publicação original de Lawton e Brody[9] faz uma diferenciação na aplicação da avaliação entre homens e mulheres. A escala feminina contava com 9 domínios: os 7 supracitados e avaliação da capacidade de arrumar a casa, e de lavar/passar roupas, sem prejuízo estatístico na validação do teste.

QUADRO 6 Escala de Atividades Instrumentais de Vida Diária (Lawton e Brody)

Atividade	Sem ajuda (3 pontos)	Com ajuda parcial (2 pontos)	Incapaz (3 pontos)
Consegue usar o telefone?			
Consegue ir a locais distantes sem necessidade de planejamento?			
Consegue fazer compras?			
Consegue preparar refeições?			

(continua)

QUADRO 6 Escala de Atividades Instrumentais de Vida Diária (Lawton e Brody) (*continuação*)

Atividade	Sem ajuda (3 pontos)	Com ajuda parcial (2 pontos)	Incapaz (3 pontos)
Consegue fazer pequenos trabalhos domésticos?			
Consegue cuidar das finanças?			
Consegue tomar os seus remédios na dose e hora certas?			
TOTAL:			

ESCALA DE AVALIAÇÃO DA INCAPACIDADE EM DEMÊNCIA (DAD-BR)

A DAD (*Disability Assessment for Dementia*) é uma escala de avaliação das atividades básicas e instrumentais de vida diária desenvolvida para aplicação com pessoas com comprometimento cognitivo. A versão original de Gélinas e Gauthier[10] passou por adaptação transcultural por Carthery-Goulart et al.,[11] validada por Bahia et al.,[12] e conta com 40 itens avaliados quanto a iniciativa, planejamento e desempenho. Sua aplicação é realizada com o cuidador e tem duração de 15 a 20 minutos. Existe uma versão ampliada da escala (DADL-BR) que abrange mais ocupações.[13] A pontuação da versão tradicional (DAD-BR) é obtida pela soma das pontuações "sim" divididas por 40 (total de itens avaliados) menos o número de respostas "N/D" (não pode ou nunca fez) multiplicado por 100. A pontuação total é 100%, e quanto maior a pontuação do paciente, melhor o desempenho ocupacional.

Orientação geral para o entrevistado

Faremos ao senhor/senhora algumas perguntas sobre as atividades que seu familiar fez nas últimas duas semanas. Suas respostas para estas perguntas poderão ser: "sim", "não", "não pôde fazer" ou "nunca fez".

O senhor/senhora vai responder "sim" quando o seu familiar tiver feito ou tiver tentado fazer alguma das atividades nas duas últimas semanas, sem ajuda e sem ser lembrado por alguém.

O senhor/senhora vai responder "não" quando o seu familiar não tiver feito ou não tiver tentado fazer esta atividade porque não consegue mais fazer isso sem ajuda ou sem ser lembrado por alguém.

O senhor/senhora vai responder "não pôde fazer" quando o seu familiar não tiver feito ou não tiver tentado fazer uma atividade porque ele não teve a oportunidade nestas duas últimas semanas.

O senhor/senhora vai responder "nunca fez" quando o seu familiar não tiver feito ou não tiver tentado fazer uma atividade porque ele nunca fez isso.

As perguntas serão sempre sobre o que ele realmente/efetivamente fez nestas duas últimas semanas e não sobre o que ele é capaz de fazer ou seria capaz de fazer.

Preste atenção nas perguntas e procure responder exatamente o que está sendo perguntado. Muitas vezes vamos perguntar se seu familiar **tentou** fazer algo. Outras vezes vamos perguntar se ele **conseguiu se organizar e planejar** alguma atividade. Outras perguntas serão para saber se ele **conseguiu ou não completar** a tarefa. Por exemplo, se perguntarmos se ele tentou mudar um canal de TV, a resposta será "sim" se ele tentou usar o controle ou apertar os botões da TV, conseguindo ou não mudar o canal. Só o fato de tentar conta nesta pergunta. Se perguntarmos se ele mudou o canal, aí sim queremos saber se ele conseguiu fazer isso ou não. Preste bastante atenção e se tiver dúvidas pergunte.

Orientação para o avaliador

Fazer as perguntas conforme estão no questionário evitando adaptações. Para as questões que tiverem um asterisco (*), utilizar os exemplos sugeridos. As palavras "tentou" e "decidiu" podem ser substituídas por "teve a iniciativa de". Sempre que necessário, repita as orientações gerais.

QUADRO 7 Escala DAD-BR

Durante as últimas duas semanas, o paciente sem ajuda ou sem ser lembrado...	Iniciativa			Planejamento e organização			Realização efetiva		
	Não	Sim	N/D	Não	Sim	N/D	Não	Sim	N/D
1 – Higiene									
a. Tentou lavar-se sozinho ou tomar banho.									
b. Tentou escovar os dentes ou cuidar de sua dentadura.									
c. Decidiu cuidar de seu próprio cabelo (lavar e pentear).									

(continua)

QUADRO 7 Escala DAD-BR (*continuação*)

Durante as últimas duas semanas, o paciente sem ajuda ou sem ser lembrado...	Iniciativa			Planejamento e organização			Realização efetiva		
	Não	Sim	N/D	Não	Sim	N/D	Não	Sim	N/D
d. Preparou a água, as toalhas e o sabonete para se lavar ou tomar um banho.* (* Ligou/abriu o chuveiro; colocou a água em uma temperatura agradável, levou sua toalha ao banheiro.)									
e. Lavou e secou completamente todas as partes de seu corpo com segurança.* (* Sem problemas.)									
f. Escovou seus dentes ou cuidou de sua dentadura adequadamente.									
g. Cuidou de seu cabelo. (Lavou e penteou.)									
2 – Vestir-se									
a. Tentou vestir-se.									
b. Escolheu roupas certas (roupas adequadas para a ocasião, roupas limpas, roupas adequadas ao tempo, roupas com cores que combinam).									
c. Vestiu-se sozinho na ordem certa (roupas de baixo, saia/calça, sapatos).									
d. Vestiu-se completamente.									
e. Tirou toda a roupa.									
3 – Continência									
a. Decidiu usar o banheiro nos momentos certos.									
b. Usou o banheiro sem problemas.									

(continua)

QUADRO 7 Escala DAD-BR (*continuação*)

Durante as últimas duas semanas, o paciente sem ajuda ou sem ser lembrado...	Iniciativa			Planejamento e organização			Realização efetiva		
	Não	Sim	N/D	Não	Sim	N/D	Não	Sim	N/D
4 – Alimentar-se									
a. Decidiu que precisava comer.* (* Quando estava com fome, pediu alguma coisa para comer ou foi pegar sozinho.)									
b. Escolheu os talheres e os temperos* certos ao comer. (* Escolheu corretamente se deveria usar um garfo, uma faca ou uma colher dependendo do alimento, escolheu os temperos certos, por exemplo, açúcar para o suco/café; sal para a salada.)									
c. Comeu sua refeição em um ritmo* normal e com boas maneiras. (* Em tempo normal, nem rápido nem lento demais.)									
5 – Preparação da refeição									
a. Tentou preparar uma refeição ou um lanche para si mesmo.									
b. Planejou adequadamente uma refeição leve ou um lanche (escolheu/separou os ingredientes/utensílios* para cozinhar). (* Utensílios = objetos, coisas.)									
c. Preparou ou cozinhou uma refeição leve ou um lanche com segurança.* (* Sem problemas, sem derrubar nada, sem acidentes.)									

(continua)

QUADRO 7 Escala DAD-BR (*continuação*)

Durante as últimas duas semanas, o paciente sem ajuda ou sem ser lembrado...	Iniciativa			Planejamento e organização			Realização efetiva		
	Não	Sim	N/D	Não	Sim	N/D	Não	Sim	N/D
6 – Uso do telefone									
a. Tentou telefonar para alguém em um momento adequado.									
b. Achou e discou um número de telefone corretamente.									
c. Conversou adequadamente ao telefone.									
d. Anotou* e comunicou um recado telefônico de forma exata.** (* Somente para pacientes alfabetizados.) (** Correta.)									
7 – Atividade fora de casa									
a. Decidiu sair (andar, fazer uma visita, comprar) em um momento adequado.									
b. Organizou adequadamente sua saída em relação a transporte, chaves, destino, tempo, dinheiro necessário, lista de compras.* (* Pensou no transporte, destino e tempo; levou as chaves e dinheiro necessário, preparou ou levou lista de compras.)									
c. Saiu e encontrou um destino familiar sem se perder.									
d. Utilizou de forma segura* o meio de transporte adequado (carro, ônibus, táxi). (* Sem perder-se ou ter problemas no trajeto ou para pagar.)									
e. Retornou da loja com os itens apropriados. (* Com as compras certas.)									

(*continua*)

QUADRO 7 Escala DAD-BR (*continuação*)

Durante as últimas duas semanas, o paciente sem ajuda ou sem ser lembrado...	Iniciativa			Planejamento e organização			Realização efetiva		
	Não	Sim	N/D	Não	Sim	N/D	Não	Sim	N/D
8 – Finanças e correspondências									
a. Mostrou interesse em assuntos pessoais, por exemplo, finanças e correspondência.									
b. Organizou suas finanças* para pagar suas contas (cheques, extrato bancário,** contas). (* Seu dinheiro.) (** Papéis de banco.)									
c. Organizou adequadamente sua correspondência em relação a papéis, endereço, selos. (* Quando seu familiar escreveu uma carta, foi capaz de colocá-la em um envelope e preencher esse envelope corretamente para enviá-la?)									
d. Lidou adequadamente com seu dinheiro (fez troco).									
9 – Medicações									
a. Decidiu tomar suas medicações no momento correto.									
b. Utilizou suas medicações como prescrito (de acordo com a dosagem certa).									

(continua)

QUADRO 7 Escala DAD-BR (*continuação*)

Durante as últimas duas semanas, o paciente sem ajuda ou sem ser lembrado...	Iniciativa			Planejamento e organização			Realização efetiva		
	Não	Sim	N/D	Não	Sim	N/D	Não	Sim	N/D
10 – Lazer e tarefas de casa									
a. Demonstrou interesse em atividades de lazer.* (* Coisas que gosta de fazer ou que gostava de fazer antes de ficar doente, dentro ou fora de casa.)									
b. Mostrou-se interessado em tarefas domésticas que costumava fazer no passado (exemplos: cozinhar, arrumar a casa, fazer pequenos consertos, pintura).									
c. Planejou e organizou adequadamente as tarefas domésticas que costumava fazer no passado.* (* Pegou, separou os objetos/as coisas necessárias para cozinhar, fazer um conserto.)									
d. Completou* adequadamente as tarefas domésticas que costumava realizar no passado. (* Conseguiu fazer.)									
e. Ficou em casa sozinho seguramente* quando necessário. (* Sem problemas.)									

I. Totais	**Por favor, marque o total de Sim, Não e N/D na Página de Avaliação para Escore na Ficha Clínica.**
Número total de respostas "Sim"	
Número total de respostas "Não"	
Número total de respostas "N/D"	

N/D: não pode ou nunca fez.

REFERÊNCIAS

1. Pfeffer RI, Kurosaki TT, Harrah CH Jr., et al. Measurement of functional activities in older adults in the community. J Gerontol. 1982;37(3):323-9.
2. Assis LO, Paula JJ, Assis MG, et al. Psychometric properties of the Brazilian version of Pfeffer's Functional Activities Questionnaire. Front Aging Neurosci. 2014;6:255.
3. Sanchez MADS, Correa PCR, Lourenço RA. Cross-cultural adaptation of the "Functional Activities Questionnaire – FAQ" for use in Brazil. Dement Neuropsychol. 2011;5(4):322-7.
4. Jorm AF, Jacomb PA. The Informant Questionnaire on Cognitive Decline in the Elderly (IQCode): socio-demographic correlates, reliability, validity, and some norms. Psychol Med. 1989;19(4): 1015-22.
5. Sanchez MA, Lawrence RA. Informant Questionnaire on Cognitive Decline in the Elderly (IQCode): adaptação transcultural para uso no Brasil. Cad Saude Publica. 2009;25(7):1455-65.
6. Reisberg B, Ferris SH, de Leon MJ, Crook T. The global deterioration scale for assessment of primary degenerative dementia. Am J Psychiatry. 1982;139:1136-9.
7. Reisberg B. Functional assessment staging (Fast). Psychopharmacology Bulletin. 1988; 4:653-9.
8. Santos RL, Virtuoso JS. Confiabilidade da versão brasileira da escala de atividades instrumentais da vida diária. Rev Bras Promo Saúde. 2008;21(4):290-6.
9. Lawton MP, Brody EM. Assessment of older people: self-maintaining and instrumental activities of daily living. The Gerontologist. 1969;9(3 Part 1):179-86.
10. Gélinas I, Gauthier L. Disability assessment for dementia (DAD) user's guide; 1994. Disponível em: https://dementiaresearch.org.au/wp-content/uploads/2016/06/DAD_Manual.pdf. Acesso em: 17 jul. 2023.
11. Carthery-Goulart MT, Areza-Fegyveres R, Schultz RS, et al. Adaptação transcultural da Escala de Avaliação de Incapacidade de Demência (Disability Assessment For Dementia – DAD). Arq Neuropsiquiatr. 2007;65:916-9
12. Bahia VS, Carthery-Goulart MT, Novelli MM, et al. Functional disability in Alzheimer disease: a validation study of the Brazilian version of disability assessment for dementia (DAD-Br). Alzheimer Dis Assoc Disord. 2010;24:291-5.
13. Canon MBF, Almeida MHM, Novelli MMPC. Escala de Avaliação de Incapacidade na demência – versão longa (DADL-BR). Cad Ter Ocup UFSCar. 2016;24(2):323-34.

10

Exames complementares de imagem para apoio ao diagnóstico

Artur Martins Coutinho
Mateus Rozalem Aranha

PONTOS-CHAVE

- Dentro do contexto do sistema AT(N), que divide os biomarcadores do processo patológico em peptídeo beta-amiloide (A), proteína tau intracelular (T) e biomarcadores de neurodegeneração (N), a neuroimagem multimodal exerce papel central na pesquisa desses biomarcadores da doença de Alzheimer (DA) de maneira não invasiva.
- Radiotraçadores amiloide e tau fornecem dados sobre a presença de placas de peptídeo beta-amiloide e de emaranhados de proteína tau fosforilada, enquanto o traçador [18F] FDG, a ressonância magnética e a tomografia computadorizada fornecem dados sobre neurodegeneração.
- O uso cada vez mais integrado das diferentes modalidades de imagem estrutural, metabólica e molecular na avaliação de DA é uma necessidade imediata.

INTRODUÇÃO

A neuroimagem multimodalidade (ou multimodal) exerce um papel central na investigação clínica do paciente com suspeita de doenças neurodegenerativas. Sua importância se deve à capacidade de excluir causas não neurodegenerativas para os sintomas apresentados pelo paciente, de identificar padrões típicos de imagem que sugiram uma doença neurodegenerativa em particular, de fornecer biomarcadores que reflitam precocemente os processos patológicos cerebrais e de detectar a coexistência de patologias que podem ou não estar relacionadas entre si (p. ex., angiopatia cerebral amiloide [ACC] e doença de Alzheimer [DA]).

Neste capítulo adotamos o conceito de neuroimagem multimodalidade, que combina os exames de neuroimagem estrutural (ressonância magnética – RM – e tomografia computadorizada – TC) com métodos "funcionais", habitual e artificialmente divididos entre a medicina nuclear/imagem molecular e a radiologia (particularmente técnicas de RM), por compreender que apenas a completa integração desses métodos é capaz de oferecer o melhor benefício ao paciente na investigação das doenças neurodegenerativas.

Os métodos de imagem disponíveis (Figura 1)

Os métodos tradicionais (ou estruturais) de radiologia são a TC e a RM. A TC utiliza raios X para obter imagens tridimensionais, traduzindo valores de atenuação aos raios X em tonalidades de escala de cinza para formar a imagem. Apesar de apresentar boa resolução anatômica, a imagem cerebral por TC apresenta pouco contraste entre as substâncias branca e cinzenta, sendo, em geral, menos adequada que a RM para análise do parênquima encefálico. As vantagens da TC em relação à RM são os menores custo e tempo de aquisição (o exame é feito em minutos) e a capacidade de detectar calcificações de forma mais acurada.

Na RM, as imagens são adquiridas por meio da emissão de pulsos de radiofrequência com o intuito de excitar o próton dos átomos de hidrogênio presente nos tecidos. Quando esses prótons retornam a seu estado original, emitem sinais eletromagnéticos que são captados pelo aparelho de RM e transformados em imagem. A RM é um exame multimodal por natureza e dispõe de sequências estruturais ideais para avaliação do córtex da substância branca, de estruturas cerebrais profundas e de vias liquóricas (T1, T2 e *fluid-attenuated inversion recovery* – Flair). Além disso, permite analisar sequências funcionais que se baseiam na capacidade de difusão de moléculas de água nos tecidos (p. ex., útil para investigação de lesões isquêmicas e avaliação estrutural de fibras de substância branca), no nível de oxigenação do sangue que irriga o cérebro (sequência Bold, utilizada na RM funcional) e na concentração de metabólitos no parênquima cerebral (espectroscopia de prótons). Exames de RM são mais caros, mais demorados e menos disponíveis que exames de TC.

Os métodos de imagem molecular são basicamente dois: a cintilografia convencional, adquirida em gama-câmaras de forma tridimensional (tomografia por emissão de fóton único – SPECT) e os exames de tomografia por emissão de pósitrons (PET). Em medicina nuclear, a fonte radioativa é o próprio paciente, que recebe injeções intravenosas de radiotraçadores (ou radiofármacos), as

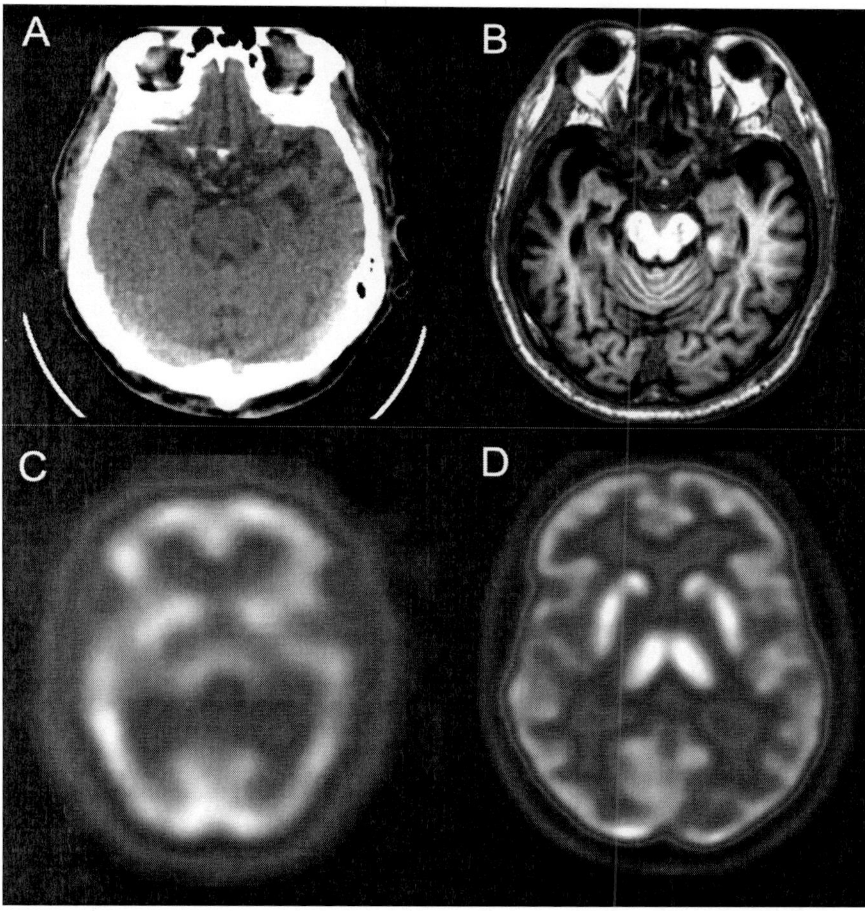

FIGURA 1 Comparação entre os métodos de imagem mais usados na avaliação do sistema nervoso central. A: TC com redução volumétrica dos lobos temporais; B: RM ponderada em T1 demonstrando atrofia temporal e paciente com degeneração lobar frontotemporal; C: imagem de SPECT de perfusão cerebral normal; D: imagem de PET-FDG normal. Note o maior contraste entre as estruturas, a superior avaliação anatômica da RM em relação à TC na avaliação estrutural e a maior resolução da PET em relação à SPECT entre os métodos de medicina nuclear. (ver figura colorida na plataforma virtual do livro; mais informações na página XXI)

PET: tomografia por emissão de prótons; PET-FDG: [18F]fluorodeoxiglicose; RM: ressonância magnética; SPECT: tomografia por emissão de fóton único; TC: tomografia computadorizada.

Fonte: acervo dos autores.

quais consistem em moléculas que mimetizam uma função fisiológica ligadas a uma substância radioativa (em geral tecnécio-99m, flúor-18 ou carbono-11).

Os métodos de medicina nuclear são extremamente sensíveis e podem avaliar funções fisiológicas (imagem funcional) ou identificar moléculas ou proteínas anômalas (imagem molecular) em órgãos e tecidos. Exames PET são em geral superiores e têm sempre maior resolução espacial que o SPECT. Para suprir a falta de resolução espacial do PET e SPECT, esses exames são realizados atualmente em aparelhos híbridos multimodais SPECT/CT, PET/CT e, mais recentemente, PET/RM. Praticamente a totalidade das máquinas PET modernas tem a configuração PET/CT. O acoplamento dos aparelhos de PET e RM (PET/RM) é o método ideal, porém mais caro, para diagnóstico por imagem em neuropsiquiatria.

Os exames tendem a durar entre 10 minutos (PET mais modernos na rotina clínica) e meia hora (a maioria dos exames SPECT). Os exames de TC demoram apenas alguns minutos para serem realizados, e os protocolos de RM podem durar entre 20 e 30 minutos (protocolos simplificados) até aproximadamente 1 hora (protocolos mais complexos).

Delineação do capítulo

Ao longo do texto serão abordados:

- O papel dos métodos de neuroimagem como biomarcadores refletindo os processos fisiopatológicos/estadiamento da DA.
- O uso da neuroimagem multimodal na avaliação dos subtipos da DA, na identificação de outras doenças neurodegenerativas e nos processos patológicos que ocorrem concomitantemente à DA.
- O uso desses métodos na prática clínica.

Em cada subitem serão abordados tanto métodos estabelecidos clinicamente quanto perspectivas futuras.

ESTADIAMENTO AT(N) E USO DA NEUROIMAGEM

Em 2018, a publicação do trabalho *NIA-AA Research Framework: toward a biological definition of Alzheimer's disease*[1] mudou a definição da DA para investigação em pesquisa, que deixou de ser baseada em uma síndrome clínica e passou a ser biológica, caracterizada pelo conjunto de biomarcadores que refletem *in vivo* as alterações patológicas cerebrais características da doença. Esse trabalho consolidou propostas prévias de um sistema de classificação da DA baseado em biomarcadores fluidos e de imagem, conhecido como sistema AT(N).

O sistema AT(N) divide os biomarcadores de acordo com o processo patológico por eles identificado. Dessa forma, temos os biomarcadores que refletem a deposição de placas extracelulares de peptídeo beta-amiloide (A), os que refletem a deposição de agregados de proteína tau intracelular (T) e os que refletem a neurodegeneração (N) resultante da interação entre a deposição de proteínas anômalas no parênquima cerebral e mecanismos inflamatórios (Quadro 1). É importante destacar que nesse sistema os biomarcadores A e T refletem, de fato, a patologia da DA, enquanto os biomarcadores (N) são considerados marcadores de estadiamento, a princípio menos específicos e, portanto, destacados entre parênteses (ressalvas demonstradas a seguir).

A classificação AT(N) é direcionada para pesquisa, mas acabou se estendendo à prática clínica. Portanto, a extrapolação de seus conceitos para a prática exige cautela e não deve ignorar o conjunto de sinais e sintomas de cada paciente, assim como os critérios clínicos estabelecidos em consensos e *guidelines* para o diagnóstico da DA.[2] Como será discutido a seguir, os diversos exames de imagem atuam como biomarcadores, e alguns métodos de imagem começam a integrar os critérios diagnósticos para o diagnóstico da DA na prática clínica.

A classificação AT(N) é flexível quanto à disponibilidade dos biomarcadores. Indivíduos sem biomarcadores tau, por exemplo, poderiam ser classificados apenas como A(N). Em outros casos, comuns na prática clínica, um indivíduo apenas com biomarcador (N) pode ser classificado como N+, com padrão sugestivo de DA à PET-FDG (N+ DA).

QUADRO 1 Biomarcadores de acordo com o sistema AT(N) e seus correspondentes em neuroimagem

Biomarcadores AT(N)	
A	**Agregados de proteína beta-amiloide (A-beta)**
	▪ PET amiloide. ▪ A-beta$_{42}$ ou A-beta$_{42/40}$ no LCR.
T	**Agregados intracelulares de proteína tau fosforilada**
	▪ PET-tau. ▪ Tau fosforilada (p-tau) no LCR.
(N)	**Neurodegeneração**
	▪ PET-FDG. ▪ RM estrutural e funcional. ▪ Tau total (tTau) no LCR.

LCR: líquido cefalorraquidiano; PET: tomografia por emissão de prótons; PET-FDG: [18F] fluorodeoxiglicose; RM: ressonância magnética.
Fonte: adaptação de Jack Jr et al.[1]

Dentro do contexto AT(N), a neuroimagem multimodal exerce papel central na pesquisa de biomarcadores de maneira não invasiva. Por meio de exames de PET com traçadores amiloide (PET amiloide) 3 tau (PET tau), é possível detectar a deposição cerebral de placas de peptídeo A-beta e emaranhados intracelulares de proteína tau fosforilada. Exames de PET com avaliação do metabolismo de glicose ([18F]fluorodeoxiglicose, ou PET-FDG), SPECT de perfusão cerebral e de RM (e também de TC, com algumas limitações) podem identificar sinais de neurodegeneração. Uma revisão recente abordou e consolidou os métodos de neuroimagem no estadiamento AT(N) da DA.[3] Esses métodos (principalmente o PET-FDG), além de fornecer biomarcadores AT(N) para investigação da DA, podem contribuir para o diagnóstico diferencial, demonstrando padrões de neurodegeneração sugestivos de cada doença, como previsto pela própria Research Framework (RS) (Knopman) e confirmado em nosso meio.[4]

Detalharemos a seguir os métodos de imagem (e seus achados), usando o sistema AT(N) como "guia". Também serão detalhados achados específicos de neurodegeneração relacionados à DA em cada método. O arsenal de técnicas de neuroimagem é bastante extenso e não se limita àquelas atualmente aplicadas em larga escala nos contextos clínico e de pesquisa. Esses métodos serão abordados brevemente, para que o leitor compreenda a abrangência, a complexidade e o potencial da neuroimagem multimodal na investigação das demências em geral e da DA em específico.

Neuroimagem multimodal e o sistema AT(N): principais métodos de imagem e seu papel

Deposição de placas de peptídeo beta-amiloide

A PET amiloide representou um grande avanço tecnológico na avaliação da DA por neuroimagem. Esse método permite a detecção de depósitos cerebrais extracelulares de placas de peptídeo beta-amiloide em placas neuríticas com grande sensibilidade e especificidade (96 e 100%, respectivamente).[5]

Muitos traçadores amiloide foram desenvolvidos, e os que se encontram atualmente aplicados na prática clínica são: 11C-PiB (Figura 2), 18F-florbetapir, 18F-florbetaben e 18F-flutemetamol. Dentre estes, o 11C-PiB é considerado de "acesso aberto", enquanto os outros três têm patentes comerciais reconhecidas tanto pelo Food and Drug Administration (FDA) americano quanto por agências europeias. No Brasil, o primeiro a estar disponível para pesquisa e para a prática clínica foi o composto B de Pittsburgh ligado ao carbono-11 (11C-PiB).[6] O PiB é um análogo da tioflavina, que tem afinidade relativamente alta por mielina, mas afinidade ainda maior pelas placas neuríticas de peptídeo beta-amiloide. Porém, o curto período de meia-vida do carbono-11 limita sua utilização a centros que possuem cíclotron próprio para sua produção, limitando seu uso comercial.

O consequente desenvolvimento de traçadores marcados com flúor-18 (meia-vida mais longa) tornou-se inevitável. Esses traçadores (18F-florbetapir, 18F-florbetaben e 18F-flutemetamol) são de certa forma derivados do 11C-PiB,

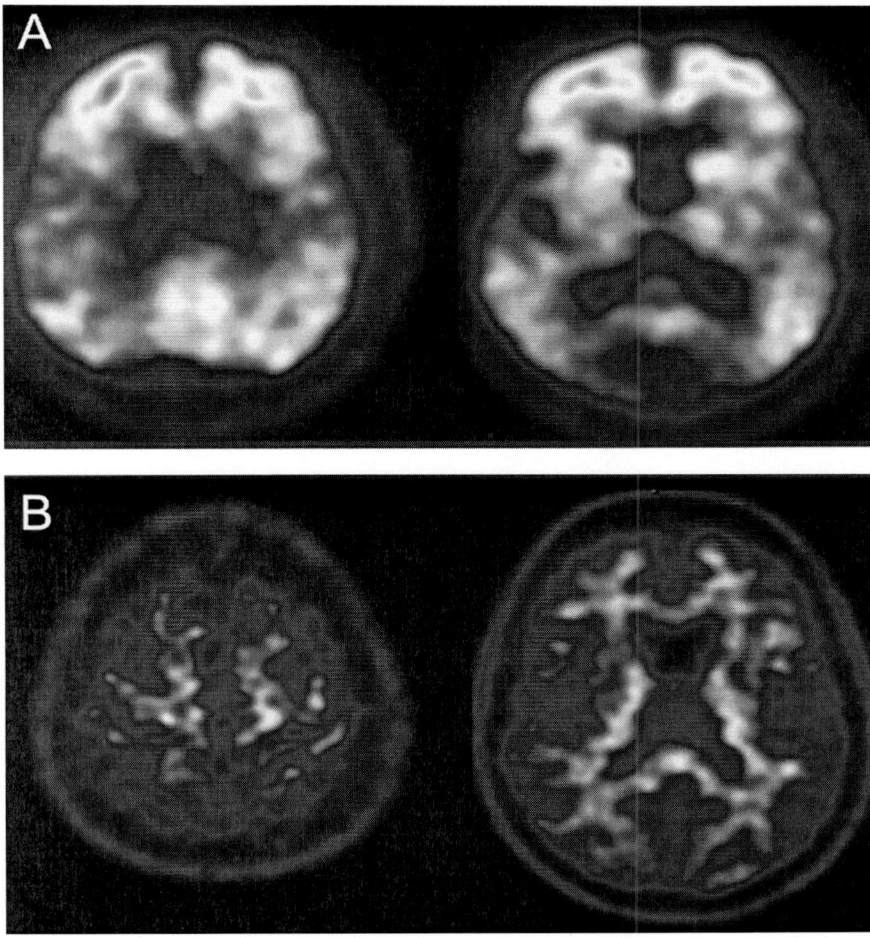

FIGURA 2 Exemplos de imagens axiais demonstrando um exame de PET amiloide com 11C-PiB positivo, com captação do traçador no córtex e na substância branca (A), e outro negativo, com concentração restrita aos tratos de substância branca (afinidade por mielina) e ausência de deposição cortical (B) (ver figura colorida na plataforma virtual do livro; mais informações na página XXI).

PET: tomografia por emissão de pósitrons.

Fonte: acervo dos autores.

podendo ser enviados para locais distantes do centro de produção, viabilizando estudos de PET amiloide em centros que não possuem cíclotron próprio. Os traçadores amiloides marcados com flúor-18 começaram a ser disponibilizados no Brasil entre 2021 e 2022.

Os exames de PET amiloide são em geral dicotômicos e classificados como A+ ou A–. O exame se torna positivo (estadiamento A+) muitas vezes décadas antes do início de sintomas e não tem relação direta com a evolução clínica do paciente. Exames negativos (A–), por outro lado, excluem a possibilidade de DA. Cerca de 25 a 30% dos indivíduos diagnosticados clinicamente com DA apresentam exames negativos (A–), com mínimas variações entre os centros de estudo e com resultados concordantes em nosso meio,[4] o que demonstra a limitação do diagnóstico exclusivamente clínico da doença.

Deposição de agregados de proteína tau

Traçadores de PET tau ainda não fazem parte da rotina clínica, mesmo em grandes centros mundiais. Seu papel em pesquisa, contudo, é notável, e há fortes indícios de que o método poderá substituir, ao longo do tempo, outros métodos de imagem molecular na prática clínica. A primeira geração de traçadores tau, que teve como expoente o radiofármaco 18F-FAV1451 (previamente 18F-T807 e nomeado comercialmente de 18F-flortaucipir), apresentava afinidade apenas por filamentos de tau helicoidais 3R/4R, exclusivo da DA. Assim, esses métodos eram excelentes para detectar indivíduos T+ ou T– na DA e para estadiar a doença, pois sua deposição segue o estadiamento de Braak/Braak da doença.[7] Todavia, esse traçador não era capaz de identificar depósitos tau 4R relacionados às outras tauopatias (degeneração lobar frontotemporal, degeneração corticobasal e paralisia supranuclear progressiva).[8]

Os traçadores tau de segunda geração (entre os mais promissores o ^{18}F-MK6240, ^{18}F-PI2620) aparentemente superam essa limitação dos fármacos iniciais. Seu uso permite identificar depósitos tau 3R/4R, estadiar a DA e diferenciá-la das outras tauopatias tanto pela distribuição espacial de deposição do traçador quanto pela intensidade de captação (marcadamente maior na DA do que nas demais doenças).[9-11]

Quando testados e aprovados clinicamente, esses fármacos de segunda geração poderão indicar o *status* patológico do paciente (indivíduos fortemente T+ são, em geral, A+), estadiar a doença e realizar o diagnóstico diferencial com outras tauopatias, apresentando enorme potencial de uso clínico.

Neurodegeneração

Segundo os critérios AT(N), os biomarcadores de imagem que refletem neurodegeneração são redução volumétrica (indicador direto de atrofia) e hipometabolismo cerebrais.[1] Por refletirem perda neuronal, esses biomarcadores não são específicos da DA e podem ser observados em diversas outras doenças neurodegenerativas e não neurodegenerativas. Essa limitação, contudo, foi observada em extensão da própria AT(N) Research Framework, que reconheceu que a PET-FDG, por exemplo, pode sugerir padrões cerebrais típicos de DA e de doenças não relacionadas à DA.

Os métodos de imagem capazes de investigar o *status* (N) são: SPECT de perfusão cerebral, PET-FDG e RM (sequências estruturais e funcionais). Apesar de não constar entre os métodos de imagem de escolha para investigação de demências, a TC (amplamente disponível, barata e frequentemente realizada em conjunto com os estudos de PET/CT) também pode oferecer dados sobre atrofia cerebral.

SPECT de perfusão cerebral e PET-FDG

O SPECT de perfusão com 99mTc-ECD reflete a perfusão encefálica regional cerebral, e sua aplicação na avaliação de doenças neurodegenerativas se baseia no conceito de que áreas corticais saudáveis e metabolicamente ativas têm maior fluxo sanguíneo. Ou seja, esse método não avalia diretamente o metabolismo cortical, mas sim a perfusão cerebral, parâmetro que está relacionado a ele. Esse método é amplamente disponível, sendo autorizado por grande parte dos convênios médicos e no Sistema Único de Saúde (SUS) brasileiro.

A "evolução natural" do SPECT de perfusão cerebral é o FDG-PET, um método utilizado para avaliar diretamente o consumo glicolítico e o metabolismo cerebral, substituindo o SPECT na rotina clínica de muitos centros. Apesar de fornecerem informações semelhantes, o PET tem *performance* notadamente superior à do SPECT.

Além disso, a possibilidade de análise quantitativa das imagens de PET-FDG, rápida e disponível por meio de *softwares* comerciais, aumenta a precisão diagnóstica desse método (Figura 3). A introdução dos métodos de quantificação na prática clínica elevou de forma significativa a confiabilidade do método, pois comprovadamente eleva a acurácia de examinadores menos experientes e reduz discordâncias interobservadores, além de ser extremamente didática para clínicos e pacientes.

O PET-FDG é, hoje, o método mais sensível para avaliar neurodegeneração. Possui, também, ampla capacidade de diagnóstico diferencial, ao evidenciar padrões de neurodegeneração típicos da DA, de suas variantes pré-senis e de doenças relacionadas, como Late (*limbic-predominant age-related TDP-43 encephalopathy*, ou, em português, encefalopatia límbica por TDP-43 relacionada à idade), degeneração lobar frontotemporal (DLFT), doença com corpúsculos de Lewy (DCL) e parkinsonismos atípicos. Como será visto a seguir, seu uso como gerador de hipótese em indivíduos com suspeita clínica de DA classificados como A– (portanto fora do *continuum* da DA) é de grande valia.[4,12]

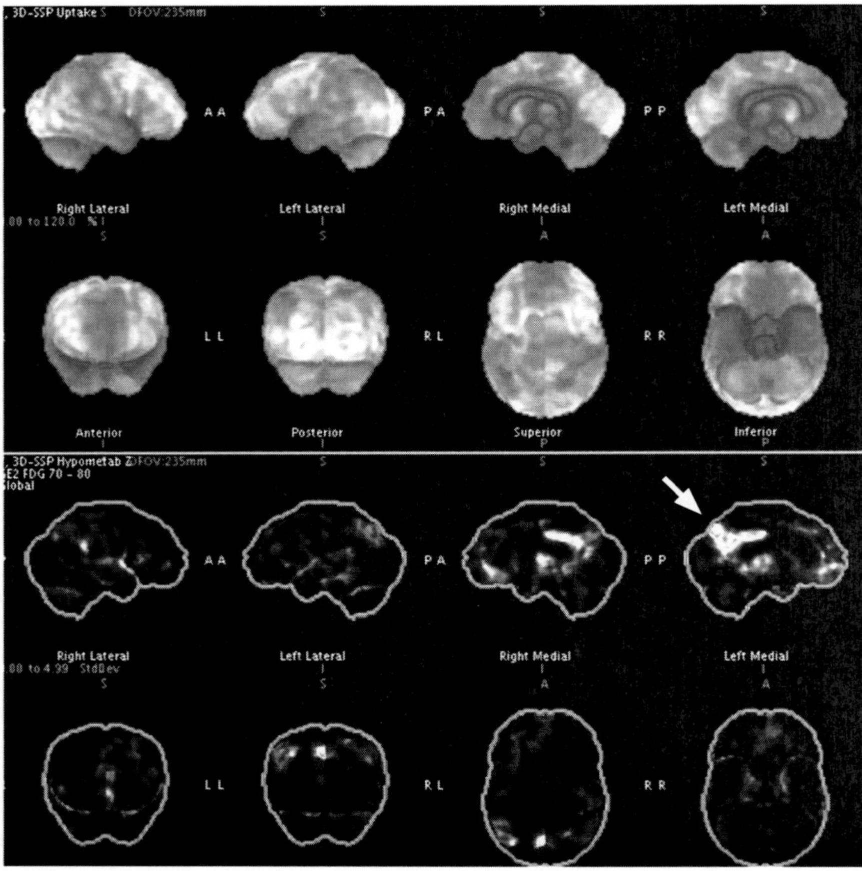

FIGURA 3 Exemplo de quantificação 3D-SSP de imagens de PET-FDG (programa comercial Cortex ID, GE Healthcare). As imagens superiores demonstram as imagens do metabolismo cortical "plotadas" em superfície 3D. As imagens inferiores demonstram comparação com banco de indivíduos normais pareados por idade, com resultados numéricos de "Z-score" em relação à normalidade fornecidos posteriormente. A seta branca demonstra área de hipometabolismo restrita aos giros do cíngulo posterior, em indivíduo com CCL amnéstico que posteriormente apresentou PET amiloide positivo (indivíduo A+N+ em fase inicial de neurodegeneração e estado clínico de CCL) (ver figura colorida na plataforma virtual do livro; mais informações na página XXI).

CCL: comprometimento cognitivo leve; PET: tomografia por emissão de pósitrons; PET-FDG: [18F]fluorodeoxiglicose.

Fonte: acervo dos autores.

Ressonância magnética estrutural e tomografia computadorizada

A RM e a TC (esta com acurácia drasticamente menor) são métodos capazes de demonstrar atrofia cerebral, por meio da avaliação de redução volumétrica cerebral global ou regional. A *performance* clínica dos métodos na identificação de indivíduos N+ e de padrões de atrofia regionais típicos é significativamente inferior à da PET-FDG na rotina. Entretanto, assim como o PET-FDG, a RM permite abordagens quantitativas sofisticadas que podem elevar sua acurácia a níveis próximos aos da PET-FDG. A análise quantitativa da RM permite realizar avaliações tanto macroestruturais (por meio de medidas precisas de volume das estruturas encefálicas e da espessura do córtex cerebral – referência a partir do *software* FreeSurfer, p. ex.) como microestruturais (mediante avaliação da difusividade das moléculas de água na substância branca e no córtex).[13] Alguns desses métodos já estão disponíveis clinicamente. Porém, as dificuldades técnicas envolvidas e a necessidade de alto poder computacional para esse tipo de processamento limitam sua utilização em larga escala. Independentemente da disponibilidade de métodos quantitativos de RM, a avaliação clínica da RM cerebral na investigação de doenças neurodegenerativas deve incluir escalas visuais semiquantitativas[14] que avaliam de maneira padronizada a atrofia cerebral (global e regional). Essas escalas visuais podem também ser aplicadas à TC.

No contexto AT(N), a atrofia hipocampal e do córtex entorrinal diagnosticadas por meio da análise visual pode ser considerada um biomarcador de neurodegeneração.

Métodos funcionais por ressonância magnética

Além das sequências estruturais, a RM permite realizar estudos da perfusão cerebral, da difusividade de moléculas de água nas fibras de substância branca e do córtex e da concentração de metabólitos no parênquima cerebral.

À semelhança do estudo de perfusão cerebral com SPECT, a técnica de *arterial spin labelling* (ASL) por RM permite identificar, por meio de diferenças perfusionais, áreas corticais metabolicamente afetadas.[15]

A técnica de imagem por tensor de difusão (DTI) permite medir a capacidade das moléculas de água de se movimentarem livremente nos tecidos. Esse dado fornece informações sobre a integridade dos tratos de substância branca[16] e do córtex.[13]

O método de espectroscopia de prótons, por sua vez, permite avaliar a concentração de metabólitos no parênquima cerebral, sendo um método de imagem molecular por RM. Diferentemente das técnicas de ASL e DTI, que fornecem dados de neurodegeneração, a avaliação cerebral por espectroscopia no contexto de demência pode também fornecer informações sobre a neuroinflamação relacionada aos processos neurodegenerativos.[17]

A RM funcional com técnica Bold (*Blood Oxygenation Level Dependent*) permite avaliar a integridade das redes neurais em repouso (conectividade funcional), porém a complexidade técnica limita sua utilização fora do contexto de pesquisa.

Por fim, estima-se que no futuro próximo essas técnicas adquiram *performance* clínica aceitável e maior aplicabilidade prática, sendo combinadas com a RM estrutural e com métodos PET de avaliação molecular patológica (p. ex., PET tau ou amiloide) para estadiamento da DA e de outras doenças degenerativas.

Como relacionar os biomarcadores de imagem no sistema AT(N) e as síndromes clínicas?

O uso dos biomarcadores descritos e a classificação de indivíduos por esse critério ainda é restrita ao meio acadêmico, porém pode ser utilizada na prática clínica como "guia" para entender o *status* dos pacientes. Um paciente pode, por exemplo, estar na fase clínica de comprometimento cognitivo leve (CCL) e ser classificado como A+N+ por marcadores disponíveis na rotina, garantindo a ele um prognóstico pior do que um indivíduo com o mesmo *status* e que seja classificado como A-N–. Indivíduos na fase de demência com *status* A– são excluídos do *continuum* patológico da DA, e outros métodos (p. e., RM ou PE-T-FDG) podem ser úteis no diagnóstico diferencial. As principais limitações da avaliação AT(N) por neuroimagem multimodal são a indisponibilidade da PET tau na rotina clínica e o alto custo da combinação de exames.

USO DA NEUROIMAGEM NO DIAGNÓSTICO DIFERENCIAL E CONDIÇÕES ASSOCIADAS À DOENÇA DE ALZHEIMER NA PRÁTICA CLÍNICA

Causas não degenerativas de declínio cognitivo

A RM é o método de escolha para o diagnóstico de causas não degenerativas de declínio cognitivo que podem ou não estar associadas à DA e a outras doenças neurodegenerativas. A primeira utilidade da RM na avaliação de quadros de declínio cognitivos e suspeita de DA é excluir causas não degenerativas incomuns de declínio cognitivo, algumas potencialmente reversíveis, como hidrocefalia crônica do adulto (ou hidrocefalia de pressão normal – HPN), hematomas subdurais, tumores, doenças priônicas e sequelas de traumatismo cranioencefálico (TCE) (Figura 4). A segunda, e provavelmente principal, função da RM é identificar sinais de doenças cerebrovasculares que podem causar ou contribuir com o declínio cognitivo.

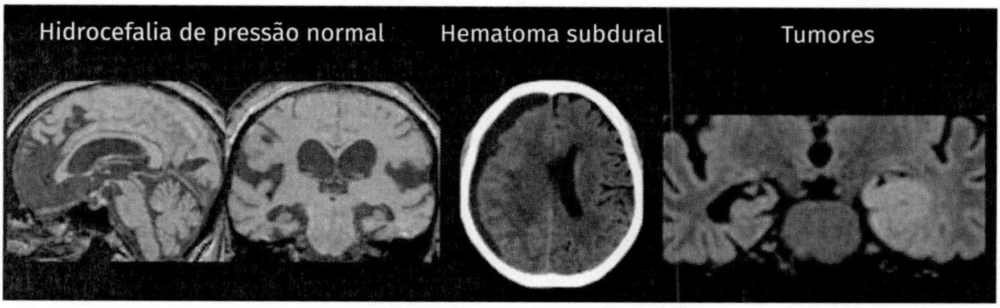

FIGURA 4 Exemplos de doenças não neurodegenerativas que podem causar declínio cognitivo e que são detectáveis por ressonância magnética ou tomografia computadorizada.

Fonte: acervo dos autores.

Doenças cerebrovasculares

A doença de pequenos vasos cerebrais (DPVC) é a principal entidade clínica não degenerativa capaz de levar ao declínio cognitivo (isoladamente ou em associação com DA). A sobreposição de DPVC e patologia de AD chega a 8% em pacientes com mais de 80 anos e a 27% em pacientes com idade superior a 90 anos.[18] Não apenas a DPVC, mas também a presença de infartos em estruturas estratégicas, podem levar ao declínio cognitivo. São considerados estratégicos os infartos lacunares que acometem ambos os tálamos e os infartos maiores que acometem áreas do córtex associativo temporoparietal ou parieto-occipital, os hipocampos e estruturas para-hipocampais, o aspecto medial dos tálamos e os territórios de fronteira vascular frontais e parietais (Figura 5).

Doenças de pequenos vasos cerebrais

A DPVC é atualmente considerada o componente vascular que mais contribui para o declínio cognitivo em pacientes idosos acompanhados em clínicas de memória.[19] Classicamente, os pacientes com DPVC apresentam sintomas secundários à desconexão dos tratos de substância branca (relacionada a infartos lacunares e hiperintensidades de substância branca), que incluem redução da velocidade de processamento mental, das funções cognitivas, executivas e motoras e alteração da regulação do humor.[20] Mais recentemente, sintomas relacionados ao dano cortical foram relacionados à DPVC.[20,21] Esses sintomas incluem déficits de linguagem, memória, atenção e habilidades visuoespaciais e estão relacionados, mais provavelmente, a micro-hemorragias corticais (MHC) e/ou microinfartos corticais (MIC).

As DPVC podem ser divididas em 6 subgrupos, de acordo com seu mecanismo fisiopatológico.[22] Os subgrupos I e II são os mais importantes e correspondem à angiopatia hipertensiva e à angiopatia cerebral amiloide (ACA), respectivamente.

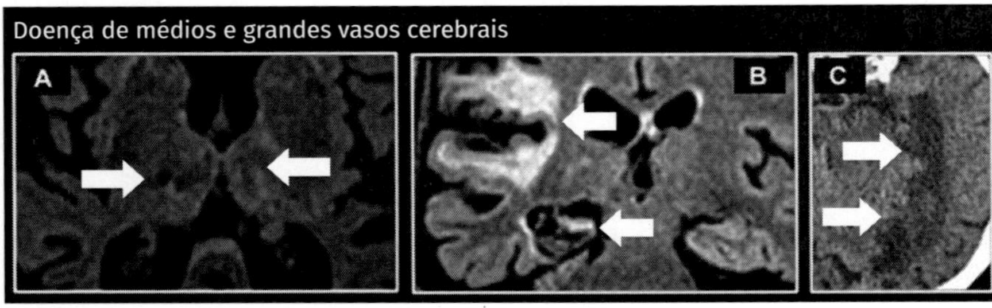

FIGURA 5 Infartos em territórios estratégicos detectados por RM (imagens Flair em A e B) e TC (C). Setas em A: infartos talâmicos bilaterais; B: infarto hipocampal transição temporoparietal à direita; C: infartos no hipocampo e giro para-hipocampal esquerdo.
Flair: *fluid-attenuated inversion recovery*; RM: ressonância magnética; TC: tomografia computadorizada.
Fonte: acervo dos autores.

Os demais subgrupos agregam causas mais raras de DPVC, como genéticas, inflamatórias e imunomediadas.[22]

Os sinais de DPVC podem ser facilmente detectados por RM, e os achados de imagem incluem hiperintensidades de substância branca, espaços perivasculares alargados, lacunas, micro-hemorragias e microinfartos corticais (Figura 6).

Como comentado anteriormente, para padronizar a avaliação desses achados, reduzir a variabilidade entre observadores e garantir a reprodutibilidade entre estudos, a aplicação de escalas visuais é encorajada não apenas no contexto de pesquisa, mas também na prática clínica. A principal escala visual para avaliação de DPVC na prática clínica é a Escala de Fazekas[23] (Figura 7). Outras escalas mais complexas são utilizadas em pesquisa para a quantificação de espaços

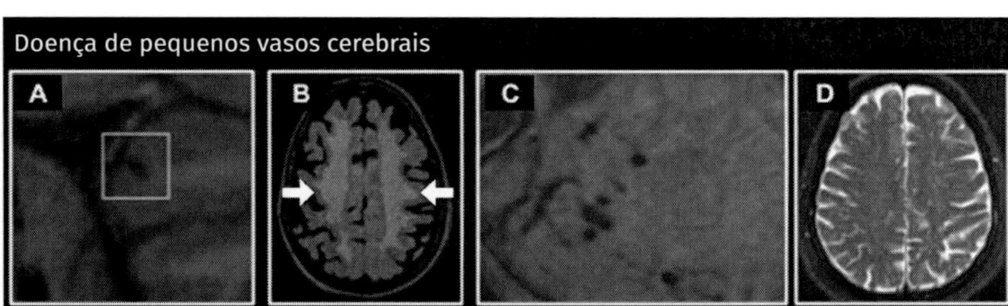

FIGURA 6 Alterações relacionadas à doença de pequenos vasos cerebrais na RM. A: microinfarto cortical; B: hiperintensidade de substância branca; C: focos de micro-hemorragia; D: espaços perivasculares alargados.
RM: ressonância magnética.
Fonte: acervo dos autores.

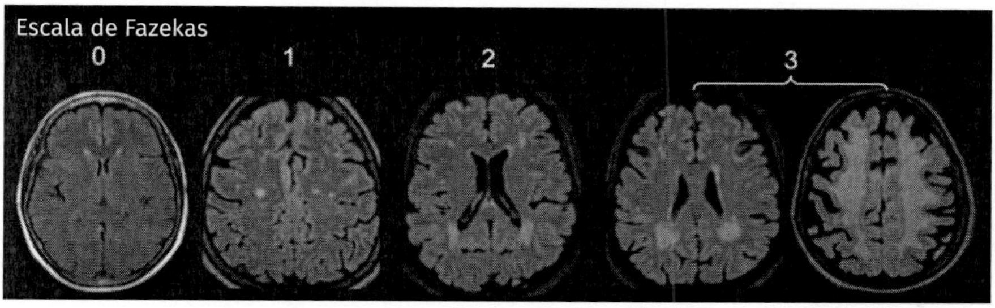

FIGURA 7 Escala de Fazekas para avaliação de hiperintensidades de substância branca. 0: sem focos de HSB; 1: focos isolados de HSB; 2: início da confluência dos focos de HSB; 3: confluência dos focos de HSB.
HSB: hiperintensidade de substância branca.
Fonte: acervo dos autores.

perivasculares alargados[24] e focos de micro-hemorragia,[25] porém a aplicação dessas escalas na prática clínica é restrita e incomum.

A consequência dos achados de doença cerebrovascular nos exames funcionais é variável. Grandes infartos estratégicos podem mimetizar padrões de doenças degenerativas, por efeito de diásquise e acometimento de redes neurais de repouso, o que reforça a importância da correlação estrutural-funcional. Como exemplo, um infarto estratégico na transição temporoparietal levará a uma ausência de metabolismo na área de encefalomalácia no PET-FDG, com hipometabolismo adicional em menor intensidade em regiões adjacentes temporoparietais e em áreas conectadas funcionalmente com a região, incluindo possível extensão funcional do hipometabolismo para o córtex pré-frontal. Nesses casos, o exame de RM ajuda a fechar o diagnóstico de doença cerebrovascular e a PET-FDG demonstra a repercussão funcional da lesão, justificando os sintomas clínicos, que podem mimetizar DA (Figura 8).

A DPVC, por outro lado, tende a levar a hipometabolismo/hipofluxo mais difusos pelo córtex, sem nítido predomínio regional, porém com tendência a maior repercussão nos lobos frontais, tanto por suas maiores dimensões como pelas intensas conexões com as demais áreas corticais.

Causas degenerativas de declínio cognitivo e diagnóstico de doença de Alzheimer

As doenças neurodegenerativas apresentam padrões regionais de deposição cerebral intra ou extracelular de proteínas anômalas, deflagrando um processo neurodegenerativo com padrões espaciais relativamente estereotipados. Dessa

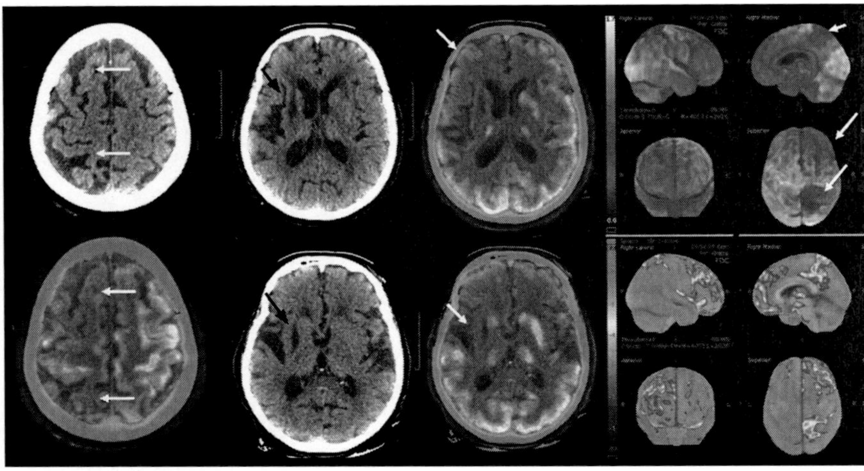

FIGURA 8 Exemplo de infarto estratégico levando a hipometabolismo por diásquise/disrupção de redes de repouso, mimetizando clinicamente uma doença neurodegenerativa (suspeita clínica de DA *vs.* DLFTvc). Imagens de TC demonstrando infarto nucleocapsular direito (setas pretas). Imagens de TC e fusão PET/CT demonstrando atrofia e hipometabolismo extenso em regiões frontoparietais, nos pré-cúneos e cíngulos posteriores (setas brancas), o que foi confirmado nas imagens 3D-SSP e na comparação com banco de imagens de indivíduos normais (quadro inferior direito).
DA: doença de Alzheimer; DLFTvc: degeneração lobar frontotemporal variante comportamental; PET: tomografia por emissão de prótons; TC: tomografia computadorizada.
Fonte: acervo dos autores.

forma, os exames capazes de detectar esses padrões de neurodegeneração *in vivo* podem ajudar no diagnóstico diferencial do declínio cognitivo. Apesar da diferença de sensibilidade entre os métodos, em geral o processo neurodegenerativo apresenta achados semelhantes e concordantes nos diferentes métodos. Esses aspectos são descritos por ampla literatura e foram revistos recentemente pelo nosso grupo.[26,27]

O processo neurodegenerativo da DA se inicia com atrofia em regiões mesiais temporais, particularmente o córtex entorrinal e, menos especificamente, o hipocampo. O acometimento dessas estruturas, mais bem avaliado por RM estrutural, tem repercussão funcional precoce em estruturas límbicas como os giros do cíngulo posterior, mais bem avaliados por PET-FDG. Em geral, alterações metabólicas no giro do cíngulo posterior detectadas por PET-FDG são mais sensíveis ao diagnóstico de neurodegeneração do que a atrofia de estruturas temporais mediais detectadas por exames estruturais, uma vez que alterações funcionais/metabólicas precedem atrofia e distorção arquitetural e são mais facilmente detectadas pelos exames quantitativos.

Progressivamente, as alterações degenerativas (hipometabolismo seguido de atrofia) se estendem aos pré-cúneos, ao córtex temporoparietal de associação, ao neocórtex temporal (principalmente posterior e inferior/basal) e, por fim, às regiões frontais (principalmente o córtex pré-frontal bilateral). Os achados podem ser simétricos ou assimétricos e em geral poupam regiões corticais sensoriais e motoras.

Diferenças entre os subtipos da doença de Alzheimer

Existem padrões distintos bem definidos de neurodegeneração em DA, de acordo com a idade de apresentação (Figura 9).[28] O padrão de neurodegeneração da DA senil (acometendo pacientes com idade superior a 65 anos) é em geral mais límbico, com alterações por vezes restritas aos cíngulos posteriores com extensão para os pré-cúneos, e posteriormente regiões corticais de associação, principalmente a temporoparietal. As alterações neurodegenerativas podem ou não estar associadas a sinais de doença cerebrovascular (ou outras patologias) e atrofia hipocampal nos exames estruturais.

A DA pré-senil (acometendo pacientes com idade inferior a 65 anos) é mais comumente associada a quadros clínicos atípicos e tem acometimento cortical mais extenso do que a forma senil. Em todas as formas atípicas da DA (variante disexecutiva, variante linguística ou afasia progressiva primária (APP) logopênica, atrofia cortical posterior e síndrome corticobasal por DA), mantém-se o hipometabolismo proeminente nas áreas de associação temporoparietais e nos pré-cúneos, com acometimento menos intenso nos cíngulos posteriores. Na atrofia cortical posterior (ACP) se observa hipometabolismo e atrofia parietais posteriores com extensão occipital, incluindo córtex visual, o que pode se confundir com a DCL. A diferenciação ACP *vs.* DCL, dessa forma, deve ser feita com base em dados clínicos ou por outros marcadores (*vide* a seção seguinte). Já na variante disexecutiva, as alterações metabólicas e estruturais acometem regiões temporoparietais típicas, porém com envolvimento desproporcional dos lobos frontais. A afasia logopênica pode ser diferenciada de outras APP (particularmente da demência semântica) pelo maior acometimento temporoparietal posterior, e em maior número de casos o acometimento bilateral, na variante de DA, com acometimento mais anterior e mais frequentemente unilateral nas variantes de DLFT. Em casos duvidosos, a PET amiloide pode ajudar a diferenciar as variantes.

Por fim, deve-se considerar que até cerca de 30% dos casos de síndrome corticobasal são formas atípicas de DA, na maioria das vezes pré-senis. A aparência desses exames é bastante semelhante à dos demais casos de DA, havendo

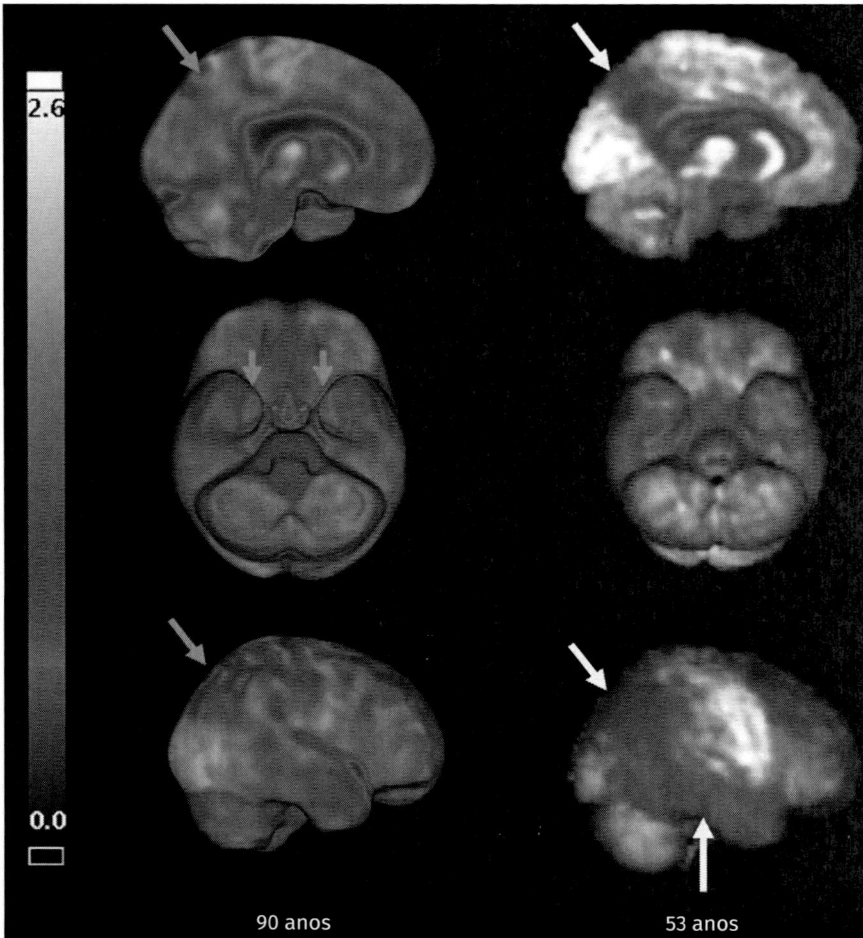

FIGURA 9 Imagens 3D-SSP de PET-FDG em dois indivíduos com diagnóstico clínico de DA provável, para demonstrar diferença nos padrões senil (à esquerda) e pré-senil (à direita). A DA esporádica (senil) tende a ter hipometabolismo mais regionalizado em regiões límbicas, cíngulos posteriores e pré-cúneos e menos marcado no córtex, associado a intensa atrofia cortical e a outras lesões de origem multifatorial (vascular, entre outras) (setas cinzas). A DA pré-senil em geral se apresenta com hipometabolismo cortical mais extenso em regiões do córtex de associação temporoparietal e pré-cúneos, com menos acometimento límbico, em geral com menos alterações estruturais (setas brancas). Nas imagens à esquerda, deve-se sempre considerar a possibilidade de Late e outras hipocampopatias multifatoriais, não sendo possível fechar o diagnóstico apenas com as imagens de PET-FDG (ver figura colorida na plataforma virtual do livro; mais informações na página XXI).

DA: doença de Alzheimer; Late: *limbic-predominant age-related TDP-43 encephalopathy*; PET-FDG: [18F] fluorodeoxiglicose.

Fonte: acervo dos autores.

porém, por vezes, extensão da neurodegeneração para o córtex sensoriomotor ou área motora suplementar.[29]

Breve revisão dos padrões de imagem em outras doenças neurodegenerativas

Degeneração lobar frontotemporal

A degeneração lobar frontotemporal variante comportamental (DLFTvc) é caracterizada em exames de imagem por sinais de neurodegeneração (hipometabolismo e atrofia) nos lobos frontais (incluindo o cíngulo anterior), nos polos e face lateral dos lobos temporais. Em quadros mais avançados, essas alterações podem se estender a regiões parietais, e mesmo em alguns casos, aos cíngulos posteriores e pré-cúneos, porém com intensidade marcadamente menor em relação às regiões frontais e temporais anteriores. Esse acometimento tende também a ser mais assimétrico do que na DA. Regiões frontais mediobasais e os cíngulos anteriores, ínsulas e regiões supraorbitais também são mais acometidos em DLFTvc do que em DA.

Deve-se lembrar ainda que existem padrões típicos de neurodegeneração nas variantes temporais da DLFT (afasia semântica e DLFT temporal direita), que diferem da DA por apresentar hipometabolismo e atrofia seletivas das porções temporais mediais e polares em maior intensidade que o acometimento da extensão temporal posterior. A APP não fluente agramática acomete a região frontal opercular à esquerda e, em menor extensão, a temporal polar.

Doença com corpúsculos de Lewy

Na doença ou demência com corpúsculos de Lewy (DCL), os achados de neuroimagem se assemelham aos observados na DA, porém por vezes com acometimento marcado dos lobos occipitais e relativa preservação dos giros do cíngulo posterior, o que se convencionou chamar de "sinal da ilha do cíngulo". Quando presente, esse padrão é um marcador de suporte de DCL. Em estágios iniciais, diferentemente da DA, os hipocampos se encontram estruturalmente preservados. Além disso, a degeneração dos neurônios dopaminérgicos na substância nigra, característica dessa doença, altera o sinal do nigrossomo 1 na sequência de suscetibilidade magnética na RM e causa desconexão das vias dopaminérgicas nigroestriatais, que resulta em redução da captação estriatal do radiofármaco nos estudos de DaT-SPECT ou 18F-DOPA-PET.

Na investigação dos casos suspeitos de DCL, o emprego de estudo de cintilografia com 123-I-mIBG cardíaco, método de medicina nuclear amplamente disponível, pode auxiliar no diagnóstico. A degeneração dopaminérgica ocorre também nas aferências cardíacas simpáticas e é detectada por meio da cintilografia miocárdica como um sinal altamente específico de DCL. Outros padrões de neurodegeneração de parkinsonismos atípicos também são descritos, porém fogem do escopo deste livro.[27]

Limbic-predominant age-related TDP-43 encephalopathy (Late), taupatia relacionada à idade (Part) e outras hipocampopatias

Descrita apenas recentemente como uma entidade patológica única, a Late é responsável pela maioria das hipocampopatias não relacionadas a patologia de DA e provavelmente a entidade que mais se confunde com a DA na prática clínica. Esta e outras hipocampopatias apresentam exames de RM com atrofia hipocampal e temporal em padrão bastante semelhante ao da DA. Nesses casos, o uso da PET-FDG torna-se bastante útil ao demonstrar hipometabolismo restrito aos lobos temporais (principalmente restrito às regiões mediais temporais), sem neurodegeneração em regiões temporoparietais posteriores e pré-cúneos, poupando também relativamente os cíngulos posteriores (ainda que estes possam estar minimamente acometidos por efeitos funcionais/diásquise). Pacientes com Late costumam ter exames de PET amiloide negativos.

ASPECTOS TÉCNICOS PRÁTICOS: O QUE ESPERAR E COMO AVALIAR OS EXAMES

Avaliação de atrofia cerebral por ressonância magnética

A atrofia cerebral é um importante marcador de neurodegeneração. Há atualmente diversos métodos para avaliação puramente quantitativa de atrofia cerebral, em especial da atrofia hipocampal. A utilização de *softwares* comerciais de quantificação tem se tornado rotineira em alguns centros de referência, porém os altos custos e dificuldades técnicas de implementação, além da falta de validação em diferentes populações, ainda limitam seu uso em larga escala.

Dessa forma, a avaliação da atrofia cerebral na prática clínica por meio de escalas visuais deve ser estimulada. As principais escalas visuais para avaliação de atrofia cerebral são: escala de atrofia global (ou de Pasquier), escala de atrofia do lobo temporal medial (ou de Scheltens), escala de atrofia frontal, escala de atrofia dos polos temporais, escala de atrofia frontoinsular, escala de atrofia posterior (ou de Koedam) e escala de atrofia do córtex entorrinal (Erica).[14,30] Essas e outras escalas de atrofia são discutidas em profundidade por Harper et al.[14,31]

A utilização sistemática das escalas visuais para quantificar atrofia cerebral na prática clínica é uma forma de extrair o máximo de informação dos estudos de neuroimagem estrutural. Seu uso pode ser extremamente útil em casos de doença avançada em que não há métodos adicionais de investigação disponíveis, ou uso adjunto a marcadores de imagem molecular, como será explicitado a seguir (Figura 10).

Na DA, em geral há alterações precoces nas escalas de Erica e Scheltens, com maior especificidade para a avaliação entorrinal, uma vez que alterações hipocampais também são vistas em outras condições (esclerose temporal, Late, algumas formas de DLFT).

Avaliação de hipometabolismo por PET-FDG e de deposição na PET amiloide

Não há, na avaliação de imagens de PET-FDG, escalas visuais bem definidas, como as de atrofia mencionadas antes. Considera-se, atualmente, que a análise padrão ouro seja feita em conjunto com algum método de semiquantificação

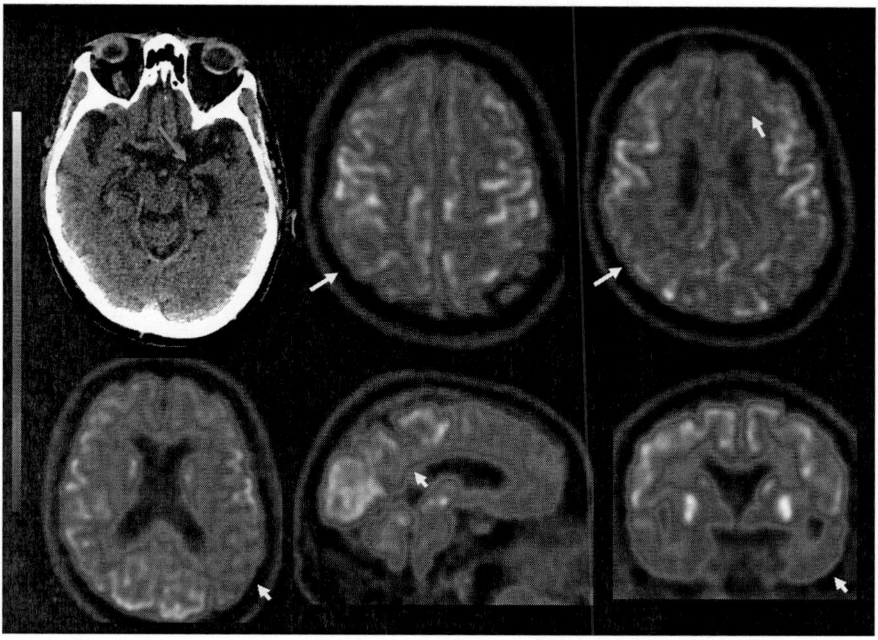

FIGURA 10 Imagens transaxiais de tomografia computadorizada e PET-FDG demonstrando sinais típicos de DA esporádica. Nota-se atrofia hipocampal particularmente à esquerda (seta cinza) e hipometabolismo temporoparietal posterior bilateral, incluindo pré-cúneos e cíngulos posteriores, com extensão particularmente pré-frontal dorsolateral e dorsomedial (setas brancas) (ver figura colorida na plataforma virtual do livro; mais informações na página XXI).

DA: doença de Alzheimer; PET-FDG: [18F]fluorodeoxiglicose.

Fonte: acervo dos autores.

validado clinicamente, o que na prática significa análise pelo método 3D-SSP de diversos fabricantes em comparação com banco de indivíduos normais pareados para a idade. Existem alguns métodos comerciais que suprem essa necessidade, e há comprovações de que essa análise eleva a concordância interobservadores e aproxima a avaliação de iniciantes com a de especialistas (Figura 11).

Em geral, a análise quantitativa deve ser considerada complementar à visual, levando-se em consideração possíveis fontes de artefato (principalmente vias de circulação liquórica), com valores de *Z-score* abaixo de 2 sendo utilizados como um ponto de corte razoável para considerar uma área como hipometabólica.

A avaliação de imagens de PET amiloide validada clinicamente também é visual. Exames normais (negativos para deposição) indicam deposição do traçador em tratos de substância branca e diferenciação da captação nesses tratos em relação à captação cortical. Exames positivos demonstram captação cortical do traçador em níveis semelhantes ou maiores do que a deposição na substância branca, em geral difusamente pelo córtex, poupando apenas regiões occipitais. Apesar de não ser necessária, avaliação semiquantitativa da carga amiloide por

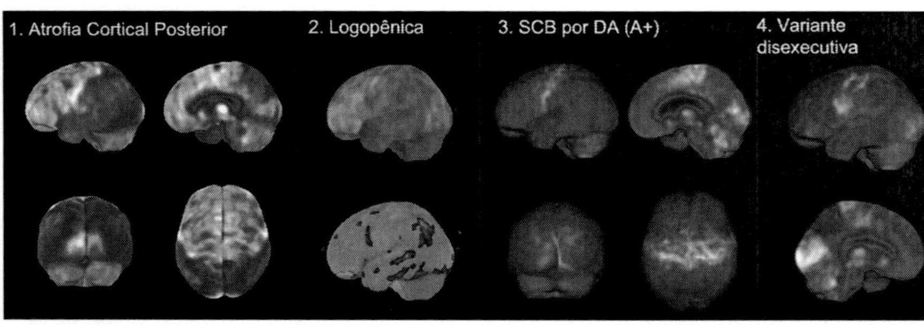

FIGURA 11 Imagens 3D-SSP de PET-FDG em indivíduos com variantes da DA. 1: atrofia cortical posterior com hipometabolismo se estendendo ao córtex occipital (cúneos); 2: variante linguística/afasia logopênica com hipometabolismo restrito ao córtex temporoparietal de associação esquerdo; 3: SCB por doença de Alzheimer demonstrando extenso hipometabolismo temporoparietal com acometimento marcado parietal superior típico em paciente cumprindo critérios de SCB e PET amiloide positivo; 4: imagem típica de DA variante disexecutiva/frontal, com extenso hipometabolismo temporoparietal e frontal, particularmente evidente nos pré-cúneos. Esse padrão pode ser de difícil diferenciação de certos casos de DLFT variante comportamental com acometimento de lobos parietais, por vezes necessitando de complementação com biomarcadores amiloides.

DA: doença de Alzheimer; DLFT: degeneração lobar frontotemporal; PET: tomografia por emissão de pósitrons; PET-FDG: [18F]fluorodeoxiglicose; SCB: síndrome corticobasal.

Fonte: acervo dos autores.

métodos de SUVr usando o córtex do cerebelo ou o cerebelo como um todo como método de referência é bem-vinda em auxílio à interpretação visual.

A acurácia clínica da PET-FDG e da PET amiloide foi testada em vários cenários, destacando-se recentemente estudo com avaliação *post-mortem*, em que predominaram os diagnósticos de DA e DLFT. PET-FDG e PET amiloide apresentaram sensibilidade de PET-FDG e PET amiloide de 96% (89 a 100%) *vs.* 80% (68 a 92%), e especificidade de 86% (76 a 95%) da PET-FDG *vs.* 84% (74 a 93%) para amiloide, respectivamente na diferenciação entre DA e doenças no espectro das DLFT. Os métodos podem ser usados em combinação, simulando um "estadiamento A(N)", e apresentam acurácia significativamente elevada quando os resultados são concordantes, com sensibilidade = 97% (92 a 100%) e especificidade = 98% (93–100%).[12] É importante destacar a capacidade da PET-FDG na geração de hipóteses diagnósticas alternativas, principalmente em casos negativos para deposição amiloide.[4,5,12]

INVESTIGAÇÃO DE DECLÍNIO COGNITIVO POR NEUROIMAGEM MULTIMODAL NA PRÁTICA CLÍNICA: EM QUE ORDEM SOLICITAR EXAMES E DICAS PRÁTICAS DE COMO COMBINAR OS RESULTADOS

A ampla disponibilidade de biomarcadores, não apenas de imagem como liquóricos e mais recentemente sanguíneos, suscita imediatamente o questionamento: quando usar, qual marcador e em qual momento? Alguns autores tentaram responder a essa questão do ponto de vista da custo-efetividade. Destaca-se artigo recente de consenso de Chetelat et al.,[5] que propõe um algoritmo exposto a seguir.

Destaca-se o uso amplo e como primeiro passo de um exame estrutural após a avaliação clínica (RM, ou alternativamente TC). O exame deve ser usado para excluir causas reversíveis de demência ou para indicar quadros não degenerativos. A seguir, o organograma propõe usos alternados de métodos de imagem molecular, a depender da apresentação clínica.

Como crítica ao organograma, citamos principalmente a ausência da consideração da idade do paciente, pois há marcadas diferenças entre quadros senis e pré-senis, e o uso irrestrito de imagem dopaminérgica em quadros de transtornos do movimento, o que muitas vezes pode ser desnecessário.

A Figura 12 traz uma proposta de organograma alternativo, levando-se em consideração essas particularidades. Destacamos também, de acordo com o explicitado ao longo do capítulo, que muitas vezes os exames estruturais podem prover informações além de seu caráter de exclusão de causas neurodegenerativas, ainda que não tenham acurácia diagnóstica excepcional. Como exemplo, um paciente com APP ou quadro comportamental com PET amiloide negativo

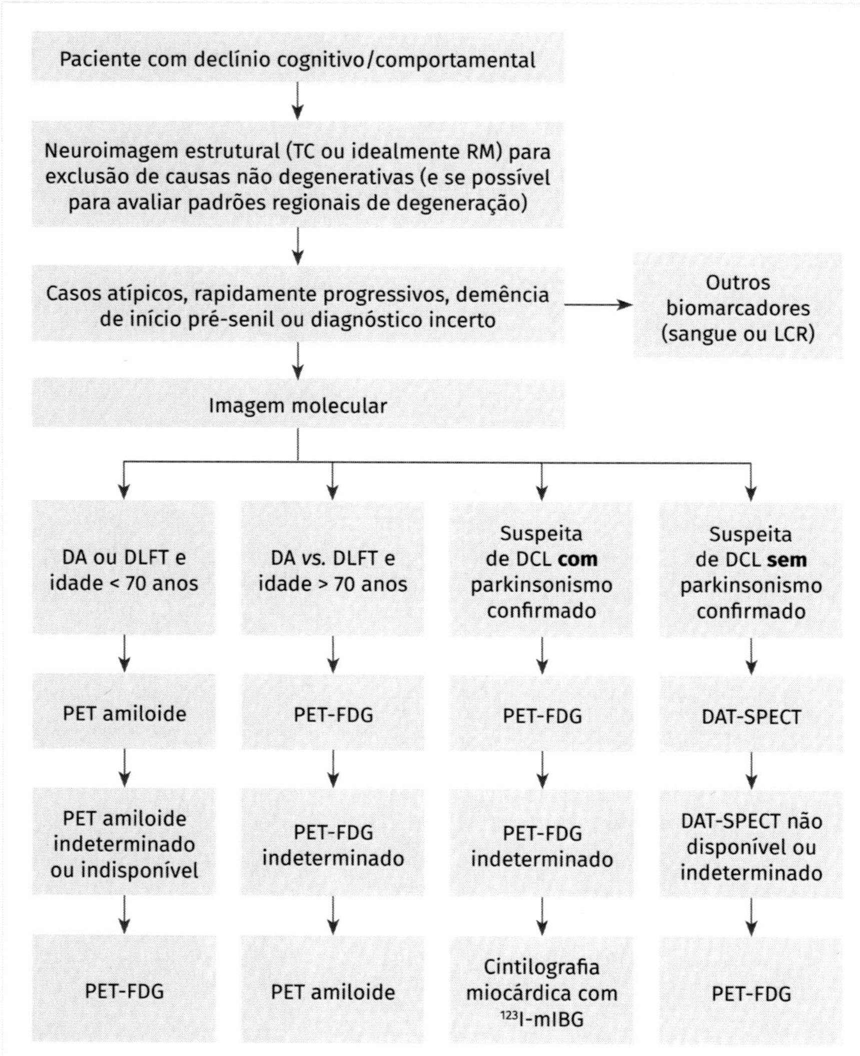

FIGURA 12 Organograma com uma proposta de sequência para o uso racional de neuroimagem estrutural e molecular na investigação diagnóstica de declínio cognitivo/comportamental na prática clínica, caso todos os marcadores estejam disponíveis.

^{123}I-mIBG: meta iodo benzil-guanidina marcada com iodo-123; DA: doença de Alzheimer; DAT: *dopamine transporter* (transportador de dopamina); DCL: doença com corpúsculos de Lewy; DLFT: degeneração lobar frontotemporal; FDG: ^{18}F-fluorodeoxiglicose; LCR: líquido cefalorraquidiano; PET: tomografia por emissão de fótons; RM: ressonância magnética; SPECT: *single photon emission tomography* (tomografia computadorizada por emissão de fóton único); TC: tomografia computadorizada.

Fonte: adaptação de Studart-Neto e Coutinho.[26]

pode se beneficiar de uma avaliação mais detalhada de atrofia regional, à luz da informação de que o quadro não se trata de uma DA. É comum, na prática clínica, que atrofias temporais polares ou frontoinsulares sejam observadas *a posteriori*, o que por vezes pode dispensar a solicitação de um segundo exame de PET-FDG em casos de dificuldade econômica na realização de múltiplos exames.

PERSPECTIVAS E CONSIDERAÇÕES FINAIS

Os autores consideram também que a chegada de biomarcadores sanguíneos confiáveis deve alterar o panorama atual do uso de neuroimagem, seja poupando custos ou ainda triando de forma mais eficiente qual método deve ser usado em cada paciente.

Entre os métodos mais promissores a serem incorporados à rotina clínica, considera-se que os traçadores PET tau de segunda geração apresentam o maior potencial entre aqueles disponíveis hoje em pesquisa. O uso de PET amiloide e PET tau também deve se tornar realidade no monitoramento de terapias antiamiloide e antitau, se os resultados das drogas em estudo se mostrarem favoráveis.

Em pesquisa, o uso de traçadores de neuroinflamação e de densidade sináptica (18F-UCBJ) tem se destacado na investigação da fisiopatologia da doença, e a RM de alto campo (7 Tesla) tem contribuído de forma significativa na avaliação da conectividade estrutural por imageamento por tensor de difusão (DTI) e no estudo da contribuição de efeitos da doença cerebrovascular na evolução da DA.

REFERÊNCIAS

1. Jack CR Jr, Bennett DA, Blennow K, et al.; Contributors. NIA-AA Research Framework: toward a biological definition of Alzheimer's disease. Alzheimer's & Dementia: The Journal of the Alzheimer's Association. 2018;14(4):535-62.
2. Dubois B, Villain N, Frisoni GB, et al. Clinical diagnosis of Alzheimer's disease: recommendations of the International Working Group. Lancet Neurol. 2021;20(6):484-96.
3. Therriault J, Zimmer ER, Benedet AL, et al. Staging of Alzheimer's disease: past, present, and future perspectives. Trends in Molecular Medicine. 2022;28(9):726-41.
4. Coutinho AM, Busatto GF, de Gobbi Porto FH, et al. Brain PET amyloid and neurodegeneration biomarkers in the context of the 2018 NIA-AA research framework: an individual approach exploring clinical-biomarker mismatches and sociodemographic parameters. Eur J Nucl Med Mol Imaging. 2020;47(11):2666-80.
5. Chételat G, Arbizu J, Barthel H, et al. Amyloid-PET and 18F-FDG-PET in the diagnostic investigation of Alzheimer's disease and other dementias. Lancet Neurol. 2020;19(11):951-62.
6. Faria DP, Duran FL, Squarzoni P, et al. Topography of 11C-Pittsburgh compound B uptake in Alzheimer's disease: a voxel-based investigation of cortical and white matter regions. Braz J Psychiatry. 2019;41(2):101-11.

7. Vogel JW, Mattsson N, Iturria-Medina Y, et al.; Alzheimer's Disease Neuroimaging Initiative; Swedish BioFINDER Study. Data-driven approaches for tau-PET imaging biomarkers in Alzheimer's disease. Hum Brain Mapp. 2019;40(2):638-51.
8. Lagarde J, Olivieri P, Caillé F, et al. [18F]-AV-1451 tau PET imaging in Alzheimer's disease and suspected non-AD tauopathies using a late acquisition time window. J Neurol. 2019;266(12):3087-97.
9. Brendel M, Barthel H, van Eimeren T, et al. Assessment of 18F-PI-2620 as a biomarker in progressive supranuclear palsy. JAMA Neurol. 2020;77(11):1408-19.
10. Aguero C, Dhaynaut M, Normandin MD, et al. Autoradiography validation of novel tau PET tracer [F-18]-MK-6240 on human postmortem brain tissue. Acta Neuropathol Commun. 2019;7(1):37.
11. Tagai K, Ono M, Kubota M, et al. High-contrast in vivo imaging of tau pathologies in Alzheimer's and non-Alzheimer's disease Tauopathies. Neuron. 2021 Jan 6;109(1):42-58.e8.
12. Lesman-Segev OH, La Joie R, Iaccarino L, et al. Diagnostic accuracy of amyloid versus 18 f-fluorodeoxyglucose positron emission tomography in autopsy-confirmed dementia. Ann Neurol. 2021;89(2):389-401.
13. Montal V, Vilaplana E, Alcolea D, et al. Cortical microstructural changes along the Alzheimer's disease continuum. Alzheimer's & Dementia: The Journal of the Alzheimer's Association. 2018;14(3):340-51.
14. Harper L, Fumagalli GG, Barkhof F, et al. MRI visual rating scales in the diagnosis of dementia: evaluation in 184 post-mortem confirmed cases. Brain: A Journal of Neurology. 2016;139(Pt 4):1211-25.
15. Haller S, Zaharchuk G, Thomas DL, et al. Arterial spin labeling perfusion of the brain: emerging clinical applications. Radiology. 2016;281(2):337-56.
16. Hagmann P, Jonasson L, Maeder P, et al. Understanding diffusion MR imaging techniques: from scalar diffusion-weighted imaging to diffusion tensor imaging and beyond. Radiographics: A Review Publication of the Radiological Society of North America. 2006;26(Suppl 1):S205-S223.
17. Montal V, Barroeta I, Bejanin A, et al.; Down Alzheimer Barcelona Neuroimaging Initiative. Metabolite signature of Alzheimer's disease in adults with Down syndrome. Annals of Neurology. 2021;90(3):407-16.
18. Knopman DS, Amieva H, Petersen RC, et al. Alzheimer disease. Nature Reviews. Disease Primers. 2021;7(1):33.
19. Metacohorts Consortium, Dichgans M, Wardlaw J, et al. Metacohorts for the study of vascular disease and its contribution to cognitive decline and neurodegeneration: an initiative of the Joint Programme for Neurodegenerative Disease Research. Alzheimers Dement. 2016;12(12):1235-49.
20. Ter Telgte A, van Leijsen EMC, Wiegertjes K, et al. Cerebral small vessel disease: from a focal to a global perspective. Nat Rev Neurol. 2018;14(7):387-98.
21. Edwards JD, Jacova C, Sepehry AA, et al. A quantitative systematic review of domain-specific cognitive impairment in lacunar stroke. Neurology. 2013;80(3):315-22.
22. Mahammedi A, Wang LL, Williamson BJ, et al. Small vessel disease, a marker of brain health: what the radiologist needs to know. AJNR. American Journal of Neuroradiology. 2021;43(5):650-60.
23. Fazekas F, Chawluk JB, Alavi A, et al. MR signal abnormalities at 1.5 T in Alzheimer's dementia and normal aging. AJR – American Journal of Roentgenology. 1987;149(2):351-6.
24. Potter GM, Chappell FM, Morris Z, Wardlaw JM. Cerebral perivascular spaces visible on magnetic resonance imaging: development of a qualitative rating scale and its observer reliability. Cerebrovascular Diseases. 2015;39(3-4):224-231.
25. Cordonnier C, Potter GM, Jackson CA, et al. Improving interrater agreement about brain microbleeds: development of the Brain Observer MicroBleed Scale (BOMBS). Stroke; a Journal of Cerebral Circulation. 2009;40(1):94-9.
26. Studart-Neto A, Coutinho AM. From clinical phenotype to proteinopathy: molecular neuroimaging in neurodegenerative dementias. Arq Neuropsiquiatr. 2022;80(4 Suppl. 1):24-35.

27. Parmera JB, Oliveira MCB, Rodrigues RD, Coutinho AM. Progressive supranuclear palsy and corticobasal degeneration: novel clinical concepts and advances in biomarkers. Arq Neuropsiquiatr 2022;80(4 Suppl 1):1-10.
28. Vogel JW, Mattsson N, Iturria-Medina Y, et al. Data-driven approaches for tau-PET imaging biomarkers in Alzheimer's disease. Hum Brain Mapp. 2019;40:638-51.
29. Parmera JB, Coutinho AM, Aranha MR, et al. FDG-PET patterns predict amyloid deposition and clinical profile in corticobasal syndrome. Mov Disord. 2021;36(3):651-61.
30. Enkirch SJ, Traschütz A, Müller A, et al. The Erica Score: an MR imaging-based visual scoring system for the assessment of entorhinal cortex atrophy in Alzheimer disease. Radiology. 2018;288(1):226-333.
31. Harper L, Barkhof F, Fox NC, Schott JM. Using visual rating to diagnose dementia: a critical evaluation of MRI atrophy scales. Journal of Neurology, Neurosurgery, and Psychiatry. 2015;86(11): 1225-33.

11

Biomarcadores liquóricos e plasmáticos na doença de Alzheimer

Adalberto Studart-Neto
Sonia Maria Dozzi Brucki

PONTOS-CHAVE

- Os biomarcadores da doença de Alzheimer podem ser divididos de acordo com o processo patológico entre biomarcadores da patologia amiloide (A), da patologia tau (T) e de neurodegeneração (N).
- Os biomarcadores de LCR mais validados e amplamente estudados são as proteínas que caracterizam a doença de Alzheimer, principalmente o peptídeo A-beta$_{42,}$ a proteína tau hiperfosforilada (p-tau) e a proteína tau total (tau-t).
- Nos últimos anos, vem aumentando o número de publicações que demonstram novas técnicas de dosagem plasmática do peptídeo beta-amiloide e da proteína tau fosforilada.

INTRODUÇÃO

A doença de Alzheimer (DA) é a principal causa de demência no mundo e é definida patologicamente pela presença de placas senis (depósito extracelular de peptídeo beta-amiloide – A-beta) e emaranhados neurofibrilares (acúmulo intraneuronal de proteína tau hiperfosforilada), além de sinais de um processo neurodegenerativo (perda neuronal e sináptica, astrogliose e ativação de micróglia).[1,2] Os primeiros critérios para seu diagnóstico eram clínicos e de exclusão de causas possivelmente associadas ao declínio cognitivo.[3,4] O desenvolvimento de biomarcadores que possibilitam a detecção *in vivo* do processo fisiopatológico tem permitido, portanto, melhor entendimento da história natural da DA, a possibilidade de diagnóstico mais específico e precoce, bem como o desenvolvimento de tratamentos modificadores de doença.[5-8]

CONCEITO DE BIOMARCADORES E O SISTEMA ATN

Biomarcadores podem ser definidos como medidas ou indicadores de processos fisiológicos normais ou patológicos ou de respostas a uma intervenção terapêutica.[9] Em um consenso de especialistas concluiu-se que os biomarcadores da DA deveriam preencher alguns pontos estabelecidos, como refletir a característica neuropatológica da DA, documentada por meio de casos patologicamente confirmados de demência e atingindo sensibilidade de 85% e especificidade para diferenciar DA de indivíduos controles e outras demências de pelo menos 75%.[10] Para a DA, existem recomendações para um marcador biológico ideal:[10]

- Refletir um aspecto fundamental da fisiopatologia da DA.
- Indicar a presença real da DA e não meramente um risco aumentado.
- Exibir alta sensibilidade e especificidade (80% ou mais).
- Ser eficaz na predição na DA precoce ou pré-clínica.
- Permitir monitorar a gravidade da doença ou a razão de progressão.
- Indicar a eficácia da intervenção terapêutica.
- Ser não invasivo, econômico e disponível.

Os biomarcadores da DA podem ser divididos de acordo com o processo patológico entre biomarcadores da patologia amiloide (A), da patologia tau (T) e de neurodegeneração (N), resumidos como classificação AT(N) (Quadro 1).[6,11,12] Os biomarcadores também podem ser esquematizados, de acordo com o método de detecção, entre biomarcadores liquóricos e de neuroimagem.[2] Recentemente novos métodos de dosagem no soro do peptídeo A-beta$_{42}$ (e da razão A-beta$_{42}$/A-beta$_{40}$) e da proteína tau fosforilada (p-tau181, p-tau217 ou p-tau231) têm se mostrado promissores, com acurácia que pode chegar a 98%.[13] Neste capítulo, serão discutidos os biomarcadores liquóricos e plasmáticos em estudo e em uso para o diagnóstico da DA (no Capítulo 10 são discutidos os biomarcadores de neuroimagem estrutural e molecular).

A EVOLUÇÃO DOS CRITÉRIOS DIAGNÓSTICOS DA DOENÇA DE ALZHEIMER E O PAPEL DOS BIOMARCADORES

A despeito de a descrição da DA por Alois Alzheimer datar de 1906, somente em 1984 foram propostos os primeiros critérios diagnósticos clínicos por

QUADRO 1 Biomarcadores da doença de Alzheimer classificados de acordo com o processo patológico (sistema ATN)

Patologia	Biomarcador
Patologia amiloide (A)	▪ Diminuição do A-beta$_{42}$ no LCR. ▪ PET com radiotraçador para amiloide positivo.
Patologia tau (T)	▪ Aumento da proteína hiperfosforilada no LCR. ▪ PET com radiotraçador para proteína tau positivo.
Neurodegeneração (N)	▪ Aumento da proteína tau total no LCR. ▪ Atrofia cortical na ressonância magnética de crânio. ▪ Hipometabolismo regional de glicose no PET com FDG.

ATN: amiloide-tau-neurodegeneração; FDG: [^{18}F]fluorodeoxiglicose; LCR: líquido cefalorraquidiano; A-beta: peptídeo beta-amiloide; PET: tomografia por emissão de prótons.
Fonte: adaptação de Jack et al.[12]

McKhann et al.[4] Esses primeiros critérios baseavam-se apenas na presença de uma síndrome demencial amnéstica e na exclusão de diagnósticos diferenciais. Não se admitiam fases pré-demenciais nem variantes não amnésticas da doença.[4]

No entanto, nas últimas décadas têm-se observado mudanças nos critérios diagnósticos da DA à medida que novos conhecimentos da fisiopatologia e da história natural da DA foram sendo mais bem elucidados. E, sem dúvida, os biomarcadores desempenharam um papel importante para essas mudanças de paradigma.

Em 2011, um grupo de trabalho do Instituto Nacional do Envelhecimento e da Associação de Alzheimer (National Institute on Aging and Alzheimer's Association – NIA-AA) elaborou os atuais critérios diagnósticos da DA.[3,5] Esses novos critérios propuseram o conceito de estágios de evolução da doença, baseados na hipótese da "cascata amiloide".[8,14] Segundo esse modelo, a doença segue em um curso contínuo que inicia a partir de uma fase pré-clínica (definida como ausência de um declínio cognitivo e presença de biomarcadores positivos para patologia Alzheimer), seguida por uma fase de comprometimento cognitivo leve (CCL) e, por fim, uma fase de demência devido à DA.[3,5] Pela primeira vez também, passou-se a admitir fases pré-demenciais e a possibilidade de variantes não amnésticas da DA (atrofia cortical posterior, variante logopênica das afasias progressivas primárias e variante disexecutiva/comportamental).

De modo geral, os critérios diagnósticos de 2011 definem a demência devido à DA como uma síndrome demencial de início insidioso, lentamente progressivo, podendo ser amnéstica ou não amnéstica e excluindo diagnósticos diferenciais por meio de exames laboratoriais e de neuroimagem estrutural.[3,15] O uso de biomarcadores é recomendado apenas em casos selecionados: demências de início pré-senil (< 65 anos), demências rapidamente progressivas, demências atípicas ou para diagnósticos diferenciais com outras demências neurodegenerativas.[16] Estudos posteriores mostram que esses critérios clínicos de 2011, sem o uso de biomarcadores, apresentam sensibilidade de 70,9 a 87,3% e especificidade baixa, de 44,3 a 70,8%, quando comparados com diagnóstico patológico.[17] Em outro estudo, o uso de biomarcadores levou a mudança do diagnóstico em 36% dos casos de demência de diagnóstico incerto.[16]

Os biomarcadores também foram incorporados para o auxílio diagnóstico de CCL decorrente da DA.[18] Existem dois conjuntos de critérios que podem ser utilizados para o diagnóstico de CCL decorrente da DA:

1. Critérios clínicos centrais: para uso na prática clínica, sem a necessidade de testes ou procedimentos altamente especializados.
2. Critérios de pesquisa clínica: que incorporam informações obtidas a partir do uso de biomarcadores e são destinados sobretudo a contextos de pesquisa, centros especializados e ensaios clínicos. Nos critérios de pesquisa clínica devem ser preenchidos os critérios de CCL decorrente da DA, e as informações obtidas mediante biomarcadores podem conferir diferentes graus de probabilidade à etiologia de DA.

Ainda nos critérios de 2011, a fase pré-clínica, por sua, vez, foi dividida em três estágios.[5] No estágio 1, chamado de amiloidose assintomática, ocorre um acúmulo de A-beta no sistema nervoso central, evidenciado pela redução dos níveis de A-beta no líquido cefalorraquidiano (LCR) e/ou pela positividade no tomografia por emissão de pósitrons (PET) amiloide. O estágio 2 é caracterizado por amiloidose com neurodegeneração, em que ocorrem aumento dos níveis da proteína tau total e tau hiperfosforilada no LCR, alterações do metabolismo cerebral observadas no PET-FDG ([^{18}F]fluorodeoxiglicose) e os primeiros sinais de atrofia (nos lobos temporais mediais, nas regiões paralímbicas e no córtex de associação temporoparietal). No estágio 3 da fase pré-clínica da DA, surgem os primeiros sinais de declínio cognitivo, que inicialmente são muito sutis. Embora esses critérios diagnósticos de 2011 mencionem pela primeira vez a fase pré-clínica da DA, não há recomendação do diagnóstico dessa fase na prática clínica, ficando esse conceito de DA pré-clínica restrito para a pesquisa clínica.

Mais recentemente, em 2018, a NIA-AA propôs novos critérios para definição biológica da DA baseada em biomarcadores de acordo com o sistema AT(N), visando especialmente a ensaios clínicos, em que se necessita da certeza do processo patológico envolvido (Quadro 2).[12] O objetivo desses critérios de 2018 é aplicá-los na pesquisa clínica, enquanto os critérios de 2011 continuariam válidos para uso na assistência clínica.[12,19] De acordo com os critérios de 2018, a DA é definida pela positividade dos biomarcadores para amiloide (A+) e tau

QUADRO 2 Categorias diagnósticas segundo o sistema ATN dentro do *continuum* da definição biológica da doença de Alzheimer

Perfil ATN	Categoria segundo o perfil de biomarcadores
A– T– N–	Biomarcadores de DA normais
A+ T– N–	Alterações patológicas de Alzheimer
A+ T+ N–	Doença de Alzheimer (sem neurodegeneração)
A+ T+ N+	Doença de Alzheimer (com neurodegeneração)
A+ T– N+	Alterações patológicas de Alzheimer + patologia não Alzheimer*
A– T+ N-	Patologia não Alzheimer*
A– T– N+	Patologia não Alzheimer*
A– T+ N+	Patologia não Alzheimer*

* No inglês: *suspected non-Alzheimer's pathophysiology* ou SNAP.
ATN: amiloide-tau-neurodegeneração; DA: doença de Alzheimer.
Fonte: adaptação de Jack et al.[12]

(T+), independentemente da presença ou não de neurodegeneração (N– ou +). Quando há a presença apenas de A-beta (A+), mas sem evidência da patologia tau (T–), a denominação é de "alterações patológicas de Alzheimer". Representa, portanto, o estágio inicial da DA (amiloidose sem taupatia) de acordo com a hipótese da "cascata amiloide". Quando houver positividade para proteína tau (T+) e/ou para neurodegeneração (N+), mas negatividade para patologia amiloide (A–), o diagnóstico de patologia Alzheimer deve ser excluído e passa-se a denominar Snap (do inglês *suspected non-Alzheimer's pathophysiology*).

O termo "síndrome clínica de doença de Alzheimer" ficou reservado para a situação em que o paciente preencha os critérios clínicos de DA (amnéstica ou suas variantes não amnésticas) possível ou provável, mas em que não se tenham informações de biomarcadores amiloide ou tau. Ademais, pela primeira vez um critério de DA incluiu o declínio cognitivo subjetivo (DCS) como um estágio da doença, estabelecendo que existe um *continuum* que vai do cognitivamente normal para a demência, passando pelo DCS e pelo CCL como fases intermediárias.

Em 2021, outro grupo internacional (International Working Group – IWG), em contraposição aos critérios de 2018 da NIA-AA, criticou a importância excessiva do uso de biomarcadores para o diagnóstico da DA.[20] Eles alegam que vários estudos mostram o aumento da frequência de amiloidose e neurodegeneração associado ao envelhecimento mesmo em indivíduos cognitivamente normais,[7,21,22] embora a presença de amiloidose em idosos normais esteja associada a maiores taxas de progressão para declínio cognitivo.[7,21,23-27] A recomendação do IWG é que o diagnóstico da DA seja restrito a pessoas com biomarcadores A+T+ e que apresentem uma síndrome cognitiva compatível com a doença.[20] Essa definição da IWG, portanto, tornaria o diagnóstico de DA restrito apenas para as fases de CCL e demência com evidência dos biomarcadores A+T+, o que, por um lado, aumenta a especificidade. Outro ponto de crítica à supervalorização do uso de biomarcadores para o diagnóstico de DA é a alta prevalência de patologia mista, em especial nas faixas etárias senis. A positividade dos biomarcadores A e T não significa que a DA seja a principal causa do declínio cognitivo, situação na qual outras patologias, como alfassinucleinopatias ou doença cerebrovascular, possam ser o principal fator do declínio cognitivo.[16]

BIOMARCADORES AMILOIDE E TAU NO LÍQUIDO CEFALORRAQUIDIANO

A mensuração de biomarcadores no líquido cefalorraquidiano (LCR) tem sido estudada desde o início dos anos de 1990, inicialmente para utilização em pesquisa e, mais recentemente, na prática clínica. Seu uso está descrito desde os critérios de 2011,[3] para fornecer a maior certeza diagnóstica. Os biomarcadores de LCR mais validados e amplamente estudados são as proteínas que caracterizam a DA, principalmente o peptídeo A-beta$_{42}$, a proteína tau hiperfosforilada (p-tau) e a proteína tau total (tau-t). A DA caracteriza-se, no LCR, pela redução do A-beta$_{42}$ e pelo aumento da p-tau181 e da tau-t. Esse padrão é conhecido como a "assinatura da DA no LCR".

Importante ressaltar que a coleta do LCR é recomendada não apenas quando se deseja mensurar os biomarcadores de DA, mas também quando há dúvidas no diagnóstico nosológico do declínio cognitivo. Isso comumente ocorre em casos de demência rapidamente progressiva, de início pré-senil ou nas demências atípicas. Portanto, em casos em que doenças infecciosas, inflamatórias autoimunes e neoplásicas estão entre os diagnósticos diferenciais, a punção lombar para coleta do LCR deve ser realizada.[16]

O A-beta$_{42}$ é encontrado caracteristicamente reduzido no LCR de indivíduos com DA desde as fases pré-clínicas ou assintomáticas. Acredita-se que o A-beta$_{42}$ se reduz no LCR, pois ele se deposita no parênquima cerebral em sua forma insolúvel, formando as placas neuríticas e senis.[16] Além da dosagem da A-beta$_{42}$, a redução na razão A-beta$_{42}$/A-beta$_{40}$ no LCR tem se mostrado bastante sensível na identificação da DA. O peptídeo beta-amiloide de 40 aminoácidos (A-beta$_{40}$) apresenta altas taxas de concentração no LCR e não sofre variações na DA, diferentemente do A-beta$_{42}$. Isso faz a razão A-beta$_{42}$/A-beta$_{40}$ no LCR diminuir progressivamente na evolução da doença.[28] Estudos mostraram que o cálculo dessa razão tem maior acurácia no diagnóstico de DA que a dosagem isolada do A-beta$_{42}$.[29] A razão A-beta$_{42}$/A-beta$_{40}$ também mostrou maior taxa de concordância com o PET amiloide do que a medida isolada do A-beta$_{42}$.[30]

Uma metanálise com 131 estudos mostrou que as concentrações liquóricas do A-beta$_{42}$ em pacientes com DA diminuem para cerca de 56% dos níveis considerados normais.[31] Já em um estudo *post-mortem*, foi encontrada uma associação entre a baixa concentração do A-beta$_{42}$ no LCR intraventricular e a alta carga de placas senis.[32] Uma curva mais acentuada de queda nos níveis de A-beta$_{42}$ no LCR existe durante o início do processo patológico da doença, além de relativa estabilidade com sua progressão, ao contrário dos níveis de proteína tau, que mudam lentamente durante a evolução.[33]

Estudos comparando o PET amiloide e os níveis de A-beta$_{42}$ no LCR mostram concordância próxima a 90% na maioria dos estudos.[28] Em um estudo longitudinal com idosos sem demências, Palmqvist et al. observaram que o grupo com concentrações baixas de A-beta$_{42}$ no LCR e com PET amiloide negativo evoluíram com maior taxa de positividade no PET, em comparação aos sujeitos com A-beta$_{42}$ normal.[34] Esse achado sugere que as alterações no LCR antecedem as do PET amiloide, explicando a não concordância em 100% entre os dois biomarcadores. Importante destacar que são estudos em sujeitos assintomáticos. Em pacientes em estágio de demência, espera-se que haja concordância de 100% entre os dois biomarcadores.

A proteína p-tau é o outro componente que define a DA em conjunto com o peptídeo beta-amiloide (A+T+). Seu aumento sem que haja diminuição do A-beta$_{42}$ não permite o diagnóstico de DA. Os principais ensaios usados para dosagem da proteína p-tau quantificam a tau fosforilada na treonina-181 (p-tau181), que se mostrou com melhor acurácia para diferenciar DA de controles normais ou de outras patologias degenerativas. Ensaios usando p-tau231 e p-tau199 mostram ter boa acurácia.[29] A razão do nível de p-tau/A-beta$_{42}$ também se mostrou útil no diagnóstico da DA, com sensibilidade de 91,6% e especificidade de 85,7%.[35]

O t-tau é a medida de todas as isoformas da proteína tau, independentemente do estado de fosforilação. Portanto, não é uma medida específica de DA. De fato, seu aumento pode ser observado em outras condições em que há dano neuronal, tanto de natureza degenerativa como em doenças não degenerativas agudas (é o caso do acidente vascular cerebral). Na doença de Creutzfeldt-Jakob, por exemplo, o t-tau aumenta 10 a 20 vezes os valores observados na DA. Por outro lado, não se observa aumento da p-tau em patologias não Alzheimer, indicando que esse é um biomarcador específico da DA. Por isso, o t-tau é considerado um biomarcador de neurodegeneração e seu aumento não é necessário para o diagnóstico da DA.

Vários estudos demonstraram a validade da utilização dos biomarcadores no LCR em estágios pré-demenciais da DA.[36-38] Em indivíduos diagnosticados como CCL amnéstico, existe heterogeneidade entre os biomarcadores, variando entre um perfil mais próximo da normalidade e outro mais próximo daqueles encontrados na DA.[39] No estudo de Mattsson et al.[37] realizado em 12 centros da Europa e EUA, mostrou-se que aqueles com CCL que evoluíram para demência decorrente de DA tiveram mais altos índices de t-tau e p-tau e menores índices de A-beta$_{42}$ do que os controles ou aqueles com CCL que permaneceram estáveis durante o seguimento de 4 anos. Hansson et al., por sua vez, acompanharam 180 idosos com CCL por um período de 4 a 6 anos e encontraram associação entre A-beta$_{42}$ baixa e p-tau e t-tau elevadas no LCR, além de maior risco de conversão em demência decorrente de DA.[40]

Em outro estudo, com 100 pacientes com confirmação patológica de DA e demência não DA e 100 indivíduos controles, os níveis de biomarcadores tiveram boa acurácia. Os indivíduos com demência foram discriminados dos controles com sensibilidade de 86% e especificidade de 89%. Os níveis de A-beta$_{42}$ e t-tau discriminaram pacientes com DA de controles e outras demências de maneira contundente, com sensibilidade de 90% e especificidade de 89%. Pacientes com DA foram discriminados de outras demências com medidas de p-tau e A-beta$_{42}$, com sensibilidade de 80% e especificidade de 93%.[41]

Apesar de vários estudos mostrando a boa acurácia dos biomarcadores liquóricos da DA, um dos maiores desafios tem sido a alta variabilidade entre os laboratórios, bem como a alta taxa de erros pré-analíticos e analíticos.[6,29] Isso leva muitas vezes o clínico a desconsiderar o resultado do LCR quando há divergência com a hipótese diagnóstica e a buscar métodos de neuroimagem molecular como biomarcador. Vários são os fatores que influenciam no resultado dos três biomarcadores:

- O horário em que foi coletado o LCR.
- A agulha usada para a coleta do LCR.
- O tipo de tubo em que é armazenado o LCR.
- A temperatura de armazenamento do LCR.
- O volume de LCR coletado.
- O método de ensaio para análise do LCR.

A mensuração do A-beta$_{42}$ sofre mais interferência dessas variáveis pré-analíticas e analíticas do que o p-tau e o t-tau.[6,29] Por exemplo, o Aβ_{42} apresenta uma taxa de adsorção e adesão à parede dos tubos normalmente usados para coleta de LCR. Por isso, a recomendação é usar tubos de polipropileno ditos como de baixa ligação (*low-binding* ou LoB). Interessante notar que a razão A-beta$_{42}$/A-beta$_{40}$ sofre menos variação que a concentração do A-beta$_{42}$ isoladamente.[6]

Com o objetivo de diminuir a variabilidade entre laboratórios e a taxa de resultados falsos, a Alzheimer's Association criou um programa de controle de qualidade para biomarcadores no LCR.[6,29] Em 2021, novas recomendações foram publicadas, em especial nas etapas pré-analíticas:[6]

- Desprezar os primeiros 2 mL de LCR.
- Usar tubos de polipropileno do tipo LoB.
- Coletar de 2,5 a 10 mL de volume de LCR.
- Evitar transferir a alíquota de LCR para outro tubo.
- O armazenamento do LCR fresco deve ser de no máximo 2 dias.
- Se LCR resfriado entre 2 e 8°C, o prazo de armazenamento é de até 14 dias.
- Não precisa o LCR fresco, apenas se tiver sido congelado.
- Se não houver contaminação visível com sangue, não é necessário centrifugar.
- LCR contaminado com sangue deve ser centrifugado e armazenado entre 4 e –20°C.
- O transporte do tubo pode interferir no resultado do A-beta$_{42}$ e por isso deve ser feito na posição ereta.

Esse tipo de cuidado é muito importante, na medida em que, na prática clínica, o médico dará o diagnóstico a um paciente único, portanto existe necessidade de grande certeza no exame que se apresenta.

Os primeiros métodos de dosagem dos biomarcadores foram com ensaios de Elisa (Innotest®) ou em ensaios multiplex por tecnologia Luminex®.[29] Entretanto, mesmo aplicando as recomendações sugeridas pela Alzheimer's Association, o coeficiente de variabilidade entre laboratórios chega a 15 a 25%. Por isso, nos últimos anos, laboratórios têm se esforçado para desenvolver plataformas totalmente automatizadas para pesquisa dos biomarcadores. Bittner et al. publicaram um método 100% automatizado baseado em imunoensaio de eletroquimioluminescência (Elecsys®) que mostrou uma baixa taxa de variabilidade de 1 a 4%, muito menor do que nos métodos de Elisa e Luminex.[42] Estudos comparando com PET amiloide mostraram uma taxa de concordância de 90% com o valor do A-beta$_{42}$ e com a razão p-tau/A-beta$_{42}$.[43]

BIOMARCADORES PLASMÁTICOS

Nos últimos anos, vem aumentando o número de publicações demonstrando novas técnicas de dosagem plasmática do peptídeo beta-amiloide e da proteína tau fosforilada.[13,44] Anteriormente, várias tentativas de ensaios tinham falhado, mas os atuais estudos têm mostrado que imunoensaios mais sensíveis e com melhor acurácia têm possibilitado a realização da pesquisa de biomarcadores plasmáticos para DA.[45,46] Além do A-beta$_{42}$ e do p-tau, outros biomarcadores plasmáticos têm sido estudados, entre os neurofilamentos de cadeia leve.[13,16]

Com o avanço dessa tecnologia e com estudos mostrando a boa acurácia clínica, os biomarcadores plasmáticos serão uma opção para os pacientes que não possam ou se recusem a fazer a punção lombar. Outro papel que os biomarcadores séricos podem exercer é o de triagem, com sua positividade direcionando para métodos mais específicos como PET amiloide/tau ou biomarcadores liquóricos feitos a partir de ensaios automatizados.

Peptídeo beta-amiloide

A dosagem de peptídeo beta-amiloide plasmático tornou-se viável e com maior acurácia a partir de métodos de espectroscopia de massa e de imunoensaios ultrassensíveis automatizados como *ultrasensitive single molecule array* (Simoa) e o de eletroquimioluminescência (Elecsys®).[45,46] A dosagem plasmática de peptídeo beta-amiloide A-beta$_{42}$ e sua razão com o peptídeo A-beta$_{40}$ (razão A-beta$_{42}$/A-beta$_{40}$) refletem a deposição cerebral, permitindo discriminação entre indivíduos "amiloide-positivos" e "amiloide-negativos", mesmo em indivíduos assintomáticos.[47,48] A acurácia da razão A-beta$_{42}$/A-beta$_{40}$, em comparação ao PET amiloide ou ao LCR, varia entre 77 e 97% com técnicas de espectroscopia de massa e de 65 a 78% com imunoensaios.[13,49]

Interessante o fato de que, na DA esporádica, observa-se uma diminuição do A-beta$_{42}$, refletindo a deposição do peptídeo no parênquima, mas nas formas autossômicas dominantes de DA, observa-se um aumento na concentração do A-beta$_{42}$.[13] Provavelmente esse aumento do A-beta$_{42}$ plasmático indica o mecanismo de aumento de produção geneticamente mediada. Todavia, essa não deve ser a única explicação, uma vez que a concentração do A-beta$_{42}$ é reduzida no LCR dos pacientes com DA autossômica dominante, tal como ocorre nas formas esporádicas.

O principal problema do A-beta$_{42}$ plasmático e da razão A-beta$_{42}$/A-beta$_{40}$ é a pequena diferença (10 a 15%) entre os resultados dos indivíduos "amiloide positivos" e os dos "amiloide negativos", em comparação com 50% de diferença no LCR.[44] Uma explicação para essa estreita margem de variação é que a dosagem do beta-amiloide plasmático pode ser influenciada por sua produção extracerebral.[44] Por conseguinte, a razão A-beta$_{42}$/A-beta$_{40}$ plasmática é um biomarcador de patologia amiloide menos robusto do que o LCR, e, como referido anteriormente, a pesquisa sérica pode servir como biomarcador de triagem.[44]

Proteína tau fosforilada

Na procura de métodos com melhor custo-efetividade e menor invasão, os marcadores plasmáticos de tau são bastante promissores, com a dosagem da proteína tau fosforilada em diversas posições (p-tau181, p-tau217 e na p-tau231).[13,16,46,50] Ambas as p-tau têm demonstrado boa acurácia (entre 80 e 98%) e correlação com a evolução da doença, desde fases muito precoces, refletindo o processo neuropatológico.[13,47,48] A acurácia mostrou-se maior que nos ensaios do peptídeo beta-amiloide plasmático.

Mielke et al., por exemplo, mostraram que a correlação entre p-tau181 plasmático e o PET tau aumentava de acordo com a gravidade clínica da DA.[51] Interessante observar que, nesse mesmo estudo, p-tau181 também se associou ao resultado do PET amiloide.[51] Palmqvist et al. encontraram a mesma associação entre p-tau181 e PET amiloide, indicando que mesmo um biomarcador tau pode predizer o *status* amiloide.[52] Ptau-181 e p-tau217 também se mostraram muito úteis para diferenciar pacientes com DA daqueles com taupatias primárias.[13,53] Além disso, p-tau231 altera-se antes da positividade do PET tau.[50] Em estudos com amostras de pacientes com DA autossômica dominante, tanto p-tau181 como p-tau217 aumentam no sangue 16 a 24 anos antes do sintomas da doença.[13] P-tau231, por sua vez, mostrou a mais precoce das formas de p-tau.[13,44]

PERSPECTIVAS FUTURAS DE NOVOS BIOMARCADORES LIQUÓRICOS E SÉRICOS

Ainda são vários os desafios no diagnóstico de DA por meio de biomarcadores, mas certamente temos observado avanços nas técnicas de detecção no LCR e no sangue. Entre os desafios está a maior disponibilidade dos novos ensaios automatizados no LCR e a validação clínica dos biomarcadores plasmáticos. Além disso, novos biomarcadores de injúria neuronal vêm sendo desenvolvidos (como a proteína fibrilar ácida da glia ou GFAP).[13] Outros estudos têm sido feitos com neurogranina e neurofilamento de cadeia leve, porém ainda com resultados a serem mais bem avaliados para uso na prática clínica. Os avanços nos biomarcadores serão importantes em especial quando drogas modificadoras de doença se tornarem uma realidade na prática clínica.

Devemos lembrar que, em indivíduos pré-sintomáticos, a positividade em biomarcadores é um aumento de risco para doença de Alzheimer (seja comprometimento cognitivo leve ou demência), porém não uma certeza.

REFERÊNCIAS

1. Scheltens P, Strooper BD, Kivipelto M, et al. Seminar Alzheimer' s disease. 2021;397.
2. Knopman DS, Amieva H, Petersen RC, et al. Alzheimer disease. Nat Rev Dis Prim. 2021;7(1):1-21.
3. McKhann GM, Knopman DS, Chertkow H, et al. The diagnosis of dementia due to Alzheimer's disease: recommendations from the National Institute on Aging-Alzheimer's Association workgroups on diagnostic guidelines for Alzheimer's disease. Alzheimer's Dement. 2011;7(3):263-9.
4. McKhann G, Drachman D, Folstein M, et al. Clinical diagnosis of Alzheimer's disease: report of the NINCDS-ADRDA Work Group under the auspices of Department of Health and Human Services Task Force on Alzheimer's Disease. Neurology. 1984;34(7):939-44.
5. Sperling RA, Aisen PS, Beckett LA, et al. Toward defining the preclinical stages of Alzheimer's disease: recommendations from the National Institute on Aging-Alzheimer's Association workgroups on diagnostic guidelines for Alzheimer's disease. Alzheimer's Dement. 2011;7(3):280-92.
6. Hansson O, Batrla R, Brix B, et al. The Alzheimer's Association international guidelines for handling of cerebrospinal fluid for routine clinical measurements of amyloid β and tau. Alzheimer's Dement. 2021;17(9):1575-82.
7. Landau SM, Mintun MA, Joshi AD, et al. Amyloid deposition, hypometabolism, and longitudinal cognitive decline. Ann Neurol. 2012;72(4):578-86.
8. Jack CR, Knopman DS, Jagust WJ, et al. Hypothetical model of dynamic biomarkers of the Alzheimer's pathological cascade. Lancet Neurol. 2010;9(1):119-28.
9. Califf RM. Biomarker definitions and their applications. Exp Biol Med. 2018;243(3):213-21.
10. Klunk WE. Biological markers of Alzheimer' s Disease. 1998;19(2):145-7.
11. Hampel H, Cummings J, Blennow K, et al. Developing the ATX(N) classification for use across the Alzheimer disease continuum. Nat Rev Neurol. 2021;17(9):580-9.
12. Jack CR, Bennett DA, Blennow K, et al. NIA-AA Research Framework: toward a biological definition of Alzheimer's disease. Alzheimer's Dement. 2018;14(4):535-62.
13. Teunissen CE, Verberk IMW, Thijssen EH, et al. Blood-based biomarkers for Alzheimer's disease: towards clinical implementation. Lancet Neurol. 2022;21(1):66-77.
14. Hardy JA, Higgins GA. Alzheimer's disease: the amyloid cascade hypothesis. Science. 1992;256 (5054):184-5.
15. Frota NAF, Nitrini R, Damasceno BP, et al. Criteria for the diagnosis of Alzheimer's disease: recommendations of the Scientific Department of Cognitive Neurology And Aging of the Brazilian Academy of Neurology [Critérios para o diagnóstico de doença de Alzheimer: recomendações do Departamento Cien. Dement e Neuropsycho. 2011;5(3):146-52. Disponível em: https://www.scielo.br/j/dn/a/ZzR767Jgv7KQx5SkTQ6fSLK/?format=pdf&lang=en. Acesso em: 12 jun. 2023.
16. Schindler SE. Fluid biomarkers in dementia diagnosis. Contin Lifelong Learn Neurol. 2022;28(3):822-33.
17. Lesman-Segev OH, La Joie R, Iaccarino L, et al. Diagnostic accuracy of amyloid versus 18F-Fluorodeoxyglucose positron emission tomography in autopsy-confirmed dementia. Ann Neurol. 2021;89(2):389-401.
18. Albert MS, DeKosky ST, Dickson D, et al. The diagnosis of mild cognitive impairment due to Alzheimer's disease: recommendations from the National Institute on Aging-Alzheimer's Association workgroups on diagnostic guidelines for Alzheimer's disease. Alzheimer's Dement. 2011;7(3):270-9.
19. Knopman DS, Haeberlein SB, Carrillo MC, et al. The National Institute on Aging and the Alzheimer's Association Research Framework for Alzheimer's disease: perspectives from the Research Roundtable. Alzheimer's Dement. 2018;14(4):563-75.
20. Dubois B, Villain N, Frisoni GB, et al. Clinical diagnosis of Alzheimer's disease: recommendations of the International Working Group. Lancet Neurol. 2021;20(6):484-96.

21. Jack CR, Wiste HJ, Weigand SD, et al. Age-specific population frequencies of cerebral β-amyloidosis and neurodegeneration among people with normal cognitive function aged 50-89 years: a cross-sectional study. Lancet Neurol. 2014;13(10):997-1005.
22. Toledo JB, Zetterberg H, Van Harten AC, et al. Alzheimer's disease cerebrospinal fluid biomarker in cognitively normal subjects. Brain. 2015;138(9):2701-15.
23. Toledo JB, Bjerke M, Chen K, et al. Memory, executive, and multidomain subtle cognitive impairment: clinical and biomarker findings. Neurology. 2015;85(2):144-53.
24. Snitz BE, Weissfeld LA, Lopez OL, et al. Cognitive trajectories associated with β-amyloid deposition in the oldest-old without dementia. Neurology. 2013;80(15):1378-84.
25. Villain N, Chételat G, Grassiot B, et al. Regional dynamics of amyloid-β deposition in healthy elderly, mild cognitive impairment and Alzheimer's disease: a voxelwise PiB-PET longitudinal study. Brain. 2012;135(7):2126-39.
26. Resnick SM, Sojkova J, Zhou Y, et al. Longitudinal cognitive decline is associated with fibrillar amyloid-beta measured by [11C]PiB. Neurology. 2010;74(10):807-15.
27. Doré V, Villemagne VL, Bourgeat P, et al. Cross-sectional and longitudinal analysis of the relationship between aβ deposition, cortical thickness, and memory in cognitively unimpaired individuals and in alzheimer disease. JAMA Neurol. 2013;70(7):903-11.
28. Blennow K, Zetterberg H. The past and the future of Alzheimer's disease fluid biomarkers. J Alzheimer's Dis. 2018;62(3):1125-40.
29. Blennow K, Zetterberg H. Biomarkers for Alzheimer's disease: current status and prospects for the future. J Intern Med. 2018;284(6):643-63.
30. Lewczuk P, Matzen A, Blennow K, et al. Cerebrospinal fluid Aβ42/40 corresponds better than Aβ42 to amyloid PET in Alzheimer's disease. J Alzheimer's Dis. 2017;55(2):813-22.
31. Olsson B, Lautner R, Andreasson U, et al. CSF and blood biomarkers for the diagnosis of Alzheimer's disease: a systematic review and meta-analysis. Lancet Neurol. 2016;15(7):673-84.
32. Strozyk D, Blennow K, White LR, Launer LJ. CSF Aß 42 levels correlate with amyloid-neuropathology in a population-based autopsy study. Neurology. 2003;60(4):652-6.
33. Caroli A, Frisoni GB. The dynamics of Alzheimer's disease biomarkers in the Alzheimer's Disease Neuroimaging Initiative cohort. Neurobiol Aging. 2010;31(8):1263-74.
34. Palmqvist S, Mattsson N, Hansson O. Cerebrospinal fluid analysis detects cerebral amyloid-β accumulation earlier than positron emission tomography. Brain. 2016;139(4):1226-36.
35. Tapiola T, Alafuzoff I, Herukka SK, et al. Cerebrospinal fluid β-amyloid 42 and tau proteins as biomarkers of Alzheimer-type pathologic changes in the brain. Arch Neurol. 2009;66(3):382-9.
36. Zetterberg H. Cerebrospinal fluid markers for prediction of Alzheimer's disease. Neurosci Lett. 2003;352:67-9.
37. Mattsson N, Ewers M, Rich K, et al. CSF biomarkers and incipient Alzheimer disease. JAMA. 2009;302(4):385-93.
38. Vemuri P, Wiste HJ, Weigand SD, et al. MRI and CSF biomarkers in normal, MCI, and AD subjects: predicting future clinical change. Neurology. 2009;73(4):294-301.
39. Nettiksimmons J, DeCarli C, Landau S, Beckett L. Biological heterogeneity in ADNI amnestic mild cognitive impairment. Alzheimers Dement. 2014;10(5):511-521.e1.
40. Hansson O, Zetterberg H, Buchhave P, et al. Association between CSF biomarkers and incipient Alzheimer's disease in patients with mild cognitive impairment: a follow-up study. Lancet Neurol. 2006;5(3):228-34.
41. Engelborghs S, De Vreese K, Van de Casteele T, et al. Diagnostic performance of a CSF-biomarker panel in autopsy-confirmed dementia. Neurobiol Aging. 2008;29(8):1143-59.
42. Bittner T, Zetterberg H, Teunissen CE, et al. Technical performance of a novel, fully automated electrochemiluminescence immunoassay for the quantitation of β-amyloid (1-42) in human cerebrospinal fluid. Alzheimer's Dement. 2016;12(5):517-26.

43. Hansson O, Seibyl J, Stomrud E, et al. CSF biomarkers of Alzheimer's disease concord with amyloid-β PET and predict clinical progression: a study of fully automated immunoassays in BioFINDER and ADNI cohorts. Alzheimer's Dement. 2018;14(11):1470-81.
44. Zetterberg H. Biofluid-based biomarkers for Alzheimer's disease-related pathologies: an update and synthesis of the literature. Alzheimer's Dement. 2022;(December 2021):1-7.
45. De Meyer S, Schaeverbeke JM, Verberk IMW, et al. Comparison of Elisa- and Simoa-based quantification of plasma Aβ ratios for early detection of cerebral amyloidosis. Alzheimer's Res Ther. 2020;12(1):1-16.
46. Bayoumy S, Verberk IMW, den Dulk B, et al. Clinical and analytical comparison of six Simoa assays for plasma P-tau isoforms P-tau181, P-tau217, and P-tau231. Alzheimer's Res Ther. 2021;13(1).
47. Vergallo A, Mégret L, Lista S, et al. Plasma amyloid β 40/42 ratio predicts cerebral amyloidosis in cognitively normal individuals at risk for Alzheimer's disease. Alzheimer's Dement. 2019;15(6):764-75.
48. Nakamura A, Kaneko N, Villemagne VL, et al. High performance plasma amyloid-β biomarkers for Alzheimer's disease. Nature. 2018;554(7691):249-54.
49. Janelidze S, Teunissen CE, Zetterberg H, et al. Head-to-head comparison of 8 plasma amyloid-β 42/40 assays in Alzheimer disease. JAMA Neurol. 2021;78(11):1375-82.
50. Ossenkoppele R, van der Kant R, Hansson O. Tau biomarkers in Alzheimer's disease: towards implementation in clinical practice and trials. Lancet Neurol. 2022;21(8):726-34.
51. Mielke MM, Hagen CE, Xu J, et al. Plasma phospho-tau181 increases with Alzheimer's disease clinical severity and is associated with tau- and amyloid-positron emission tomography. Alzheimer's Dement. 2018;14(8):989-97.
52. Palmqvist S, Insel PS, Stomrud E, et al. Cerebrospinal fluid and plasma biomarker trajectories with increasing amyloid deposition in Alzheimer's disease. EMBO Mol Med. 2019;11(12):1-13.
53. Palmqvist S, Janelidze S, Quiroz YT, et al. Discriminative accuracy of plasma phospho-tau217 for Alzheimer disease vs other neurodegenerative disorders. JAMA. 2020;324(8):772-81.

12

Tratamentos farmacológicos da cognição

Danielle Calil de Sousa
Paulo Caramelli

PONTOS-CHAVE

- Terapias sintomáticas da doença de Alzheimer.
- Terapias modificadoras da doença de Alzheimer.
- Tratamento da doença de Alzheimer.

INTRODUÇÃO

A doença de Alzheimer (DA) é a causa mais prevalente de demência em idosos.[1] É uma doença neurodegenerativa, crônica, de curso progressivo, que se manifesta por comprometimento cognitivo (alterações de memória episódica como sintoma inicial e mais proeminente na maioria dos casos) e alterações comportamentais, levando a impacto negativo na funcionalidade do indivíduo.

A primeira descrição histopatológica da doença foi realizada por Alois Alzheimer em 1906, a partir do exame neuropatológico do cérebro de uma paciente falecida aos 55 anos, com declínio cognitivo e alterações de comportamento iniciadas 4 anos antes. Nessa avaliação, foi identificada a presença de placas amiloides extracelulares e de emaranhados neurofibrilares intracelulares, que são considerados os principais achados histopatológicos dessa doença até os dias atuais.

A hipótese da cascata amiloide,[2] publicada na década de 1990, permanece como modelo dominante para explicar a patogênese da DA. O acúmulo cerebral de peptídeo beta-amiloide proporciona diferentes vias biológicas que contribuem para a neurodegeneração: resposta inflamatória, estresse oxidativo, excitotoxicidade glutamatérgica, formação de emaranhados neurofibrilares e ativação de cascata apoptótica neuronal.

Além disso, esses marcos patológicos mantêm interações recíprocas complexas com lesões de cunho colinérgico.[3] Estudos *post-mortem* demonstraram perda de inervação colinérgica associada com e provavelmente causada por emaranhados neurofibrilares. Por outro lado, há evidências de que agonistas muscarínicos (principalmente M1) podem promover uma regulação para baixo (*down regulation*) de vias amiloidogênicas e de vias produtoras de tau. Outros estudos observaram que a perda de controle vasomotor mediado por acetilcolina na barreira hematoencefálica pode alterar a dinâmica de drenagem de moléculas como o peptídeo beta-amiloide.

A compreensão desses mecanismos fisiopatológicos ainda não é completamente elucidada, mas é uma etapa indispensável para o desenvolvimento de terapias específicas contra a doença.[4,5] O reconhecimento da complexidade que envolve esses diferentes mecanismos sugere que o tratamento da DA tenha maior sucesso pela combinação de terapias farmacológicas que envolvam mais de um alvo patogênico (Figura 1).

As terapias farmacológicas para a DA podem ser dicotomizadas em dois grandes grupos: terapias sintomáticas e terapias modificadoras de doença.

TERAPIAS SINTOMÁTICAS

Os fármacos pertencentes à classe de terapias sintomáticas não possuem capacidade de retardar a progressão do processo demencial, embora possam temporariamente atenuar os sintomas cognitivos e neuropsiquiátricos da doença, com benefícios funcionais.

Inibidores da colinesterase

Essa classe farmacológica promove a inibição de enzimas colinesterases como acetilcolinesterase (AChE) e, em alguns casos, butirilcolinesterase (BuChE), responsáveis pela degradação de acetilcolina na fenda sináptica. Consequentemente, há um aumento do estímulo colinérgico no sistema nervoso central.

A tacrina foi o primeiro medicamento dessa classe a ser disponibilizado no mercado para utilização em ampla escala, porém o efeito de hepatotoxicidade foi o principal responsável para seu desuso. Atualmente, há três fármacos licenciados pela Agência Nacional de Vigilância Sanitária (Anvisa) e disponibilizados pelo Ministério da Saúde para tratamento da demência devida à DA: donepezila, galantamina e rivastigmina (Quadros 1 e 2).

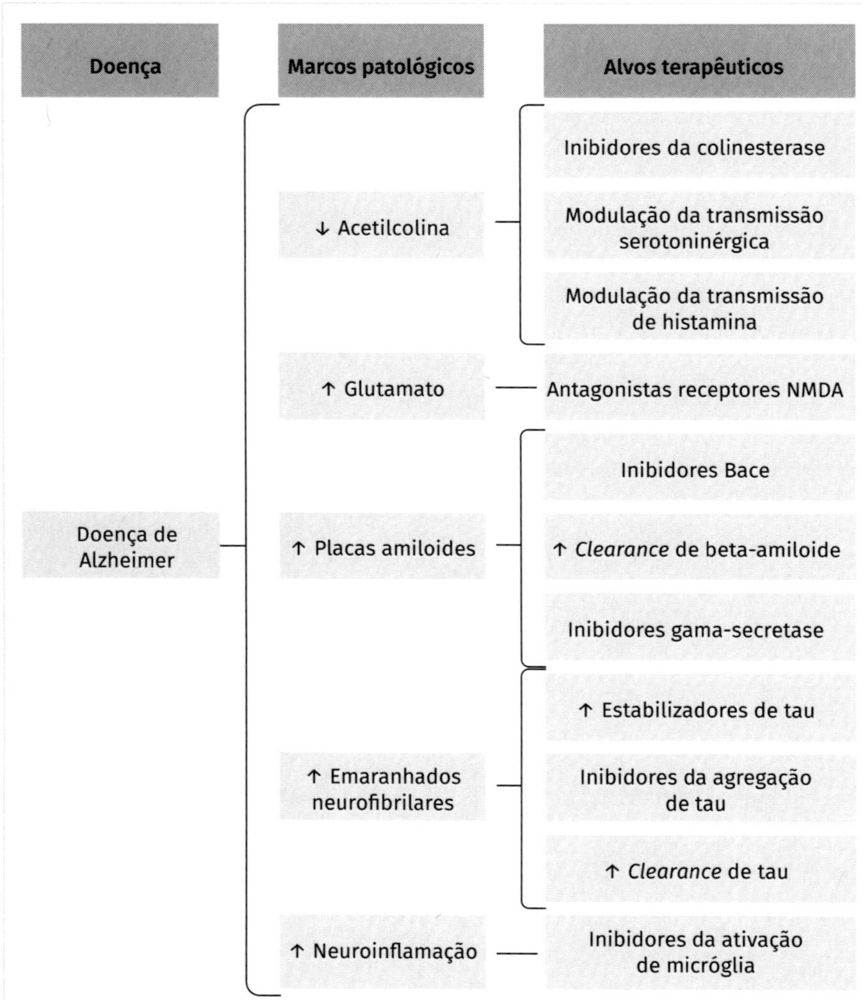

Doença
Marcos patológicos
Alvos terapêuticos
Doença de Alzheimer
↓ Acetilcolina
Inibidores da colinesterase
Modulação da transmissão serotoninérgica
Modulação da transmissão de histamina
↑ Glutamato
Antagonistas receptores NMDA
↑ Placas amiloides
Inibidores Bace
↑ *Clearance* de beta-amiloide
Inibidores gama-secretase
↑ Emaranhados neurofibrilares
↑ Estabilizadores de tau
Inibidores da agregação de tau
↑ *Clearance* de tau
↑ Neuroinflamação
Inibidores da ativação de micróglia

FIGURA 1 Alvos terapêuticos para tratamento da doença de Alzheimer de acordo com os marcos patológicos.

Bace: beta-secretase.

Fonte: adaptação de Hung e Fu.[5]

Em 2014 foi publicada uma revisão sistemática e metanálise de 23 ensaios clínicos com análise de efeitos clínicos desses três medicamentos em 11.024 pacientes com demência devida à DA em diferentes estágios de gravidade.[6] Foi observado que esses medicamentos apresentaram benefício clínico, embora modesto, na estabilização ou na redução de velocidade do declínio cognitivo-

QUADRO 1 Inibidores da colinesterase com respectivos mecanismos de ação e formulações disponíveis

Fármaco	Ação	Formulações disponíveis
Donepezila	Inibidor seletivo e reversível de AChE	Comprimidos de 5 e 10 mg
Galantamina	Inibidor reversível e competitivo de AChE e agonista alostérico do receptor nicotínico	Cápsulas de 8, 16 e 24 mg
Rivastigmina	Inibidor pseudoirreversível de AChE e BuChE	▪ Cápsulas de 1,5, 3, 4,5 e 6 mg ▪ Solução oral de 2 mg/mL
		Adesivos transdérmicos de 4,6 mg/24 horas (5 cm^2), 9,5 mg/24 horas (10 cm^2) e 13,3 mg/24 horas (15 cm^2)

AChE: acetilcolinesterase; BuChE: butirilcolinesterase.
Fonte: elaboração dos autores.

QUADRO 2 Inibidores da colinesterase e forma de administração

Fármaco	Esquema de administração	Metabolismo	Via	Intervalo de administração
Donepezila	▪ Dose de início: 5 mg/dia. ▪ Aumentar para 10 mg/dia após 4 semanas. ▪ Dose terapêutica: 5-10 mg/dia.	Hepático	Oral	1 vez/dia
Galantamina	▪ Dose de início: 8 mg/dia. ▪ Aumentar 8 mg/dia a cada 4 semanas. ▪ Dose terapêutica: 16-24 mg/dia.	Hepático	Oral	1 vez/dia
Rivastigmina	▪ Dose de início: 3 mg/dia. ▪ Aumentar 3 mg/dia a cada 4 semanas. ▪ Dose terapêutica: 16-24 mg/dia.	Não possui metabolismo hepático	Oral	2 vezes/dia
	▪ Dose de início: adesivo de 4,6 mg/24 horas (5 cm^2). ▪ Aumentar para 9,5 mg/24 horas (10 cm^2) após 4 semanas. ▪ Dose terapêutica: 9,5 mg (10 cm^2).		Transdérmico	1 vez/dia

Fonte: elaboração dos autores.

-comportamental, da funcionalidade e do desfecho global dos pacientes. Atualmente, a terapia colinérgica está indicada para os estágios leves, moderados e avançados da demência da DA.

Há poucos estudos comparativos entre os inibidores de colinesterase.[6] Em geral, não há diferença significativa quanto à eficácia entre esses fármacos. Além disso, a metanálise desses estudos comparativos sugere que a donepezila pode apresentar uma leve vantagem quanto à tolerabilidade em comparação à rivastigmina oral e à galantamina. Contudo, não foi incluída nessa análise a formulação transdérmica de rivastigmina, que já demonstrou ter eventos adversos em menor frequência ao ser comparada com a formulação oral.

Os eventos adversos mais comumente relacionados a essa classe terapêutica são náuseas, vômitos, diarreia, redução do apetite e perda ponderal. Em casos de intolerância por eventos adversos a um inibidor de colinesterase, a recomendação é substituir por outro de mesma classe farmacológica.

Em estágios avançados da demência da DA, ainda há um debate sobre a necessidade de manutenção ou não de terapia sintomática (colinérgica) nessa fase. O estudo *Domino-AD*,[7] publicado em 2015, demonstrou que a manutenção da donepezila proporcionou, ao final de 1 ano, adiamento da necessidade de cuidados domiciliares e de institucionalização, embora a continuidade do tratamento não tenha resultado em diferenças após 3 anos de seguimento. Nessa conjuntura, decisões sobre descontinuação de inibidores da colinesterase (IChE) devem ser individualizadas e estar atreladas à informação de potenciais riscos associados à sua suspensão.

Antagonista de receptor N-metil-D-aspartato (memantina)

A memantina pertence à classe de antagonistas de receptores N-metil-D-aspartato do glutamato, que atuam na proteção neuronal a partir da redução de excitotoxicidade glutamatérgica (Quadro 3).

É fármaco aprovado para os estágios moderado a avançado (grave) da demência devida à DA, também disponibilizado pelo Ministério da Saúde, que demonstrou melhora na função cognitiva, redução de frequência de sintomas comportamentais, assim como redução de declínio das atividades de vida diária.

Os eventos adversos mais comuns com o uso da memantina são agitação psicomotora, incontinência urinária, insônia e diarreia. Em geral, apresenta melhor tolerabilidade em comparação aos inibidores da colinesterase.

Terapia combinada

A associação de inibidores da colinesterase com a memantina para os estágios moderado e grave da demência devida à DA demonstrou benefício em sintomas

QUADRO 3 Memantina

Mecanismo de ação	Antagonista não competitivo de afinidade moderada de receptores NMDA do glutamato
Formulação disponível	Comprimidos de 10 e 20 mg
Esquema de administração	▪ Dose de início: 5 mg/dia. ▪ Aumentar 5 mg/semana até dose terapêutica de 20 mg/dia.
Metabolismo	Mínimo hepático
Via	Oral
Intervalo de administração	2 vezes/dia

Fonte: elaboração dos autores.

cognitivo-comportamentais, assim como melhora no desfecho funcional desses indivíduos.[8] Essa associação, contudo, não apresentou benefício clínico para o estágio leve da doença.

Interessante é que a combinação dessas terapias não apresentou diferenças significativas quanto a taxas de abandono de tratamento por eventos adversos ao ser comparada com grupos em monoterapia.

Estudos com doses maiores de inibidores da colinesterase e memantina

Por volta de 2012, foram publicados estudos conduzidos com alguns inibidores da colinesterase e com memantina em doses superiores às previamente estabelecidas.

O US Food and Drugs Administration (FDA) aprovou o uso de donepezila 23 mg/dia após ensaio clínico para DA em estágio moderado a grave. Apesar desse fato, alguns especialistas[9] criticaram esse estudo quanto ao benefício clínico, visto que não foram atingidos todos os desfechos primários propostos. Além disso, o grupo com dose de 23 mg apresentou uma taxa de eventos adversos, como intolerância gastrointestinal, 3 vezes acima do grupo com 10 mg/dia.

Foi investigado também o uso de rivastigmina na formulação transdérmica de 15 cm^2 (equivalente a 13,3 mg/24 horas) comparado ao adesivo de 10 cm^2 (9,5 mg/24 horas) em ensaio clínico com observação em 48 semanas.[10] O uso de rivastigmina adesivo de 15 cm^2 levou à melhora em desfechos relacionados às atividades de vida diária, embora não tenha alcançado significância estatística para o desfecho cognitivo no período de tratamento. No geral, a dose de 13,3 mg/24 horas foi bem tolerada.

O estudo com memantina de liberação prolongada na dose de 28 mg/dia, comparado à dose de 20 mg/dia, apresentou bons desfechos clínicos cognitivo-comportamentais e funcionais.[11] Também foi aprovado para uso pelo FDA.

Outras terapias

Considerando outras vias patogênicas da DA, como estresse oxidativo e neuroinflamação, houve estudos prévios com agentes farmacológicos como ginkgo biloba, vitamina E, selegilina, anti-inflamatórios não esteroides (Aine), estatinas e terapia de reposição hormonal com estrogênio. Entretanto, os estudos realizados com essas terapias mostraram resultados conflitantes, pouco fundamentados ou com potencial elevado de eventos adversos graves, não sendo, portanto, medidas terapêuticas recomendadas.

TERAPIAS MODIFICADORAS DE DOENÇA

Nas últimas duas décadas, o desenvolvimento de tratamentos farmacológicos cujo mecanismo de ação envolva processos fisiopatológicos da doença tem sido cada vez mais reportado. Essas terapias possibilitam interferência no curso natural da doença, podendo retardar o curso progressivo do processo neurodegenerativo.

Em estudo publicado em 2023[12] sobre o panorama geral de drogas em desenvolvimento registradas no clinicaltrials.gov. para a DA, há 141 fármacos, de 187 ensaios clínicos, atualmente sendo estudados. Dentre os 141 fármacos, 111 são terapias modificadoras de doença (78%), sendo 24 em ensaios de fase 3, 74 em fase 2 e 25 em fase 1. Essa revisão revela uma maior quantidade de agentes sendo investigados em ensaios clínicos de fase 2, assim como maior variedade de alvos terapêuticos comparados aos ensaios clínicos de outras fases.

As terapias modificadoras de doença podem ser divididas em agentes biológicos e em moléculas pequenas. Agentes biológicos são geralmente derivados de organismos vivos: anticorpos monoclonais, vacinas, oligonucleotídeos *antisense* (ASOs) e proteínas terapêuticas. Já as moléculas pequenas se referem a drogas com tamanho usualmente menor que 500 Daltons e estão relacionadas à regulação de processos biológicos.

Terapias antiamiloides

A formação de peptídeos beta-amiloides está relacionada com pontos patogênicos de clivagem de proteína precursora transmembrana pelas enzimas beta-secretase (Bace) e gama-secretase. Tal clivagem leva à formação de monômeros que se agregam em oligômeros e, posteriormente, formam placas beta-amiloides que se depositam no espaço extracelular e prejudicam a transmissão sináptica, além de acarretar efeitos tóxicos no tecido cerebral.[1]

As terapias antiamiloides atuam em diferentes pontos das vias que formam as placas beta-amiloides extracelulares, seja na redução da produção do peptídeo (p. ex., inibidores de Bace, inibidores de gama-secretase) ou no aumento do seu *clearance* (p. ex., imunoterapias antiamiloides).

A falha de diversos inibidores de Bace e de imunoterapias antiamiloide trouxe questionamentos quanto à hipótese da cascata amiloide na patogênese da DA, apesar de amplas evidências advindas de estudos genéticos, neuropatológicos e clínicos com biomarcadores.

A falência de terapias antiamiloides em ensaios clínicos de fase 2 ou 3 envolve algumas considerações que devem ser explicitadas:[13]

- Alguns medicamentos apresentam como alvo espécies de amiloides que não estão associadas com neurotoxicidade (como monômeros ou placas).
- Terapias com inibição ineficiente de oligômeros beta-amiloides solúveis ultimamente têm sido relacionadas à principal espécie amiloide envolvida no processo de neurodegeneração.
- Baixa seletividade de anticorpos antiamiloides para oligômeros solúveis ao serem comparados com monômeros, protofibrilas amiloides insolúveis e placas.
- Baixa penetração de anticorpos antiamiloides no sistema nervoso central, resultando em níveis inferiores aos necessários para prevenir a formação ou realizar a remoção efetiva de oligômeros.
- A heterogeneidade patológica do indivíduo, que pode apresentar alterações neuropatológicas concomitantes ao acúmulo de proteínas beta-amiloides e tau hiperfosforiladas e que também justifiquem o declínio cognitivo.

Os desafios dessas terapias não se limitam à eficácia, mas também estão relacionados ao perfil de segurança. Em alguns estudos com inibidores de gama-secretase e de Bace, foi demonstrado um aumento no risco de neoplasias cutâneas. Além disso, em estudos envolvendo imunoterapias antiamiloides, foi observada predisposição à inflamação no ambiente extracelular onde se localizam os agregados de peptídeos beta-amiloides, podendo resultar em extravasamento de plasma ou sangue proveniente de pequenos vasos cerebrais – complicações atualmente conhecidas como *amyloid related imaging abnormalities* (Aria), seja sob a forma de edema (Aria-E) ou de depósitos de hemossiderina (Aria-H).

Em 7 de junho de 2021, o FDA aprovou, em caráter excepcional, o anticorpo monoclonal anti-amiloide aducanumab para o tratamento do comprometimento cognitivo leve (CCL) e da demência leve devidos à DA. Esse fato, apesar de representar um marco promissor, por ser o primeiro medicamento alvo-específico aprovado por essa agência, foi carreado de incertezas e críticas da comunidade científica sobre seu real benefício clínico, sua segurança e sobre a relação custo-efetividade.[14] Recentemente e após esse marco histórico, já houve publicação de estudos com duas novas drogas, o lecanemab e o donanemab, cujos ensaios clínicos também demonstraram alentecimento da progressão dos sintomas da doença. Vale destacar que o lecanemab apresentou aprovação de forma plena pelo FDA em 2023.

Aducanumab

O aducanumab é um anticorpo monoclonal cujo alvo de ação é direcionado à porção N-terminal da proteína beta-amiloide, apresentando alta afinidade aos agregados do peptídeo – com diferentes seletividades entre oligômeros solúveis e placas insolúveis – e levando à sua remoção por fagocitose mediada pelo receptor Fc.

Controvérsias sobre a aprovação do aducanumab

Os ensaios clínicos de fase 3, *Emerge* e *Engage*, dessa terapia foram interrompidos precocemente em março de 2019 após análise de futilidade. Entretanto, 7 meses após esse pronunciamento, a indústria responsável pelo seu desenvolvimento submeteu aplicação ao FDA para licença de uso clínico, após reanálise de um de seus ensaios clínicos de fase 3 (*Emerge*), em que foi observada redução significativa da taxa de progressão na escala CDR-SB (*Clinical Dementia Rating – Sum of Boxes*), variável de eficácia primária do estudo, com a dose mais elevada de aducanumab em comparação ao grupo tratado com placebo.

Por outro lado, não foi encontrado benefício clínico significativo em nenhum dos dois grupos de intervenção do outro estudo de fase 3 desse fármaco, o *Engage*. Nesse contexto, a medicação não foi aprovada por vias regulatórias normais do FDA, visto que o comitê consultivo relatou não haver evidências suficientes para confirmar a eficácia do fármaco.[14]

A aprovação do FDA ocorreu por uma via regulatória acelerada, utilizada para fármacos relacionados a doenças graves ou ameaçadoras à vida, cujas terapias atuais disponíveis são limitadas, e que poderiam "predizer um benefício clínico". A justificativa utilizada pela agência ocorreu por meio do efeito estatisticamente significativo de redução de placas beta-amiloide, observado por exame de tomografia por emissão de pósitrons com radiotraçador de amiloide (PET-amiloide) nos dois estudos (*Emerge* e *Engage*).

Após a aprovação, o FDA determinou que a empresa responsável pela medicação deverá conduzir ensaios clínicos de fase 4 para investigar a eficácia clínica desse medicamento.

Apesar da aprovação em caráter excepcional pelo FDA, a European Medicines Agency (EMA) indeferiu a aprovação no continente europeu. Além disso, importante ressaltar que a medicação foi também indeferida pela Anvisa, não sendo, portanto, aprovada para uso no Brasil.

Lecanemab

O lecanemab é também anticorpo monoclonal, mas seu mecanismo de ação está direcionado a oligômeros de beta-amiloide maiores ou protofibrilas, que são precursores da formação das placas amiloides.

Ensaio clínico

O estudo *Clarity-AD*,[15] iniciado em 2019, é um ensaio clínico de fase 3, multicêntrico, duplo-cego, controlado por placebo, envolvendo pacientes com doença de Alzheimer precoce. Foram avaliados 1.795 participantes com CCL ou demência leve devidos à DA com comprovação de patologia por meio de biomarcadores, em que foram divididos aleatoriamente, na razão 1:1, em grupo placebo ou grupo intervenção com lecanemab.

Após 18 meses de tratamento, foi demonstrado que o lecanemab reduziu o declínio cognitivo-funcional, por meio de aferição pela escala CDR-SB, em 27% na comparação com o grupo placebo – equivalendo a uma diferença de 0,45 pontos na CDR-SB.

A incidência de óbito foi similar em ambos os grupos no ensaio clínico, sendo que nenhuma morte foi considerada pelos investigadores como relacionada ao lecanemab ou a complicação como Aria. A incidência de Aria-H em 17,3% no grupo lecanemab e 9% no placebo, enquanto Aria-E foi encontrado em 12,6% no grupo lecanemab e 1,7% no placebo entre os eventos sintomáticos.

Após 18 meses de tratamento, foi demonstrado que o lecanemab reduziu o declínio cognitivo-funcional, por meio de aferição pela escala CDR-SB, em 27% na comparação com o grupo placebo – equivalendo a uma diferença de 0,45 pontos na CDR-SB.

A incidência de óbito foi similar em ambos os grupos no ensaio clínico, sendo que nenhuma morte foi considerada pelos investigadores como relacionada ao lecanemab ou a complicação como Aria. A incidência de Aria-H em 17,3% no grupo lecanemab e 9% no placebo, enquanto Aria-E foi encontrado em 12,6% no grupo lecanemab e 1,7% no placebo. Entre os eventos sintomáticos de Aria, o grupo com lecanemab apresentou Aria-E e Aria-H em 2,8% e 0,7%, respectivamente.

Discussões e perspectivas após desfecho positivo em estudo

A demonstração de eficácia clínica do lecanemab em estudo de fase 3 é uma notícia bem-vinda após diversas frustrações na área de desenvolvimento de terapias modificadoras para a DA. Uma ressalva a ser considerada seria até que ponto a diferença de 0,45 pontos no CDR-SB (escala com total de 18 pontos) seria significativa na prática clínica. Foi avaliado que uma diferença mínima clinicamente importante para o CDR-SB seria de 0,98 para pessoas com CCL devido à DA, e de 1,63 para aquelas com demência leve, ou seja, diferenças bem maiores às observadas no ensaio clínico Clarity-AD.[16]

Em 2023, o lecanemab foi aprovado pelo FDA. Dessa vez, a aprovação foi baseada por vias regulatórias usuais – e não em caráter excepcional como ocorrido com o aducanumab. Ainda será analisado pela Anvisa.

Donanemab

É um anticorpo monoclonal com alvo terapêutico para o terminal N truncado da proteína beta-amiloide. Trata-se de uma forma insolúvel e presente apenas em placas amiloides cerebrais. A ligação dessa droga à proteína insolúvel beta-amiloide auxilia na remoção de placas por meio de processos de fagocitose mediados pela micróglia.

Ensaio clínico

Iniciado em 2020, o *Trailblazer-ALZ 2*[17] foi publicado recentemente. Trata-se de ensaio clínico de fase 3, duplo-cego, randomizado, multicêntrico, controlado por placebo, que se propôs a avaliar a eficácia clínica do donanemab em indivíduos com DA sintomática inicial (CCL ou demência em estágio leve) que possuíam evidência de biomarcadores para proteína amiloide e para proteína tau. No total, 1.736 participantes foram aleatoriamente divididos, em razão 1:1, para grupo intervenção e grupo placebo. Nesse ensaio clínico, o desfecho primário foi baseado na mudança dos resultados da escala iADRS (*integrated Alzheimer Disease Rating Scale*) – capaz de mensurar parâmetros cognitivo-funcionais – após 76 semanas do tratamento. A avaliação desse desfecho primário foi realizada tanto para os participantes com baixa-média carga de patologia tau quanto para a amostra completa (baixa, média ou alta) dessa mesma patologia.

Nesse ensaio clínico foi demonstrada redução de 35,1% na progressão dos sintomas cognitivos e funcionais no grupo de participantes com baixa-média carga de patologia tau que receberam tratamento ativo em comparação ao grupo placebo. Já no grupo intervenção dos participantes com qualquer grau de intensidade de patologia tau (baixa, média ou alta), houve também redução da progressão dos sintomas da doença, porém com magnitude menor (22,3%).

A terapia com donanemab apresentou associação com riscos significativos relacionados à segurança. Foi observada Aria-E em 205 (24%) participantes no grupo intervenção e 18 (2,1%) no placebo. Já Aria-H foi encontrada em 268 (31,4%) participantes do grupo donanemab e em 119 (13,6%) do placebo.

Ainda assim, vale enfatizar que houve três óbitos no ensaio clínico relacionados ao tratamento em participantes que desenvolveram complicações de Aria, sendo dois carreadores heterozigóticos do alelo ε4 da Apoe. Além disso, um fator preocupante foi que o grupo intervenção apresentou redução no volume cerebral e aumento do volume ventricular.

Outras drogas antiamiloide

Outros agentes tendo como alvo terapêutico o peptídeo beta-amiloide foram investigados nos últimos anos. Algumas dessas terapias estão resumidas no Quadro 4.

QUADRO 4 Ensaios clínicos de terapias antiamiloide

Fármaco	Alvo terapêutico	Estudos clínicos	Resultados
Atabecestat	Inibidor Bace	Fase 2/3: assintomáticos com risco para desenvolvimento de DA	Interrompido por toxicidade hepática
Elenbecestat	Inibidor Bace	Fase 3: comprometimento cognitivo leve com biomarcador para DA	Falta de eficácia
Lanabecestat	Inibidor Bace	Fase 3: demência leve da DA	Falta de eficácia
Verubecestat	Inibidor Bace	Fase 3: demência leve a moderada da DA	Falta de eficácia
		Fase 3: comprometimento cognitivo leve devido à DA	Eventos adversos comportamentais e dermatológicos
Avagacestat	Inibidores de gama-secretase	Fase 2: comprometimento cognitivo leve devido à DA	Eventos adversos graves
Semagacestat	Inibidores de gama-secretase	Fase 3: demência leve a moderada da DA	▪ Falta de eficácia. ▪ Aumento do risco de infecções e câncer de pele.
Bapineuzumab	Anticorpo monoclonal direcionado a monômeros, oligômeros e fibrilas de beta-amiloide	Fase 3: demência leve a moderada da DA	▪ Falta de eficácia. ▪ Presença de Aria-E em carreadores de Apoe-épsilon-4.

(continua)

QUADRO 4 Ensaios clínicos de terapias antiamiloide (*continuação*)

Fármaco	Alvo terapêutico	Estudos clínicos	Resultados
Crenezumab	Anticorpo monoclonal direcionado a monômeros e agregados de amiloide	Fase 2: comprometimento cognitivo leve ou demência leve da DA	Falta de eficácia
Solanezumab	Anticorpo monoclonal direcionado a monômeros de beta-amiloide	3 ensaios de fase 3: demência leve da DA	Falta de eficácia
		Fase 3: comprometimento cognitivo leve devido à DA	Falta de eficácia
		2 ensaios fase 2/3: assintomáticos ou com sintomas leves carreadores de mutações genéticas em PSEN-1 e PSEN-2	Ensaio clínico concluído; resultados não publicados
Donamemab	Anticorpo monoclonal direcionado à forma piroglutamato de beta-amiloide	Fase 2: demência leve a moderada da DA	Benefício clínico modesto em cognição e em funcionalidade
		Fase 3: demência leve a moderada da DA	Em andamento
Ganterenumab	Anticorpo monoclonal direcionado a placas e oligômeros de beta-amiloide	Fase 3: comprometimento cognitivo leve devido à DA	Em andamento
Lecanemab	Anticorpo monoclonal direcionado a placas e oligômeros de beta-amiloide	Fase 3: comprometimento cognitivo leve devido à DA	Em andamento
ALZ-801	Inibe a agregação de peptídeo beta-amiloide em oligômeros	Fase 2: comprometimento cognitivo leve devido à DA com genótipo da Apoe	Em andamento

Apoe: gene da apolipoproteína E; Aria-E: *amyloid related imaging abnormalities* sob a forma de edema; Bace: beta-secretase; DA: doença de Alzheimer; PSEN-1: gene da presenilina 1; PSEN-2: gene da presenilina 2.
Fonte: elaboração dos autores.

O estudo Ambar

O estudo *Ambar*, ensaio clínico de fase 2b/3, publicado em 2020,[18] examinou os efeitos de plasmaférese com reposição de albumina em pacientes com demência leve a moderada da DA. Essa abordagem terapêutica é baseada na hipótese de equilíbrio dinâmico da proteína beta-amiloide presente no líquido cefalorraquidiano e no plasma através da barreira hematoencefálica, de forma que o sequestro da proteína presente no sangue periférico possa alterar esse balanço, induzindo à drenagem de amiloide para fora do sistema nervoso central. A reposição de albumina tem como intuito restaurar a capacidade antioxidante.

O estudo avaliou quatro grupos, sendo um tratado com placebo e os outros três com intervenção ativa: plasmaférese e baixa dose de albumina; plasmaférese com baixa dose de albumina e imunoglobulina intravenosa e, por fim, plasmaférese com alta dose de albumina e imunoglobulina venosa. Após 14 meses de tratamento, foram observadas diferenças significativas entre os grupos de intervenção e o grupo placebo, de 3,5 pontos na escala de avaliação funcional ADCS-ADL e de −2,1 pontos na escala de avaliação cognitiva ADAS-Cog, indicando superioridade do tratamento ativo.

A avaliação de biomarcadores no líquido cefalorraquidiano dos grupos estudados não demonstrou evidência clara de terapia modificadora de doença, embora na população com demência moderada tenham sido observadas dosagens de beta-amiloide e de tau hiperfosforilada estáveis no grupo intervenção, enquanto o grupo placebo apresentou uma redução e um aumento, respectivamente, dessas proteínas.

A terapia, que exige medidas invasivas seja por meio de acesso venoso periférico ou central, demonstrou um bom perfil de segurança. Dos 4.709 procedimentos de plasmaférese realizados, aproximadamente 90% não apresentaram intercorrências. O evento adverso mais frequente no estudo foi a ocorrência de reações locais associadas ao implante do cateter.

Um questionamento relacionado aos achados do estudo *Ambar* refere-se ao mecanismo responsável pela redução da velocidade de progressão da doença. Além de ter ocorrido estabilização nas dosagens liquóricas de proteínas beta-amiloides e tau hiperfosforiladas, há hipóteses relacionadas à redução de contexto inflamatório (visto que plasmaférese remove citocinas inflamatórias presentes no plasma) e redução do estresse oxidativo (devido à ação antioxidante da reposição de albumina).[19]

Terapias antitau

A função fisiológica da proteína tau é conferir estabilização de microtúbulos na estrutura neuronal, mantendo assim a integridade e a homeostase da célula. A patogênese da formação de depósitos de peptídeo beta-amiloide contribui para a hiperfosforilação da proteína tau, predispondo à formação de emaranhados neurofibrilares intracelulares e consequente desestruturação celular. A abordagem terapêutica de prevenção do processo de hiperfosforilação e agregação da tau possibilita a diminuição na formação dos emaranhados.

Dentre os fármacos com objetivo em interferir nessa via patológica, poucos até o momento tiveram ensaios clínicos que chegaram em fases mais avançadas (Quadro 5). Esse fato pode ter relação com diferenças na estrutura, conformação e complexidade de mudanças da proteína tau comparada à beta-amiloide durante o curso da doença. Enquanto a proteína beta-amiloide consiste em 36 a 42 aminoácidos, a proteína tau abrange 352 a 441 aminoácidos.[20] Além disso, há uma lenta modificação extracelular na polimerização de oligômeros para posterior agregação de amiloide. Por outro lado, as modificações da proteína tau são intracelulares.

QUADRO 5 Ensaios clínicos de terapias antitau

Fármaco	Alvo terapêutico	Informação ensaio clínico	Resultados
Gosuranemab (BIIB0092)	Anticorpo monoclonal com alvo na forma truncada de tau	Fase 2: comprometimento cognitivo leve ou demência leve da DA	Falta de eficácia
AADvac-1	Imunoterapia ativa com alvo em tau	Fase 2: demência leve a moderada da DA	Falta de eficácia
LMTM	Inibidor de agregação tau	Fase 3: demência leve a moderada da DA	Falta de eficácia
Zagotenemab (LY3303560)	Anticorpo monoclonal com remoção de tau e redução de propagação de tau	Fase 2: comprometimento cognitivo leve da DA	Finalizado; resultados ainda não publicados
RRx0237	Inibidor de agregação tau	Fase 3: comprometimento cognitivo leve ou demência leve a moderada da DA	Em andamento
ACI-35	Imunoterapia ativa com alvo em tau	Fase 2	Em andamento

DA: doença de Alzheimer.
Fonte: elaboração dos autores.

Portanto, a terapia antitau apresenta-se como um desafio mais complexo quando comparada à antiamiloide.

Terapias envolvendo outros mecanismos fisiopatológicos

É importante destacar terapias em desenvolvimento com mecanismos de ação que se direcionam a outros alvos além das proteínas amiloide e tau. De acordo com o sistema Common Alzheimer's Disease Research Ontology (Cadro),[12] há também o enfoque nos seguintes alvos:

- Plasticidade sináptica/neuroproteção.
- Inflamação.
- Vascular.
- Metabolismo/bioenergética.
- Epigenética.
- Fatores de crescimento/hormonais.
- Proteinopatias.
- Outros.

CONSIDERAÇÕES FINAIS

As terapias farmacológicas para a DA atualmente aprovadas pela Anvisa e disponibilizadas pelo Ministério da Saúde consistem em medicações de efeito sintomático, que podem proporcionar melhora, mesmo que modesta, de sintomas cognitivo-comportamentais e funcionais do indivíduo acometido.

A aprovação em caráter excepcional do aducanumab pelo FDA deve ser interpretada com cautela, visto que não foi baseada em desfechos clínicos. A Anvisa não aprovou o uso dessa medicação em território nacional.

A aprovação do lecanemab pelo FDA foi realizada recentemente em 2023. Há perspectivas dessa droga ser analisada pela Anvisa no segundo semestre de 2023.

REFERÊNCIAS

1. Breijyeh Z, Karaman R. Comprehensive review on Alzheimer's disease: causes and treatment. Molecules. 2020;25(24):5789.
2. Selkoe DJ, Hardy J. The amyloid hypothesis of Alzheimer's disease at 25 years. EMBO Molecular Medicine. 2016;8(6):595-608.
3. Hampel H, Mesulam M-M, Cuello AC, et al. The cholinergic system in the pathophysiology and treatment of Alzheimer's disease. Brain. 2018;141(7):1917-33.
4. Cummings JL, Tong G, Ballard C. Treatment combinations for Alzheimer's disease: current and future pharmacotherapy options. Journal of Alzheimer's Disease. 2019;67(3):779-94.

5. Hung S-Y, Fu W-M. Drug candidates in clinical trials for Alzheimer's disease. Journal of Biomedical Science. 2017;24(1):1-12.
6. Tan C-C, Yu J-T, Wang H-F, et al. Efficacy and safety of donepezil, galantamine, rivastigmine, and memantine for the treatment of Alzheimer's disease: a systematic review and meta-analysis. Journal of Alzheimer's Disease. 2014;41(2):615-31.
7. Howard R, McShane R, Lindesay J, et al. Nursing home placement in the donepezil and memantine in moderate to severe Alzheimer's disease (Domino-AD) trial: secondary and post-hoc analyses. The Lancet Neurology. 2015;14(12):1171-81.
8. Matsunaga S, Kishi T, Iwata N. Combination therapy with cholinesterase inhibitors and memantine for Alzheimer's disease: a systematic review and meta-analysis. International Journal of Neuropsychopharmacology. 2015;18(5).
9. Knopman DS. Donepezil 23 mg: an empty suit. Neurology: Clinical Practice. 2012;2(4):352-5.
10. Cummings J, Froelich L, Black SE, et al. Randomized, double-blind, parallel-group, 48-week study for efficacy and safety of a higher-dose rivastigmine patch (15 vs. 10 cm2) in Alzheimer's disease. Dementia and Geriatric Cognitive Disorders. 2012;33(5):341-53.
11. Grossberg GT, Manes F, Allegri RF, et al. The safety, tolerability, and efficacy of once-daily memantine (28 mg): a multinational, randomized, double-blind, placebo-controlled trial in patients with moderate-to-severe Alzheimer's disease taking cholinesterase inhibitors. CNS Drugs. 2013;27(13):469-78.
12. Cummings J, Zhou Y, Lee G, et al. Alzheimer's disease drug development pipeline: 2023. Alzheimer's & Dementia: Translational Research & Clinical Interventions 9.2. 2023:e12385.
13. Tolar M, Abushakra S, Sabbagh M. The path forward in Alzheimer's disease therapeutics: reevaluating the amyloid cascade hypothesis. Alzheimer's & Dementia. 2020;16(11):1553-60.
14. Alexander GC, Knopman DS, Emerson SS, et al. Revisiting FDA approval of aducanumab. New England Journal of Medicine. 2021;385(9):769-71.
15. Van Dyck CH, Swanson CJ, Aisen P, et al. Lecanemab in Early Alzheimer's Disease. N Engl J Med. 2022 Nov 29.
16. The Lancet. Lecanemab for Alzheimer's disease: tempering hype and hope. Lancet (London, England). 2022;400(10367):1899.
17. Sims, John R., et al. Donanemab in early symptomatic Alzheimer disease: the TRAILBLAZER-ALZ 2 randomized clinical trial. JAMA. 2023.
18. Boada M, López OL, Olazarán J, et al. A randomized, controlled clinical trial of plasma exchange with albumin replacement for Alzheimer's disease: primary results of the Ambar study. Alzheimer's & Dementia. 2020;16(10):1412-25.
19. Loeffler DA. Ambar, an encouraging Alzheimer's trial that raises questions. Frontiers in Neurology. 2020;11:459.
20. Elmaleh DR, Farlow MR, Conti PS, et al. Developing effective Alzheimer's disease therapies: clinical experience and future directions. Journal of Alzheimer's Disease. 2019;71(3):715-32.

13

Tratamento farmacológico das alterações psicológicas e comportamentais

Andréia Pain
Ivan Aprahamian

PONTOS-CHAVE

- Alterações psicológicas e comportamentais nos quadros demenciais acontecem virtualmente em todos os pacientes. Possuem etiologia multifatorial.
- As medidas não farmacológicas são parte obrigatória do tratamento, embora nem sempre sejam suficientes como manejo isolado.
- Se houver agitação ou agressão, considerar a prescrição de citalopram, sertralina ou trazodona.
- Se a agitação ou agressão persistir com os antidepressivos, considerar antipsicóticos como risperidona, aripiprazol ou quetiapina.

INTRODUÇÃO

Durante a evolução natural ou mesmo durante seu tratamento, pacientes acometidos pela demência da doença de Alzheimer (DA) apresentarão sintomas comportamentais ou alterações psicológicas em paralelo ao quadro de deterioração cognitiva. Virtualmente todos os pacientes com DA irão apresentar algum sintoma em algum estágio da doença. Não é raro observarmos tais sintomas em fases muito precoces da DA, como o comprometimento cognitivo leve (CCL) ou até mesmo antes dele.

O início tardio de sintomas neuropsiquiátricos de qualquer intensidade em pessoas sem demência, com duração superior a 6 meses, que não são atribuíveis a outro transtorno psiquiátrico concomitante (como a depressão maior ou a ansiedade generalizada) agora é referido como comprometimento comportamental leve (ou *mild behavioral impairment* – MBI).

Os sintomas mais comumente observados são depressão, agitação, ansiedade, psicose, alucinações, apatia, distúrbios alimentares, desinibição e distúrbios do sono. Dentre estes, depressão, ansiedade e apatia são os mais prevalentes. Em pessoas com demência, a coletânea desses sintomas, ou mesmo a ocorrência de um único quadro isolado, caracteriza os sintomas neuropsiquiátricos, mais conhecidos como sintomas comportamentais e psicológicos da demência ou pela sigla derivada do inglês, BPSD (*behavioral and psychological symptoms of dementia*). A BPSD é encontrada nos estágios leve, moderado e grave da DA, mas sua gravidade tende a piorar de maneira progressiva e proporcional ao desenvolvimento da doença.

Os impactos da BPSD são muito importantes, tanto em pacientes como em familiares e cuidadores. De forma geral, sintomas comportamentais da DA estão associados a pior qualidade de vida, aumento da mortalidade, progressão acelerada da doença, aumento do custo dos cuidados e estresse do cuidador. Não é incomum que familiares e cuidadores desenvolvam transtornos mentais como ansiedade ou depressão durante o cuidado de pacientes com DA. Comportamentos como agitação, agressividade, perambulação e sintomas psicóticos estão entre os maiores determinantes da institucionalização. Frequentemente tais sintomas são refratários aos psicotrópicos, e a implementação de medidas não farmacológicas para seu manejo é algo difícil na grande maioria dos casos em nossa prática clínica.

QUADRO CLÍNICO E FISIOPATOLOGIA

Em geral, os sintomas que compõem a gama da BPSD não ocorrem isoladamente, e sim em combinações. Tendem a aparecer em grupos (ou no inglês *clusters*) de acordo com os sintomas mais prevalentes. Dessa forma, a BPSD é caracterizada em quatro grupos:

1. Sintomas afetivos e motivacionais, como depressão.
2. Sintomas psicóticos, como delírios ou distúrbios perceptivos.
3. Transtornos dos impulsos básicos, incluindo alimentação e sono.
4. Comportamentos desinibidos e outros socialmente inadequados.

Exemplos de sintomas dentro de cada grupo podem ser vistos no Quadro 1.

O surgimento da BPSD é multifatorial e dificilmente se deve a uma única causa, como uma infecção urinária. Mais comumente, uma constelação de situações contribui para seu aparecimento. Didaticamente, a BPSD apresenta como causa circuitos cerebrais de regulação comportamental alterados pela patologia da DA, combinado com fatores de risco preexistentes e fatores de estresse precipitantes. A disfunção límbica, envolvendo amígdala, prosencéfalo basal, tronco

QUADRO 1 Sintomas comportamentais da demência distribuídos em grupamentos e domínios

Grupo	Domínio	Sintomas
Afetivo	Depressão	Tristeza; choro frequente e imotivado; mudanças conjuntas no ciclo do sono, apetite e energia/disposição; pensamentos negativos sobre si mesmo ou sobre o entorno, com baixa autoestima e desesperança.
	Euforia	Alegria e felicidade desproporcionais ou imotivadas; expansividade exagerada e socialmente inadequada; risos desproporcionais; senso de humor infantil ou socialmente divergente ao adulto; elação exagerada e irreal.
	Apatia	Indiferença; perda de motivação básica ou *drive*; grande desinteresse por tudo, incluindo questões básicas como higiene e saúde; pouca espontaneidade, incluindo iniciar conversas ou se alimentar.
	Ansiedade	Necessidade de reafirmação de conversas e ações; visivelmente incomodado na ausência de pessoas conhecidas; evitativo para certos ambientes (p. ex., locais mais fechados) ou situações (p. ex., consultas médicas); preocupação excessiva; visivelmente tenso ou com dificuldade para relaxar.
	Irritabilidade	Pouca tolerabilidade; alta frustração; pequeno limiar de paciência ou clara impaciência constante; mudança de humor rápida com pouca ou nenhuma motivação.
	Agitação ou agressão	Inquietude verbal (p. ex., gritos, sons incompreensíveis, mussitação) ou física (p. ex., mexendo pernas, caminhando o tempo todo); frequentemente combativo e discute por pouco motivo; agressões verbais ou físicas (p. ex., auto ou heteroagressividade; bater, jogar coisas, morder); rejeição de cuidados (p. ex., banhos).

(continua)

QUADRO 1 Sintomas comportamentais da demência distribuídos em grupamentos e domínios (*continuação*)

Grupo	Domínio	Sintomas
Psicótico	Delírios	Crenças falsas com perda de crítica social e da própria realidade (muito frequente o pensamento de estar sendo perseguido ou roubado, sem saber especificar pessoas ou razões envolvidas).
	Alucinações	Alterações da sensopercepção que podem envolver quaisquer modalidades sensoriais, sendo mais comumente observadas alterações visuais e auditivas (ver pessoas conhecidas ou não, ouvir pessoas conversando; usualmente são fenômenos menos elaborados e de pouca especificidade em sua descrição).
Transtornos dos impulsos básicos	Transtornos do sono	Insônia; sonolência; pesadelos vívidos; sonambulismo; agitação durante o sono; movimentação anormal durante o sono.
	Transtornos do apetite	Alterações marcantes do apetite (anorexia ou alimentação compulsiva ou alteração do padrão alimentar de forma inexplicada); alimentação em horas inapropriadas ou incomuns.
Comportamentos desinibidos e outros socialmente inadequados	Desinibição	Comentários inapropriados; discursos sobre conteúdo íntimo de forma aberta; intimidade inadequada; comportamentos impulsivos; alimentação ou gastos exagerados.
	Transtornos do movimento	Perambulação; movimentos recorrentes; tiques; inquietude excessiva; comportamento vasculhador.

Fonte: elaboração dos autores.

cerebral e hipotálamo, e a ruptura de circuitos corticocorticais parecem ser essenciais no surgimento da BPSD da DA. A disfunção em projeções neuronais excitatórias e inibitórias provocando desbalanço de neurotransmissores também parece estar implicada na BPSD. A relação entre um sintoma específico e uma determinada região cerebral ainda necessita de maior investigação. No entanto, algumas associações entre áreas corticais e sintomas foram estabelecidas, como o surgimento de depressão com a precoce perda de receptores serotoninérgicos no hipocampo de pessoas com DA.

Além de alterações neuroanatômicas e funcionais do cérebro, a BPSD necessita de fatores intrínsecos e extrínsecos das pessoas acometidas pela DA. Dentre os intrínsecos mais importantes destacam-se a personalidade pré-mórbida, a resiliência psicológica, a comorbidade psiquiátrica e a genética para transtornos mentais. Quanto aos fatores ou variáveis extrínsecas, podemos citar infecções (incluindo infecções dentárias), dor, sede ou fome, contato inapropriado com o dado paciente, doença clínica descompensada, ambientes com hiperestímulo sonoro ou luminoso, desidratação, dificuldade para se expressar por comprometimento cognitivo, deficiência visual ou auditiva, polifarmácia, efeitos anticolinérgicos, constipação e incontinências.

A etapa fundamental para o diagnóstico da BPSD é a anamnese por meio da coleta de dados de uma fonte confiável e de relação íntima com o paciente. Durante a entrevista, é necessário investigar a data do início dos sintomas de BPSD, sua temporalidade ao longo do tempo (p. ex., pior ao final das tardes, sempre durante o sono), fatores precipitantes, relação com doenças e medicações, o que vem sendo feito para manejar cada sintoma, quanto de prejuízo funcional o sintoma causa ao paciente e estresse ao cuidado.

O uso de diversos medicamentos está associado com BPSD em virtude de algum grau de atividade anticolinérgica, principalmente. As classes de medicamentos com maior probabilidade de serem associadas ao estado confusional agudo, e de produzirem BPSD, incluem opiáceos, anticolinérgicos, benzodiazepínicos, anti-histamínicos, antidepressivos tricíclicos, relaxantes musculares e antiepilépticos. De forma geral, alterações comportamentais associadas a esses medicamentos podem incluir sedação, alterações no ciclo sono-vigília e pior confusão ou agitação. Medicamentos usados para tratar a doença de Parkinson, como agentes dopaminérgicos, podem precipitar comportamentos impulsivos, enquanto agentes anticolinérgicos, amantadina e inibidores da catecol-O-metiltransferase (COMT) podem exacerbar sintomas psicóticos, como alucinações e delírios.

Com o surgimento de uma BPSD, deve-se sempre ponderar a possibilidade de outros diagnósticos diferenciais, como condições médicas, *delirium* ou estado confusional agudo, epilepsia, neuroinfecção, tumores cerebrais e distúrbios psiquiátricos primários, como depressão maior, transtorno bipolar e esquizofrenia, principalmente. Deve-se ter em mente que pode haver mais de uma causa.

Indivíduos mais velhos com transtornos psiquiátricos primários, como transtorno depressivo maior, transtorno bipolar, transtornos de ansiedade e esquizofrenia, podem desenvolver demência ou estado confusional agudo sobreposto a suas doenças psiquiátricas. Existem também formas de início tardio desses distúrbios. Depressão e ansiedade de início tardio são comuns entre adultos mais velhos (e entre indivíduos com demência), enquanto transtorno bipolar de início tardio e esquizofrenia são raros. No entanto, se novos sintomas psiquiátricos surgirem no cenário de demência, a etiologia subjacente é provavelmente a demência em oposição a um distúrbio psiquiátrico separado e concomitante.

No exame físico, deve-se atentar para sinais de dor em mudanças posturais e palpações, desidratação, anemia, arritmia, hipotensão ortostática, hipóxia, déficits motores, infecção (p. ex., erisipela, estertores pulmonares, febre), constipação (durante exame abdominal), bexigoma e alterações orais (gengivite, órteses mal encaixadas). Os testes laboratoriais são importantes em virtude da dificuldade em excluir uma potencial causa clínica para a alteração comportamental. Hemograma completo, painel metabólico, testes de função e lesão hepática, testes de função tireoidiana, folato, vitamina B12, níveis séricos de medicamentos em uso (quando possível), urinálise com cultura de urina e eletrocardiograma constituem os exames mais comuns para investigação inicial.

Na pesquisa, o instrumento mais utilizado para aferir a presença de BPSD é o Inventário Neuropsiquiátrico ou NPI. O NPI inclui questões referentes a mudanças no comportamento do paciente com uma triagem para a presença de diversos sintomas, além de classificações segundo sua frequência e gravidade. O instrumento tem validação em português e pode ser utilizado em ambiente clínico. No entanto, é muito trabalhoso para uso na rotina assistencial por ser longo e pouco prático. Nesse sentido, outras versões foram validadas ao longo do tempo, como o NPI-Q (derivado da palavra em inglês *questionnaire*), mais breve e adequado para um ambiente clínico. É um instrumento autoaplicável baseado no informante que mede a presença e a gravidade dos sintomas, bem como o sofrimento do cuidador. Outra opção é o NPI-C (derivado da palavra em inglês *clinician*), uma versão clínica que apresenta domínios e itens expandidos.

TRATAMENTO DA BPSD

O tratamento da BPSD tem como meta a melhora na qualidade de vida da pessoa idosa com demência, da família e de cuidadores, garantindo segurança e bem-estar para todos os envolvidos. Antes de iniciar tratamento medicamentoso, é de fundamental importância que sejam reavaliados fatores com potencial desconforto ao paciente, como a ocorrência de fome, dor, constipação, condições médicas descompensadas, dificuldades no relacionamento com o cuidador (por estresse, falta de educação formal ou habilidades de comunicação por parte de quem cuida) e inadequações do ambiente, como estimulação excessiva ou insuficiente, ausência de rotina ocupacional organizada, limitadas opções de atividades de interesse.[1] O manejo não farmacológico deve ser a base da terapêutica. Quando insuficiente isoladamente, pode-se adicionar fármacos para redução ou controle dos BPSD.

Os inibidores da colinesterase e a memantina, um antagonista do receptor NMDA, promovem melhora discreta dos BPSD, principalmente nos estágios iniciais e moderados da DA e em manifestações de apatia, sintomas depressivos e ansiosos.[2-4] Prescrever ou otimizar os inibidores da colinesterase e a memantina para melhora da função cognitiva e controle dos BPSD antes de considerar outra medicação psicotrópica é uma estratégia assertiva, em geral bem-aceita. Porém, até o momento, as evidências são insuficientes para recomendar a favor ou contra essa conduta.

O citalopram, um inibidor seletivo da recaptação da serotonina (ISRS) com leves propriedades anti-histamínicas, e a risperidona, que em doses mais baixas possui propriedade de antipsicótico atípico, mostraram evidências favoráveis para agitação na DA. O uso do citalopram em doses diárias entre 10 e 30 mg evidenciou melhora na agitação moderada, entretanto ocorreu pior desempenho cognitivo e intervalo QT prolongado com citalopram 30 mg/dia.[5] Outros agentes antidepressivos, como sertralina e trazodona, também mostraram melhora na agitação.[6] O escitalopram está sendo avaliado para agitação na demência (S-CitAD,[7] em andamento) e pode apresentar melhores perfis de segurança e cognitivo, possivelmente relacionados à remoção das propriedades anti-histamínicas com a retirada do enantiômero R e à moderada interação medicamentosa mediada pelo citocromo P450.[8] A risperidona, principalmente em doses baixas (0,5 a 1 mg), e os ISRS, como classe, melhoraram a agitação na demência.[6,9,10]

A evidência para o uso de outros antipsicóticos para BPSD é escassa. Revisão sistemática publicada em 2019 mostrou que o aripiprazol foi o antipsicótico mais seguro e eficaz em comparação ao placebo, estando associado à melhora nos resultados do NPI, da Escala de Avaliação Psiquiátrica Breve (BPRS) e do Inventário de Agitação de Cohen-Mansfield (CMAI).[11] O aripiprazol é um agonista parcial do receptor de dopamina D2 com ação de agonista parcial de receptor serotoninérgico 5HT1A, reduzindo os sintomas extrapiramidais. A quetiapina, antagonista do receptor 5HT2A e D2, melhorou os resultados na BPRS, e a risperidona foi associada a melhora nos resultados no CMAI. Entre os antipsicóticos atípicos, não houve diferença significativa para eficácia, morte ou eventos adversos cardiovasculares.[11]

Para o tratamento da depressão em BPSD, o uso de antidepressivos não é recomendado, uma vez que dados sobre eficácia na resposta ou redução da sintomatologia depressiva são limitados.[12] Benzodiazepínicos, anticonvulsivantes e canabinoides são similarmente contraindicados para controle farmacológico de BPSD pela falta de eficiência ou pela presença de reações adversas, especialmente piora cognitiva. A literatura científica cita, ainda, outros agentes indisponíveis no Brasil: dextrometorfano-quinidina e prazosina, que apresentaram evidências de melhora da agitação na DA,[13,14] e pimavanserina, que mostrou redução de sintomas psicóticos na DA.[15]

Um sintoma muito frequente no conjunto denominado BPSD é a apatia, associada a disfunções no cíngulo anterior e em regiões frontais na DA e no

CCL, embora regiões corticais e subcorticais também atuem na gênese dessa síndrome.[16] É mais frequente em estágios iniciais, relacionada a prejuízos cognitivos e funcionais mais intensos, estresse do cuidador e institucionalização mais precoce.[17-21] Metanálise com apenas três estudos apresentou resultados favorecendo o uso de metilfenidato para reduzir esse sintoma (a depender de como a apatia foi avaliada), porém com baixa a moderada qualidade de evidência.[22]

A recomendação geral do tratamento da disfunção cognitiva e da BPSD está resumida no Quadro 2. Em conclusão, o conjunto das evidências atuais mostra um baixo grau de certeza para a prescrição de inibidores da colinesterase e memantina na demência grave. O uso de agentes como IRSS, risperidona e aripiprazol para agitação, agressividade e psicose também mostrou um efeito pequeno ou incerto quando se considera a demência grave. Medidas não farmacológicas envolvendo atividades de vida diária e rotinas de cuidados, alimentação adequada, controle da dor, musicoterapia, fisioterapia e educação e apoio do cuidador parecem mais seguras e eficazes. O uso de agentes farmacológicos deve ser realizado, preferencialmente, em monoterapia, na menor dose promotora de resposta terapêutica e por um curto período para controlar o BPSD em questão (Quadro 3).

QUADRO 2 Recomendações para o manejo dos BPSD na demência de Alzheimer (adaptado)[23]

1. Considere a suspensão dos anticolinesterásicos e da memantina na demência grave se houver ausência de benefício cognitivo ou comportamental evidente.
2. Promova educação em saúde e apoio aos cuidadores.
3. Oriente a importância de uma rotina ocupacional organizada, com atividades de interesse e funções estabelecidas.
4. Se possível, considere a musicoterapia e qualquer forma de atividade física.
5. Investigue possíveis etiologias das flutuações cognitivas ou BPSD.
6. Considere o controle da dor e de outros sintomas desconfortáveis antes de prescrever um agente psicotrópico – priorize medidas não farmacológicas.
7. Se houver agitação ou agressão, considere citalopram, sertralina ou trazodona.
8. Se a agitação ou agressão persistir com o uso de antidepressivos, considere antipsicóticos como risperidona, aripiprazol ou quetiapina.
9. Sempre reavalie a desprescrição de psicotrópicos para BPSD após o controle dos sintomas.

BPSD: sintomas comportamentais e psicológicos da demência.
Fonte: adaptação de Brucki et al.[23]

QUADRO 3 Recomendação sobre o uso de psicotrópicos em sintomas comportamentais e psicológicos da demência (BPDS) específicos, relacionados à demência de Alzheimer

	Sertralina	Trazodona	Citalopram/ escitalopram	Risperidona	Quetiapina	Aripiprazol
Indicação	Agitação ou agressividade	Agitação ou agressividade	Agitação ou agressividade	Agitação ou agressividade/psicose	Psicose	Psicose
Dose	50-100 mg/dia, dose única	25-100 mg/dia, dose única ou dividida	10-20 mg/dia, dose única	0,25-1 mg/dia, dose única ou 1-3 mg/dia, dose única	100-200 mg/dia, dose única ou dividida	10-30 mg/dia, dose única
Efeitos adversos	Náuseas, diarreia, cefaleia, aumento do risco de quedas	Náuseas, diarreia, cefaleia, aumento do risco de quedas	Náuseas, diarreia, cefaleia, aumento do risco de quedas	Sintomas extrapiramidais, ganho ponderal, hiperprolactinemia e alterações metabólicas	Sonolência, ganho ponderal, alterações metabólicas	Náuseas, ganho ponderal, cefaleia, sonolência, acatisia

Fonte: adaptação de Brucki et al.[23]

REFERÊNCIAS

1. Bränsvik V, Granvik E, Minthon L, et al. Mortality in patients with behavioural and psychological symptoms of dementia: a registry-based study. Aging Ment Health. 2021;25(6):1101-9.
2. Fink HA, Linskens EJ, MacDonald R, et al. Benefits and harms of prescription drugs and supplements for treatment of clinical Alzheimer-type dementia. Ann Intern Med. 2020;172(10):656-68.
3. Kennedy RE, Cutter GR, Fowler ME, Schneider LS. Association of concomitant use of cholinesterase inhibitors or memantine with cognitive decline in Alzheimer clinical trials: a meta-analysis. JAMA Netw Open. 2018;1(7):e184080.
4. Chen R, Chan PT, Chu H, et al. Treatment effects between monotherapy of donepezil versus combination with memantine for Alzheimer disease: a meta-analysis. PLoS One. 2017;12(8):e0183586.
5. Wang J, Yu JT, Wang HF, et al. Pharmacological treatment of neuropsychiatric symptoms in Alzheimer's disease: a systematic review and meta-analysis. J Neurol Neurosurg Psychiatry. 2015;86(1):101-9.
6. Trinh NH, Hoblyn J, Mohanty S, Yaffe K. Efficacy of cholinesterase inhibitors in the treatment of neuropsychiatric symptoms and functional impairment in Alzheimer disease: a meta-analysis. JAMA. 2003;289(2):210-6.
7. Ehrhardt S, Porsteinsson AP, Munro CA, et al.; S-CitAD Research Group. Escitalopram for agitation in Alzheimer's disease (S-CitAD): methods and design of an investigator-initiated, randomized, controlled, multicenter clinical trial. Alzheimers Dement. 2019;15(11):1427-36.
8. Stahl SM. Stahl's essential psychopharmacology: neuroscientific basis and practical applications. 4.ed. Cambridge: Cambridge University Press; 2013.
9. Porsteinsson AP, Drye LT, Pollock BG, et al.; CitAD Research Group. Effect of citalopram on agitation in Alzheimer disease: the CitAD randomized clinical trial. JAMA. 2014;311(7):682-91.
10. Henry G, Williamson D, Tampi RR. Efficacy and tolerability of antidepressants in the treatment of behavioral and psychological symptoms of dementia: a literature review of evidence. Am J Alzheimers Dis Other Demen. 2011;26:169-83.
11. Yunusa I, Alsumali A, Garba AE, et al. Assessment of reported comparative effectiveness and safety of atypical antipsychotics in the treatment of behavioral and psychological symptoms of dementia: a network meta-analysis. JAMA Netw Open. 2019;2(3):e190828.
12. Orgeta V, Tabet N, Nilforooshan R, Howard R. Efficacy of antidepressants for depression in Alzheimer's disease: systematic review and meta-analysis. J Alzheimers Dis. 2017;58(3):725-33.
13. Cummings JL, Lyketsos CG, Peskind ER, et al. Effect of dextromethorphan-quinidine on agitation in patients with Alzheimer disease dementia: a randomized clinical trial. JAMA. 2015-29;314(12):1242-54.
14. Wang LY, Shofer JB, Rohde K, et al. Prazosin for the treatment of behavioral symptoms in patients with Alzheimer disease with agitation and aggression. Am J Geriatr Psychiatry. 2009;17(9):744-51.
15. Ballard C, Youakim JM, Coate B, Stankovic S. Pimavanserin in Alzheimer's disease psychosis: efficacy in patients with more pronounced psychotic symptoms. J Prev Alzheimers Dis. 2019;6(1):27-33.
16. Stella F, Radanovic M, Aprahamian I, et al. (2014). Neurobiological correlates of apathy in Alzheimer's disease and mild cognitive impairment: a critical review. Journal of Alzheimer's Disease. 2014;39(3):633-48.
17. Siafarikas N, Selbaek G, Fladby T, et al. Frequency and subgroups of neuropsychiatric symptoms in mild cognitive impairment and different stages of dementia in Alzheimer's disease. Int Psychogeriatr. 2018;30(1):103-113.
18. Cerejeira J, Lagarto L, Mukaetova-Ladinska EB. Behavioral and psychological symptoms of dementia. Front Neurol. 2012;3(73):1-21.

19. Toot S, Swinson T, Devine M, et al. Causes of nursing home placement for older people with dementia: a systematic review and meta-analysis. Int Psychogeriatr. 2017;29(2):195-208.
20. Kamiya M, Sakurai T, Ogama N, et al. Factors associated with increased caregivers' burden in several cognitive stages of Alzheimer's disease. Geriatr Gerontol Int. 2014;14(52):45-55.
21. Bränsvik V, Granvik E, Minthon L, et al. Mortality in patients with behavioural and psychological symptoms of dementia: a registry-based study. Aging Ment Health. 2021;25(6):1101-9.
22. Ruthirakuhan MT, Herrmann N, Abraham EH, et al. Pharmacological interventions for apathy in Alzheimer's disease. Cochrane Database Syst Rev. 2018;5(5):CD012197.
23. Brucki SMD, Aprahamian I, Borelli WV, et al. Management in severe dementia: recommendations of the Scientific Department of Cognitive Neurology and Aging of the Brazilian Academy of Neurology. Dementia & Neuropsychologia. 2022;16(3 Suppl 1):101-20.

14

Tratamentos não farmacológicos da doença de Alzheimer

Thais Bento Lima da Silva
Wellington Lourenço Oliveira

PONTOS-CHAVE

- O paciente com demência apresenta prejuízos cognitivos evolutivos e requer cuidados específicos.
- Tratamentos não farmacológicos são meios complementares para gerenciar sintomas da demência de Alzheimer.
- Intervenções multiprofissionais não farmacológicas apresentam resultados significativos em pacientes e cuidadores.
- Estratégias multicomponentes e multidimensionais em pacientes mostram-se mais eficazes que as de um único componente ou dimensão.
- O cuidador e os familiares necessitam de intervenções psicoeducativas, educativas e treinamento para lidar com pacientes com demência.

INTRODUÇÃO

A pessoa com doença de Alzheimer apresenta prejuízos cognitivos evolutivos que requerem flexibilidade da família para se adaptar às constantes mudanças.[1,2] As características dos sintomas interferem diretamente no tipo e na qualidade da relação interpessoal. As perdas cognitivas recorrentes descaracterizam o indivíduo, que progressivamente vai perdendo sua identidade.

Assim, estratégias eficientes de manejo dos sintomas devem minimizar prejuízos evidentes no convívio e reduzir o sofrimento de pacientes e cuidadores. A forma de manejar os sintomas será importante na determinação do estabelecimento ou não de regras, hábitos, rotinas e fronteiras dos relacionamentos, o que está diretamente ligado à compreensão das manifestações da doença, bem como à aceitação da sua presença.

As constantes repetições, esquecimentos, confusões e progressivas dificuldades do paciente exigem do cuidador recursos funcionais e flexíveis para seu manejo, dada a inconstância e a variabilidade da eficácia de cada técnica. Além disso, é importante evitar estratégias que possam repercutir negativamente no cotidiano do indivíduo que tem a demência, buscando aquelas que favoreçam uma boa qualidade de vida do indivíduo.

Nesse sentido, cabe destacar que, quando pensamos em estratégias para lidar com as mudanças decorrentes das demências, não devemos deixar de refletir sobre a importância das políticas públicas. À medida que a doença de Alzheimer progride, os indivíduos exigem níveis crescentes de assistência médica, cuidados prolongados e apoio do cuidador, gerando custos diretos e indiretos. Em estudos latino-americanos, os custos indiretos para o cuidador são os maiores responsáveis pelo maior impacto econômico e social, variando em torno de 60 a 70% da renda familiar.[3]

Em 2021, por exemplo, a Organização Mundial de Saúde[4] (OMS) lançou o documento intitulado *Rumo a uma sociedade inclusiva com demência: ferramentas da OMS para iniciativas favoráveis à demência*, com o intuito de minimizar os impactos psicológicos, sociais, emocionais e financeiros que a demência provoca sobre os indivíduos, seus cuidadores, familiares e comunidades. Tal documento faz parte do plano de ação global (2017-2025) sobre a resposta de saúde pública, que dedica uma área de ação à conscientização e à importância da inclusão das pessoas idosas diagnosticadas com demência.

Segundo o documento, a demência é um desafio mundial que afeta atualmente cerca de 50 milhões de pessoas. Por isso, enquanto o mundo espera por uma cura, precisamos de mais pessoas que abracem e envolvam aquelas que vivem nessa situação, ao invés de isolá-las e excluí-las. Para isso, é fundamental uma abordagem que se centre nos direitos humanos e nas pessoas, por meio da sensibilização e da conscientização acerca da demência. Isso ajudará a educar a sociedade para melhor entender as pessoas diagnosticadas, bem como suas famílias e cuidadores.

Defende-se, portanto, a necessidade de mudança do tratamento da demência como uma condição puramente medicamentosa. É relevante entendê-la como uma condição adquirida e progressiva que afeta a pessoa cognitiva e psicossocialmente. Essa mudança traz consigo a necessidade de capacitar as pessoas com demência para viverem suas vidas da maneira que escolherem e valorizarem.

Além disso, é essencial lembrarmos que as pessoas diagnosticadas possuem direitos, bem como a necessidade de mitigar mitos e estereótipos entre a população geral, profissionais da saúde e da assistência social.

Ainda de acordo com a OMS,[4] a chave para adotar uma abordagem humanizada baseada em direitos e centrada na pessoa é a participação dos envolvidos no processo. No nível mais básico, refere-se ao envolvimento das pessoas com demência e seus parceiros de tratamento em todas as fases do desenvolvimento e gestão de iniciativas favoráveis à demência (IFD). Participação significativa, no entanto, implica que as pessoas com demência estão posicionadas de forma única e com poderes para planejar e implementar iniciativas favoráveis à demência e atividades relacionadas. Isso irá garantir que as atividades planejadas e os resultados esperados reflitam com precisão as preferências, necessidades, prioridades e escolhas das pessoas com demência.

Atualmente não há um tratamento estabelecido que possa curar ou reverter os danos causados pelas demências. As opções de tratamento disponíveis têm por objetivo aliviar sintomas cognitivos, comportamentais e psicológicos, por meio de abordagem farmacológica e não farmacológica, visando melhorar a qualidade de vida do indivíduo com demência e sua família.

Dessa maneira, as intervenções não farmacológicas multiprofissionais complementam o tratamento farmacológico das demências. Estão destinadas a manter ou melhorar o estado de saúde e a qualidade de vida dos pacientes, cuidadores e familiares. Um resumo com tais intervenções é apresentado no Quadro 1.

INTERVENÇÕES COM PACIENTES

Grande parte dessas estratégias está presente em serviços de referência do Sistema Único de Saúde (SUS), nos três níveis de atenção à saúde, de baixa, média e alta complexidade, como nas Unidades de Referência da Saúde do Idoso (Ursi); nos Ambulatórios Médicos Especializados do Idoso (AME-Idoso), nas Unidades Básicas de Saúde (UBS) por meio da Equipe Multiprofissional da Atenção Básica (Emab) e da Equipe Multidisciplinar de Atenção Domiciliar (Emad). Embora disponíveis no SUS, ainda há baixo oferecimento e oportunidade, predominando a oferta no setor privado, como nas operadoras de saúde e nos atendimentos domiciliares. Dessa maneira, detalhamos algumas das intervenções mais frequentes em indivíduos com demência.

Estimulação cognitiva

A literatura tem valorizado a estimulação cognitiva como estratégia de terapia não farmacológica que auxilia na qualidade de vida do indivíduo diagnosticado

QUADRO 1 Resumo de abordagens não farmacológicas de intervenções multiprofissionais com paciente, cuidador e familiares

Indivíduos	Intervenções	Objetivos
Paciente	▪ Estimulação cognitiva ou reabilitação neuropsicológica. ▪ Reestruturação ambiental. ▪ Programa de exercícios físicos. ▪ Fisioterapia. ▪ Arteterapia. ▪ Terapias ocupacionais e de recreação. ▪ Dança. ▪ Musicoterapia. ▪ Fonoaudiologia. ▪ Orientações nutricionais, gerontológicas e de enfermagem. ▪ Manejo de sintomas comportamentais e psicológicos.	Minimizar os impactos dos sintomas da demência e desenvolver as potencialidades do paciente.
Cuidador e familiares	Grupos de apoio: ▪ Psicoeducativo ou informativo. ▪ Psicossocial/suporte emocional. ▪ Familiar.	Promover educação, treinamento e psicoeducação ao cuidador/familiar visando à sua própria qualidade de vida e do paciente.

Fonte: Tesser et al.;[5] Carvalho et al.;[6] Forlenza et al.[7]

com demência. É discutida a importância dos exercícios cognitivos e da reestruturação do ambiente, orientação e apoio familiar para otimizar o desempenho da pessoa com demência (Figura 1).

Os programas, de modo geral, contam com o oferecimento de tarefas específicas de estimulação, ou são oferecidas sugestões práticas orientando o cuidador a manejar suas dificuldades cognitivas que interferem em atividades do dia a dia da família, indicando o que fazer em cada situação.[8]

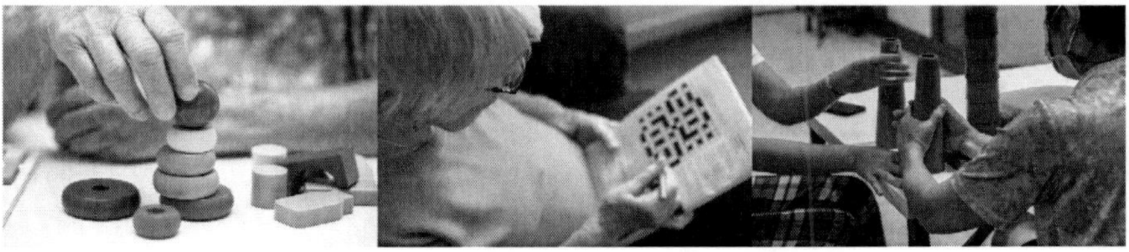

FIGURA 1 Idoso e estimulação cognitiva.
Fonte: istock.com

A estimulação cognitiva consiste em oferecer tarefas aos pacientes para incentivar diferentes funções cognitivas, como atenção, memória, linguagem, velocidade de processamento e outras. O principal objetivo das sessões é estimular e manter as habilidades cognitivas ainda preservadas e diminuir o declínio das habilidades que já estão comprometidas.

Antes, porém, para embasar as sessões de estimulação cognitiva, é preciso considerar a formação e a experiência prévia dos pacientes, além de queixas, dúvidas e interesses. Assim, o programa de estimulação cognitiva pode favorecer maior adesão e envolvimento do paciente.[9]

Em geral, utilizam-se recursos externos simples (como o uso do calendário) e internos (associações, aprendizagem sem erro, categorização, criação de imagens mentais). Adicionalmente, as sessões incluem um conteúdo educacional.[8,10]

Por meio de metodologia acessível, interativa e divertida, os elementos presentes nos jogos são utilizados para estimular algumas funções cognitivas, como atenção, concentração, raciocínio lógico-matemático, agilidade de pensamento, poder de decisão, capacidade de abstração e habilidades sociais no contato com outros participantes do grupo.

Alguns jogos (como dominó, jogo da velha, jogo da memória, quebra-cabeças e outros) são confeccionados durante a sessão com o objetivo de serem levados para que os familiares e/ou acompanhantes possam estimular os pacientes na sua residência. Utilizam-se também jogos de lógica e raciocínio, como xadrez e sudoku – que estimulam memória visual, concentração, percepção e contribuem para a preservação da agilidade mental.

Exercícios físicos

Um programa de exercícios físicos para pacientes com demência da doença de Alzheimer contribui para sua qualidade de vida, pois pode oferecer benefícios significativos. Seus resultados variam de acordo com tipo, frequência, intensidade e duração do exercício. Especificamente, ajuda a reduzir/retardar sintomas neuropsiquiátricos e estabilizar/melhorar a função cognitiva (como funções executivas). Além disso, favorece a independência do paciente com demência em suas atividades cotidianas e a redução do risco de quedas.[11]

Assim, é importante que o paciente tenha uma rotina de exercícios físicos, com sequências simples e comando verbal claro, uma vez que, com o avançar da doença, perde-se noção da orientação do corpo no espaço, bem como noções de direita e esquerda. É relevante a aplicação de exercícios de equilíbrio, força muscular, alongamento e mobilização das articulações.

Terapia ocupacional

É um tipo de intervenção que auxilia os indivíduos com diagnóstico de doença de Alzheimer e/ou outras demências em suas atividades cotidianas, além de possibilitar a prevenção de perdas cognitivas e funcionais que ocorrem ao longo da doença.[10]

Nas sessões, são realizados treinos de atividades instrumentais de vida diária (como pagar contas, fazer compras, atividades de lazer e sociais), atividades manuais, lúdicas e recreativas. Também são realizadas orientações aos familiares e cuidadores em relação à residência do paciente e a seus cuidados, visando à prevenção de acidentes, à melhora da funcionalidade e à otimização da autonomia e da segurança.

Arteterapia

A arteterapia utiliza a expressão artística como mediadora do processo terapêutico. Para pacientes com doença de Alzheimer, a arteterapia possibilita expressar-se de maneira não verbal, visando ao reconhecimento e ao suporte para conflitos que possam estar presentes, bem como à estimulação cognitiva e motora, por meio de técnicas expressivas e artísticas.[10]

Além do mais, propicia o apoio, o reconhecimento e a manutenção das habilidades remanescentes, além da possibilidade de pacientes aprenderem a desenvolver habilidades não reconhecidas da doença. Utilizam-se colagens com diversos materiais, atividades com tintas e lápis de cor, a interpretação de embalagens tridimensionais e o uso de argila, papéis, papelão e materiais recicláveis.

Musicoterapia

A musicoterapia é uma intervenção terapêutica que se utiliza da música e que promove bem-estar. Faz parte das terapias expressivas e tem contribuições benéficas para sintomas cognitivos (memória, atenção, linguagem), emocionais (expressão psíquico-emocionais) e comportamentais (ansiedade, depressão, agitação) em pacientes com doença de Alzheimer.[6,12]

Além disso, a musicoterapia com pacientes favorece a melhora e a execução de movimentos físicos (mobilidade, locomoção, motricidade oral) e a comunicação verbal (canto) e não verbal (gestos, expressão facial). As atividades musicais podem ser feitas junto com um musicoterapeuta ou em casa, com familiares e cuidadores.

Manejo de sintomas comportamentais e psicológicos

É muito importante identificar e manejar os sintomas comportamentais e psicológicos em pacientes com demência. Embora os tratamentos farmacológicos sejam seguros e eficazes, permanecem limitados, mas intervenções não farmacológicas têm utilidade clínica clara. Esses sintomas incluem apatia, depressão, agressividade, agitação, ansiedade, distúrbio do sono, irritabilidade, alterações do apetite, delírio, desinibição, alucinação e outros resultantes de alterações cerebrais (hipóteses de atrofia hipocampal e outras estruturas, déficits de monoaminas e presença de agentes inflamatórios) em pacientes com demência.[13]

Outros aspectos podem influenciar a ocorrência desses sintomas no paciente com demência, como personalidade, baixa escolaridade, condições médicas simultâneas e medicamentos. Incluem-se também fatores ambientais como superestimulação, ruído, isolamento, temperatura inapropriada e mudanças na rotina, além de relação inadequada entre paciente e cuidador (estilo de comunicação e linguagem corporal) ou a incapacidade de o paciente expressar suas necessidades.[14]

Assim, o cuidador deve ficar atento para evitar ao máximo o confronto com a pessoa com demência, procurando oferecer atividades alternativas ou outros estímulos que possam interessá-la. Para uma comunicação harmoniosa, é importante que o cuidador utilize frases curtas, fale devagar, de maneira clara e gentil, e que esteja atento quando o paciente tiver dificuldade para expressar suas necessidades e emoções.

Estratégias multicomponentes e multidimensionais

A adoção de uma abordagem multicomponente (junção de componentes, como estimulação cognitiva, terapia ocupacional e exercícios físicos) e multidimensional (várias dimensões de um mesmo componente), visando à complexidade e aos diferentes sintomas da demência, pode representar uma intervenção mais eficaz. Por isso, pesquisas diversas evidenciam que estratégias multicomponentes e multidimensionais são mais eficazes na melhoria do bem-estar geral de pacientes e cuidadores.[14]

INTERVENÇÕES COM CUIDADORES E FAMILIARES

Para colocar em prática esses tipos de intervenções em um paciente com doença de Alzheimer, o familiar precisa compreender e reconhecer os prejuízos, aproximar-se de seu ente e valorizar sua história de vida (Figura 2). Além disso, vê-lo como alguém que mudou, que não poderá mais desempenhar tarefas como antes e lidar com as perdas definitivas, o que requer estratégias e busca por suporte de profissionais especializados.[10] A irreversibilidade do quadro não exclui a participação da pessoa diagnosticada com a demência das escolhas sobre sua vida, mas é importante saber que as tomadas de decisões e o julgamento crítico estarão afetados.[15]

Cuidar de uma pessoa com demência pode gerar desgaste e sobrecarga ao cuidador. Por isso, serviços de apoio educativo, psicológico e social são importantes para reduzir as consequências negativas do ato de cuidar. Dessa forma, intervenções psicoeducativas com cuidadores contribuem para melhorias em seu bem-estar, com estratégias de enfrentamento de situações decorrentes do cuidado, pensamentos e sentimentos disfuncionais, o senso de autoeficácia, de habilidades para o cuidado e o conhecimento dos serviços disponíveis.[16]

A literatura destaca três tipos principais de intervenções com ênfase nos familiares e cuidadores de pessoas com demência. O primeiro se refere ao grupo de apoio psicoeducativo ou informativo, que representa maior número de trabalhos desenvolvidos com cuidadores e familiares. Nos grupos informativos são fornecidos esclarecimentos sobre a doença (p. ex., palestras, cursos e seminários com profissionais especializados). Já nos grupos psicoeducativos, acrescentam-se intervenções que ajudam no manejo de dificuldades associadas à demência na

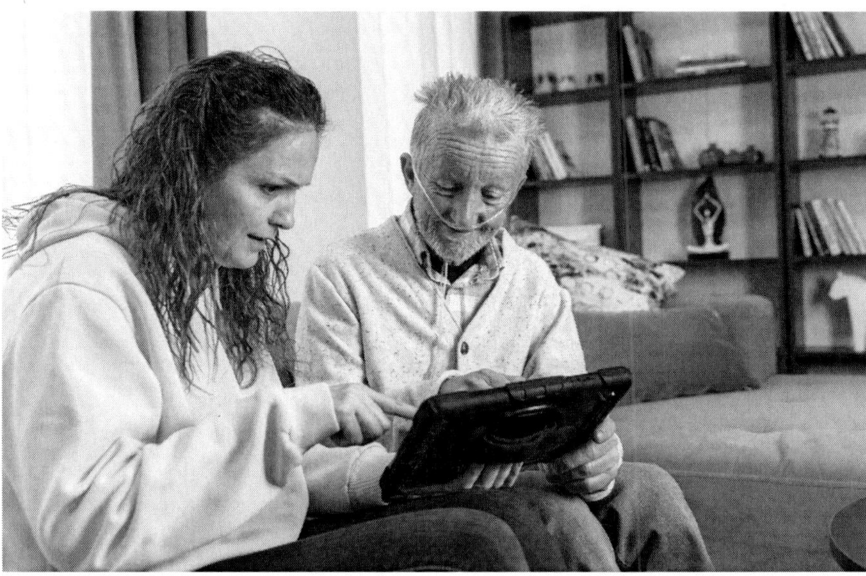

FIGURA 2 Idoso e cuidador familiar.
Fonte: istock.com.

regulação das emoções relacionadas ao papel de cuidador.[7] De modo geral, essa modalidade grupal apresenta uma proposta de trabalho coletivo e permite que familiares de pessoas com demência antecipem rupturas, lidem melhor com o contexto de desafios, de aceitação do processo da doença e tenham suporte para lidar com as alterações comportamentais e psicológicas do indivíduo presentes nos estágios da doença (como delírios, depressão, alterações alimentares).

O segundo é o grupo de apoio psicossocial, que inclui as intervenções do grupo anterior, mas com incentivo dos membros a participarem em atividades sociais. Objetiva a interação dos participantes para que o compartilhamento de experiências favoreça um melhor conhecimento sobre a doença e seu manejo, uma vez que ainda não existe cura para as demências e boa resposta do tratamento medicamentoso para todas as pessoas diagnosticadas. Similarmente, os pesquisadores Brooker et al.[17] apresentam um projeto piloto do Meeting Centre Programme do Reino Unido que se refere a um modelo de adaptação-enfretamento e ajuste à mudança pós-diagnóstico de demência por meio de suporte psicossocial, em grupos focais, às pessoas com demência e suas famílias. Os resultados mostram que esse tipo de intervenção é uma forma de os participantes (pessoas com demência e famílias) conceituarem sua jornada com a demência pós-diagnóstico. Posteriormente são fornecidos aos prestadores de serviços e pesquisadores objetivos de tratamento e apoio.

O terceiro se refere ao grupo de apoio familiar relacionado às repercussões da demência, e se dirige à família como um todo. O tratamento baseado na família permite criar estruturas flexíveis capazes de acomodar as mudanças necessárias e de nutrir o bem-estar e o crescimento de cada membro. Quando isso acontece de modo efetivo, há uma importante melhora no funcionamento e alívio do sofrimento dos componentes do núcleo familiar.

Nesse sentido, algumas medidas podem favorecer a adaptação familiar, já que a tarefa da família é árdua e, para manter-se como unidade, o empenho de todos é muito importante. Para tanto, é essencial administrar os papéis na família, tentando manter o quanto possível os rituais familiares, garantindo a participação do paciente e incluindo outros membros além do cuidador principal. Não podemos deixar de destacar que as transformações familiares são intensas e podem descaracterizar as famílias. É fundamental, assim, que as intervenções com famílias explorem objetivos coletivos, proporcionando o resgate de sua identidade.

Por isso, a educação e o treinamento para lidar com a doença aumentam a habilidade e a eficácia para aprender a manejar sintomas, equipamentos, nutrição e atividades de vida diária na tarefa de auxiliar na independência e mantê-la o maior tempo possível. Esses processos educativos, ou ensinamentos, contribuem para aumentar a segurança dos familiares e, consequentemente, de seus familiares diagnosticados com demência, além de prevenir agravos à saúde e complicações clínicas.

Em uma pesquisa, Lopes e Cachioni[18] investigaram as repercussões de intervenções psicoeducacionais com um grupo de cuidadores familiares de idosos com doença de Alzheimer em relação às avaliações destes sobre benefícios e ônus da tarefa de cuidar. Os encontros foram semanais. Durante 15 sessões, foram abordados temas a partir dos seguintes eixos temáticos:

- Cérebro e processo demencial.
- Demência do tipo Alzheimer.
- Tratamento farmacológico e não farmacológico.
- Alterações fisiológicas e comportamentais refletidas no cotidiano.
- Cuidado.

Além de receber materiais de apoio, durante os encontros os participantes tiveram espaço para relatar suas experiências. Após a participação no grupo, sugeriu-se que intervenções psicoeducacionais podem contribuir com cuidadores familiares em avaliações positivas sobre o ato de cuidar no âmbito psicológico e social.

Por meio de revisão sistemática, os pesquisadores Piersol et al.[19] analisaram estudos sobre a eficácia das intervenções psicoeducacionais com cuidadores de pessoas com doença de Alzheimer e relacionadas. Como resultado, evidências significativas mostraram que:

- Intervenções psicoeducacionais multicomponentes melhoram a qualidade de vida do cuidador.
- A confiança e a autoeficácia reduzem a sobrecarga.
- A reestruturação cognitiva (identificar e contestar pensamentos irracionais ou não adaptativos) reduz a ansiedade, a depressão e o estresse.
- O treinamento de habilidades de comunicação melhora a prática do cuidador.

Assim, estudos na literatura mostram que, em grupos de intervenções para cuidadores, percebem-se resultados positivos, com redução de sobrecarga emocional e psicológica, sendo observada redução dos sintomas psiquiátricos nos cuidadores e familiares. Além disso, ao final das intervenções, os participantes acabam ficando mais aptos a manejar sintomas e auxiliar os indivíduos com diagnóstico de demência com suas dificuldades.

PARA SABER MAIS

Uma entidade cujo objetivo é fornecer os tipos de intervenções para cuidadores é a Associação Brasileira de Doença de Alzheimer (Abraz), que mantém grupos de apoio abertos em todo o território nacional, contando com a presença de voluntários que coordenam grupos informativos, grupos psicossociais e grupos com abordagem na família. É possível encontrar um grupo de apoio da Associação Brasileira de Alzheimer, acessando o site https://abraz.org.br/2020/.

CONSIDERAÇÕES FINAIS

Atualmente não há um tratamento estabelecido que possa curar ou reverter os danos causados pelas demências nos indivíduos. A pessoa com demência da doença de Alzheimer apresenta prejuízos cognitivos evolutivos que requerem flexibilidade dos familiares para se adaptarem às constantes mudanças. Assim, estratégias eficientes de manejo dos sintomas devem minimizar prejuízos evidentes no convívio e reduzir o sofrimento de pacientes e cuidadores.

As opções de tratamento disponíveis têm por objetivo aliviar sintomas cognitivos, comportamentais e psicológicos, por meio de abordagem farmacológica e não farmacológica, visando melhorar a qualidade de vida do indivíduo com demência e sua família. A literatura tem valorizado a estimulação cognitiva, como estratégia de terapia não farmacológica, bem como as estratégias multicomponentes e multidimensionais.

Para lidar com essas questões da doença de Alzheimer, o cuidador e o familiar precisarão de suporte de profissionais especializados. A literatura destaca três principais intervenções ao cuidador e ao familiar por meio de grupos de apoio psicoeducativo e informativo, psicossocial ou familiar. Contudo, intervenções grupais multicomponentes apresentam significativas evidências de melhoria da qualidade de vida do cuidador e de familiares.

FILMOGRAFIA PARA MELHOR COMPREENSÃO DA DOENÇA DE ALZHEIMER

A seguir, três filmes (um longa, um curta e uma animação) muito interessantes que podem ser acessados gratuitamente com apenas um clique e ajudar a aprender mais acerca do assunto.

Alzheimer na periferia

O longa-metragem produzido pela Malabar Filmes documenta o dia a dia de cinco famílias que vivem na periferia da cidade de São Paulo e precisam lidar com o Alzheimer. Em seus quase cem minutos de duração, acompanhamos o drama de quem precisa cuidar de um portador da doença sem ter recursos financeiros para remédios caros ou para pagar um cuidador ou fisioterapeuta, papéis assumidos principalmente pelos parentes mais próximos. Para isso, eles acabam sacrificando empregos, estudos, a própria casa. Indo além, muitas vezes abrem mão de sua própria vida para trazer o mínimo conforto a quem amam. Estreou em 2018. Direção: Albert Klinke.

Aponte seu celular para o QR Code abaixo e veja o vídeo *Alzheimer na periferia*

Minha mãe, minha filha

Lançado em 2017, com Eva Wilma e Helena Ranaldi no elenco, este curta trata do drama sofrido pelos familiares de uma pessoa com a doença de Alzheimer. O filme aborda a doença, as dores dos pacientes e das famílias que cuidam deles.

Aponte seu celular para o QR Code abaixo e veja o vídeo *Minha mãe, minha filha*

Está disponível no YouTube, graças ao auxílio emergencial da Lei Aldir Blanc. Com roteiro de Cíntia Sumitani, *Minha mãe, minha filha* conquistou dez prêmios em festivais brasileiros, além de ter integrado a programação do Festival de Cinema de Gramado, um dos maiores do país. Direção: Alexandre Estevanato.

Undone

Ganhador do Prêmio Gold World Medal, Best Student Film Category, do Festival de Nova York, em 2019, a animação em formato de curta-metragem conta a história de Dotty, uma senhora que mora sozinha, encontrando conforto em sua rotina diária de tricô. Quando tricota, ela entra em um mundo onde suas memórias ganham vida. Dotty se vê no mundo da malha, uma e outra vez, revivendo a mesma memória. Com o tempo, as diferentes partes que compõem esse mundo começam a se desfazer. No início, quando percebe que seu mundo está desmoronando, ela tenta costurar tudo de volta. No final das contas, Dotty se depara com a necessidade de decidir: continuar a unir tudo de novo ou aceitar que está perdendo suas memórias e aproveitar o que resta delas. Estreou em 2019. Direção: The Animation School.

Aponte seu celular para o QR Code abaixo e veja o vídeo *Undone*

REFERÊNCIAS

1. Frota NAF, Nitrini R, Damasceno BP, et al. Criteria for the diagnosis of Alzheimer's disease: recommendations of the Scientific Department of Cognitive Neurology and Aging of the Brazilian Academy of Neurology. Dement Neuropsychol. 2011;5(3):146-52.
2. Garcia CR, Cipolli GC, Santos JP, et al. Cuidadores familiares de idosos com a doença de Alzheimer. Rev Kairós-Gerontolog. 2017;20(1):409-26.
3. Ferretti CE, Nitrini R, Brucki SMD. Custos indiretos com demência: um estudo brasileiro. Dement Neuropsychol. 2015;9(1):42-50.

4. World Health Organization (WHO). Towards a dementia inclusive society: WHO toolkit for dementia-friendly initiatives (DFIs). Geneva: World Health Organization, August 9, 2021. Disponível em: https://www.who.int/publications/i/item/9789240031531. Acesso em: 13 jul. 2023.
5. Tesser CD, Sousa IMC, Nascimento MC. Práticas integrativas e complementares na atenção primária à saúde brasileira. Saúde em Debate. 2018;42(n. spe 1):174-88.
6. Carvalho PDP, Magalhães CMC, Pedroso JS. Tratamentos não farmacológicos que melhoram a qualidade de vida de idosos com doença de Alzheimer: uma revisão sistemática. Jornal Brasileiro de Psiquiatria. 2016;65(4):334-9.
7. Forlenza OV, Radanovic M, Aprahamian I (eds.). Neuropsiquiatria geriátrica. 2.ed. São Paulo: Atheneu; 2014.
8. Santana Santos F, Lima-Silva TB, Almeida EB, Oliveira EM. Estimulação cognitiva para idosos: ênfase em memória. Rio de Janeiro: Atheneu; 2018.
9. Brum PS, Yassuda MS. A estimulação cognitiva no comprometimento cognitivo leve e doença de Alzheimer no contexto multidisciplinar. In: Nunes PV, Falcão DVS, Cachioni M, Forlenza OV (eds.). Doença de Alzheimer: uma perspectiva do tratamento multiprofissional. São Paulo: Atheneu; 2012. p.51-9.
10. Dias Santos G, Vilella Nunes, P. Equipe multiprofissional no atendimento integrado ao idoso com doença de Alzheimer. In: Forlenza OV, Radanovic M, Aprahamian I (eds.). Neuropsiquiatria geriátrica. 2.ed. São Paulo: Atheneu; 2014. p.542-7.
11. Kouloutbani K, Karteroliotis K, Politis A. The effect of physical activity on dementia. Psychiatriki. 2019;30(2):142-55.
12. Garcia-Casares N, Moreno-Leiva RM, Garcia-Arnes JA. Efecto de la musicoterapía como terapía no farmacológica en la enfermedad de Alzheimer: revisión sistemática. Rev Neurol. 2017;65(12):529-38.
13. Wolinsky D, Drake K, Bostwick J. Diagnosis and management of neuropsychiatric symptoms in Alzheimer's disease. Curr Psychiatry Rep. 2018;20(12):117.
14. Zucchella C, Sinforiani E, Tamburin S, et al. The multidisciplinary approach to Alzheimer's disease and dementia: a narrative review of non-pharmacological treatment. Front Neurol. 2018;9:1058.
15. Gouveia-Paulino F. O cuidador familiar de idosos com demência: repercussões e intervenções. In: Brucki SMD, Magaldi RM, Morillo LS, et al. Demências: enfoque multidisciplinar das bases fisiopatológicas ao diagnóstico e tratamento. São Paulo: Atheneu; 2011.
16. Lopes LO, Cachioni M. Intervenções psicoeducacionais para cuidadores de idosos com demência: uma revisão sistemática. J Bras Psiquiatr. 2012;61(4):252-61.
17. Brooker D, Dröes RM, Evans S. Framing outcomes of post-diagnostic psychosocial interventions in dementia: the adaptation-coping model and adjusting to change. Working with Older People. 2017;21(1):13-21.
18. Lopes LO, Cachioni M. Cuidadores familiares de idosos com doença de Alzheimer em uma intervenção psicoeducacional. Rev Bras Geriatr Gerontol. 2013;16(3):443-60.
19. Piersol CV, Canton K, Connor SE, et al. Effectiveness of interventions for caregivers of people with Alzheimer's disease and related major neurocognitive disorders: a systematic review. Am J Occup Ther. 2017;71(5):7105180020p1-p10.

15

Aspectos fundamentais da conduta do paciente com demência avançada

Lilian Schafirovits Morillo

PONTOS-CHAVE

- Conceito e correta classificação da demência em fase avançada.
- Abordagem global do paciente-família-ambiente.
- Tratamento farmacológico e não farmacológico das alterações comportamentais.
- Tratamento farmacológico de cognição e funcionalidade.
- Cuidados paliativos – quando indicar e como implementar.

INTRODUÇÃO

A doença de Alzheimer (DA) pode ser entendida como um dos grandes problemas de saúde pública mundial devido ao rápido crescimento da população de idosos ao redor do planeta. Estima-se que pode atingir 81 milhões de indivíduos em 2040.[1] Na América Latina, sua prevalência é maior entre aqueles com idade entre 65 e 69 anos quando comparados a pessoas de mesma idade vivendo em países desenvolvidos, chegando a 8,5% na população como um todo, segundo revisão realizada pela Organização Mundial da Saúde (OMS), o que faz dessa região a que apresenta maior prevalência da demência no mundo.[2]

Estimativas indicam que mais da metade dos portadores de DA estão nas fases moderada e grave da doença, sendo 31% na fase moderada e 21% na fase avançada, e que 90% dos pacientes institucionalizados estão nas mesmas condições.

O período médio de sobrevida após o diagnóstico da demência da DA é de 6 anos em alguns estudos e de 10 em outros, variando de 1 a 16 anos, sendo um terço desse período vivido nas fases avançadas.[3,4]

Diante dos conhecimentos atuais, o declínio cognitivo e funcional da DA é inevitável, e todos aqueles envolvidos em seu cuidado e manejo enfrentam o desafio de melhor conduzir essa longa fase da doença e de comunicar com eficiência e responsabilidade suas expectativas terapêuticas de curto, médio e longo prazo aos pacientes, quando ainda nas fases iniciais, ou a seus cuidadores quando isso não mais é possível.[5]

O curso da DA e de outras demências progressivas pode ser visto como a perda gradual da independência e autonomia de seu portador, e a fase avançada pode ser reconhecida quando o indivíduo evolui gradativamente rumo à necessidade de cuidado integral e assistência para realizar suas atividades básicas da vida diária, como banhar-se, vestir-se, fazer sua higiene pessoal e deambular.[6] Nessa fase, também são muito comuns diferentes sintomas comportamentais, que muito diminuem a qualidade de vida de pacientes e cuidadores e que estão entre os principais motivos do estresse destes e da institucionalização dos pacientes.[7]

Ainda que relevantes questões permaneçam por serem esclarecidas, concernentes à evolução, fatores moduladores de melhora e piora da cognição e funcionalidade e prognósticos de fim de vida, bem como ao próprio manejo da demência em fase avançada, é notório o aumento de estudos publicados na área nos últimos anos, revelando a crescente preocupação e interesse da comunidade científica internacional em aperfeiçoar o acompanhamento dessa fase das demências.

INSTRUMENTOS DE AVALIAÇÃO COGNITIVA E FUNCIONAL EM DEMÊNCIA AVANÇADA

Estabelecer a fase em que a doença se encontra não necessariamente prediz seu curso, mas pode ajudar a equipe de saúde a compreender o grupo de sintomas que devem ser esperados, permite a melhor orientação dos cuidadores e otimiza o manejo do paciente como um todo. Além disso, estratificar a doença em suas diferentes fases auxilia no agrupamento mais adequado das amostras de sujeitos de pesquisa e, portanto, na qualidade destas; índices prognósticos e estudos de sobrevida têm como base fundamental a fase em que essa prolongada doença se encontra. Além disso, reconhecer a demência avançada em sua heterogeneidade possibilita a melhor interpretação dos resultados das diferentes intervenções estudadas, farmacológicas e não farmacológicas, bem como acompanhar sua evolução.[5]

Algumas escalas avaliam apenas a cognição, outras o estado funcional e algumas a gravidade global da DA.

O instrumento de avaliação cognitiva mais amplamente utilizado, tanto na prática como nos ensaios clínicos, é o MEEM (Miniexame do Estado Mental, de Folstein e Folstein, 1974), e pontuações entre 11 e 17 sugerem fase moderada da doença, enquanto pontuações iguais ou menores que 10 indicam fase avançada.[8] Esse teste sofre o chamado efeito solo para os pacientes muito graves, nos quais, a partir de determinado ponto, sua sensibilidade para detecção de mudança fica bastante prejudicada, comprometendo sua capacidade de discriminar, por exemplo, resposta terapêutica, fatores de agravo ou melhoria. Para tanto, novos instrumentos foram desenvolvidos com o objetivo de melhor acompanhar esses doentes.[9]

Em 1990, foi criada a SIB (*Severe Impairment Battery*), escala de zero a 100 pontos que provê acurada abordagem de mudanças na cognição ao longo do tempo em pacientes com MEEM abaixo de 15 pontos, apresentando desafios de baixa complexidade e adaptados à gravidade do quadro em questão. A escala valoriza respostas parcialmente corretas, bem como a interação não verbal, e emprega linguagem simples a fim de possibilitar a compreensão por parte dos pacientes. Pontuações abaixo de 63 indicam quadro bastante avançado. Esse foi o instrumento capaz de demonstrar o benefício dos antagonistas dos receptores *N-metil–D-aspartato* (memantina) na cognição de doentes moderados e graves.[9]

No Ambulatório de Comprometimento Cognitivo Avançado do Hospital das Clínicas da Faculdade de Medicina da Universidade de São Paulo (HC-FMUSP), temos tido a oportunidade de utilizar esse teste e de observar com maior clareza os efeitos das intervenções realizadas. O inconveniente desse instrumento é a demora em sua aplicação e o fato de não estar disponível com facilidade, o que muitas vezes impede sua utilização. Já o MEEM grave, que se traduz em uma adaptação do MEEM, também com pontuação de zero a 30 e que, à semelhança da SIB, oferece questões mais simples, com menor grau de dificuldade, é breve, de fácil aplicação e permite continuar seguindo a evolução da doença e avaliando respostas terapêuticas, além de parecer não sofrer influência da escolaridade.[10]

Quanto ao estadiamento da demência, além da avaliação cognitiva, são utilizadas escalas que compreendem o desempenho funcional dos doentes, tais como a GDS (*Global Deterioration Scale*) e a Fast (*Functional Assessment Scale*), bem como as que fazem uma avaliação mista, tanto cognitiva quanto funcional, como o CDR (*Clinical Dementia Rating Scale*). O Quadro 1 representa a Fast, enquanto o Quadro 2 resume as principais características de todos os que são indicados.

A incorporação desses instrumentos aos ensaios clínicos permitiu e permite quantificar o ritmo de piora ou melhora dos pacientes em fases mais avançadas

QUADRO 1 Escala Fast (*Funcional Assessment Staging of* AD)

6A – Requer assistência para colocar as vestimentas
6B – Ajuda para tomar banho – ajustar a temperatura
6C – Requer assistência no manejo do toalete
6D – Incontinência urinária
6E – Incontinência fecal
7A – Habilidade em falar 6 diferentes palavras em média em 1 dia ou em uma entrevista intensiva
7B – Fala limitada a 1 palavra no curso de 1 dia
7C – Perda da capacidade de deambular sem assistência
7D – Perda da capacidade de sentar sem apoio
7E – Perda da capacidade de sorrir
7F – Perda da capacidade de sustentar a cabeça

Fonte: Reisberg et al.[11]

de acordo com as circunstâncias clínicas, sociais ou quaisquer outras variáveis de interesse, assim como possibilita estratificar melhor essa longa fase conhecida como demência grave, na qual são entendidos como tendo o mesmo perfil cognitivo-comportamental e funcional pacientes muito diferentes entre si.

Assim, entre os pacientes classificados como CDR 3, ou fase avançada, estão incluídos indivíduos que ainda se comunicam verbalmente e deambulam sem apoio, por exemplo, e outros que estão confinados ao leito, sem condições de sustentar a cabeça ou já em posição fetal. A escala Fast, na nossa experiência, é a que identifica com maior precisão esses pacientes, ainda que careça de referência, por exemplo, à alimentação, atividade básica muito relevante para qualquer indivíduo e sua família.[5]

Desse modo, podemos assumir que os instrumentos de avaliação para fases mais avançadas da demência têm ao menos dois principais objetivos: classificar e agrupar de forma mais homogênea e clara os pacientes para que se possa melhor avaliar a validade das intervenções em cada segmento específico e permitir acompanhar a resposta de melhora ou piora na cognição, comportamento e funcionalidade desses indivíduos.

ABORDAGEM INTERDISCIPLINAR E CENTRADA NO PACIENTE

Embora a abordagem interdisciplinar seja estratégia consagrada como a indicada no cuidado da pessoa idosa e componha o eixo central das diretrizes do Sistema Único de Saúde (SUS) em nosso país,[12] a literatura nacional e interna-

QUADRO 2 Escalas de avaliação cognitivo-funcional

Escalas	Domínio	Escore	Entrevistado	Comentários
MEEM	Cognição	0 a 30	Paciente	Efeito solo em doença grave
CDR	*Status* global	0 (normal) a 3 0 a 18 (soma das caixas)	Paciente/ cuidador	Extensão proposta para 4 e 5: profunda/ terminal
GDS (*Global Deterioration Scale*)	*Status* global	0 a 7 (maior gravidade)	Paciente/ cuidador	Uso limitado em pacientes muito graves
Fast	Funcionalidade	6A a E 7A a F	Cuidador	Muito útil no estadiamento de doentes graves
SIB	Cognição	0 a 100	Paciente	Muito útil na abordagem dos doentes/muito longa e de difícil acesso
MEEMg	Cognição	0 a 30	Paciente	Muito útil na abordagem dos doentes/curta, sem influência da escolaridade
ADCS-ADL sev (*Alzheimer's Disease Cooperative Study – Activities Daily Living*)	Funcionalidade	0 a 54	Cuidador	Muito útil na avaliação de pacientes graves

Fonte: Morillo e Suemoto.[5]

cional sobre a importância desse modelo de atendimento a pacientes portadores de DA, especialmente em sua fase avançada, é insuficiente; quando se refere à abordagem centrada no paciente com demência grave, é excepcionalmente escassa.

Em estudo clínico que comparou o cuidado habitual (grupo-controle – GC) a um modelo de gerenciamento de caso para pacientes com DA avançada (grupo experimento – GE) ao longo de 24 meses, foram observados benefícios em independência para atividades de vida diária (ABVD) e menor índice de institucionalização – especialmente a partir de 18 meses – no GE quando comparado ao GC, além de reduzir a sobrecarga dos cuidadores.[13] Buscando avaliar os benefícios de oferecer um cuidado planejado para que idosos com demência pudessem permanecer em seus domicílios, pesquisadores britânicos observaram a necessidade de um plano centrado no paciente e a flexibilidade da equipe de saúde para o sucesso da proposta e a maior dificuldade em oferecer tal possibilidade àqueles em fases mais avançadas de suas doenças.[14] Em relato de caso de paciente com diagnóstico de DA em fase avançada, intervenção de terapia ocupacional centrada-na-pessoa mostrou benefícios de médio prazo em melhora na participação em diversas atividades da vida diária relevantes para o paciente historicamente, apesar de o resultado não refletir em melhora nas ABVD, medidas pela Escala Katz; também foi observada diminuição no índice de insatisfação relatada pela cuidadora.[15] Por fim, o capítulo que aborda o manejo das demências em fases avançadas do último consenso da Associação Brasileira de Neurologia enfatiza em todos os seus tópicos a crucial e indispensável participação da equipe multi e interdisciplinar no cuidado ao portador de demência em fase avançada.[16]

Quanto ao cuidado centrado no paciente com DA grave, bem como outras etiologias, apesar da escassez de evidências científicas, essa é a abordagem implementada, por vezes não da maneira integral como gostaríamos, no Ambulatório de Comprometimento Cognitivo Avançado (ACCA) do Serviço de Geriatria do HCFMUSP. Além da equipe interdisciplinar composta por médicos, fonoaudiólogos, dentistas e terapeutas ocupacionais, contamos com apoio a distância de equipe de enfermagem, assistência social e nutrição. O centro da atenção e do manejo é o melhor benefício possível, no nosso entendimento, ao indivíduo doente. Quais suas necessidades, quais as origens de seus sofrimentos, como estimular e preservar suas capacidades cognitivas e funcionais remanescentes, como contextualizar e compreender seus sintomas comportamentais são nossos objetivos e desafios. Entendemos que esse doente é um sujeito completo, digno de todo o nosso respeito e de nossos melhores recursos terapêuticos. Isso se reflete na visão das queixas a partir desse paradigma: o paciente com demência avançada não é um amontoado inerte de sintomas clínicos, comportamentais e deterioração cognitiva e funcional; ele é um indivíduo que apresenta uma moléstia grave que provoca em si um imenso sofrimento e é nossa tarefa minimizá-lo, garantir a preservação de suas habilidades, ainda que residuais, e sua qualidade de vida à medida que a doença avança até que sua vida termine.

PRINCÍPIOS BÁSICOS DO TRATAMENTO

Pacientes portadores de demência avançada devem ser monitorados de perto pela equipe de saúde. Conforme a doença avança, esses doentes se tornam cada vez mais frágeis, sua condição pode se alterar rapidamente e eles podem apresentar sintomas comportamentais e psíquicos com maior frequência.

Os diferentes consensos nacionais e internacionais recomendam visitas trimestrais ao médico quando os pacientes estiverem medicados e a cada 4 meses quando não,[16] para que sejam avaliados quanto a cognição, comportamento, funcionalidade, condição clínica e nutricional. Além disso, orientações quanto à segurança (violência de vários tipos), à prevenção de quedas e ao estresse do cuidador estão enfatizadas.

Como se sabe, o cuidador é parte integrante da equipe de saúde que assiste o paciente, e as expectativas do tratamento devem ser realisticamente apresentadas e discutidas com ele. A avaliação do comportamento também deve ser periodicamente realizada e, para tanto, pode ser utilizado o Inventário Neuropsiquiátrico (INP), que surge como um dos mais utilizados na prática clínica e em pesquisas, e que destaca sintomas como agitação/agressividade, alucinações, delírios, depressão, apatia e comportamento motor aberrante, entre outros. A Escala Cornell de Depressão em Demência pode ser utilizada para monitorar resposta aos tratamentos, quando estiverem indicados e em pesquisa clínica. Esse tópico será explorado em profundidade adiante neste capítulo.

A avaliação médica consiste em detectar intercorrências clínicas, avaliação nutricional, presença de dor e controle das doenças de base dos pacientes, seguindo o princípio da proporcionalidade das ações preventivas, diagnósticas e terapêuticas.

Mesmo nas fases avançadas da demência, existem intervenções que podem diminuir o impacto da doença para os pacientes e seus cuidadores.

Alguns princípios fundamentais podem ser úteis no manejo dos portadores de demência avançada.[17] O Quadro 3 resume os princípios mais importantes a serem seguidos.

Muitos são os desafios em relação a prover o melhor cuidado a esses doentes e seus familiares, e muitas são as dúvidas ainda não esclarecidas pela literatura médica; os esforços devem se concentrar em utilizar as melhores evidências disponíveis no momento e a elaboração de estudos bem desenhados a fim de esclarecer as dúvidas remanescentes.

TRATAMENTO DOS PREJUÍZOS COGNITIVOS E FUNCIONAIS

Intervenções farmacológicas para a melhora da cognição em pacientes com demência avançada incluem os anticolinesterásicos e a memantina. Metanálise de 34 estudos referentes ao uso de I-Ache aponta que, apesar de alguma heterogeneidade dos tamanhos de efeito (*effect sizes*), é possível afirmar o efeito positivo

QUADRO 3 Princípios do tratamento

a. Alguma coisa sempre pode ser feita: é fato conhecido que intervenções relativamente simples podem ter um impacto grande nos sintomas e na funcionalidade do paciente. Por exemplo, diminuir a dose de uma medicação ou mudar o horário de administração pode melhorar sintomas comportamentais ou cognitivos. Identificar essas oportunidades faz parte do cuidado ao dementado grave.
b. O diagnóstico importa: a avaliação inicial deve sempre ser abrangente, mesmo quando realizada em fases avançadas da doença. Como e quando os sintomas começaram? Qual o padrão de mudanças comportamentais, cognitivas e funcionais? Qual foi a resposta prévia à terapia? Qual o diagnóstico específico da demência? As respostas para essas indagações influenciam o manejo do paciente.
c. A incapacidade apresentada pelo paciente é multifatorial: comorbidades clínicas, déficits sensoriais, efeitos colaterais de medicações, estressores ambientais, variáveis do cuidador e a etiologia do declínio cognitivo atuam conjuntamente sobre os déficits cognitivos, funcionais e comportamentais na demência.
d. Portadores de demência têm habilidades residuais: é comum ignorar que as funções que ainda estão preservadas sejam tão importantes quanto aquelas que foram perdidas. A capacidade de caminhar, alimentar-se com independência ou de responder a estímulos sociais ainda está preservada? Um plano de cuidado deve ser implementado a fim de que a autonomia e a qualidade de vida do paciente sejam otimizadas dentro das possibilidades de cada fase.
e. Emoções e necessidades do paciente não devem ser desprezadas: mesmo em fases avançadas da demência, a capacidade de transmitir e perceber emoções está frequentemente mantida, fenômeno conhecido como preservação afetiva. Valorizar o estado emocional do paciente e de seus familiares pode facilitar a adesão ao tratamento e auxiliar no controle de sintomas comportamentais.
f. O paciente e a família são uma unidade: a família é uma fonte preciosa de informações sobre o histórico de saúde, a personalidade e as características do paciente. Além disso, tem papel fundamental no monitoramento e na aplicação da intervenção planejada.

Fonte: adaptação de Tariot.[17]

em cognição dessa classe de medicamentos e que, mesmo em fases avançadas, o benefício encontrado não diminui, quando comparado ao placebo.[18]

A memantina, segundo algumas metanálises, produz maior efeito em estágio moderado e grave.[18] Seu uso é indicado para a melhora da cognição em pacientes com demência avançada em monoterapia ou em adição a I-Ache já em uso. Há evidências de que o uso da memantina melhore a cognição, a funcionalidade e sintomas comportamentais como agitação e agressividade com NTT de 6 (6 pacientes tratados com memantina para melhora ou estabilização de medidas gerais em um paciente).[5] A terapia combinada entre memantina e I-Ache em demência grave revela-se mais efetiva do que a terapia isolada com donepezila, com incremento do benefício ao longo do tempo e com impacto em cognição, funcionalidade, comportamento, impressão global de melhora e institucionalização. A recomendação em diferentes países é do uso combinado entre I-Ache e memantina para fases mais avançadas da DA, sendo reportada essa combinação como ótima no tratamento dessa fase da doença.[19]

Publicações mais recentes questionam a validade dessas prescrições, não somente para pacientes em fase avançada, em virtude das fracas evidências reveladas pelos diversos ensaios clínicos e do duvidoso benefício na vida dos pacientes.[16]

Não há estudos a respeito do melhor momento para a interrupção dos inibidores da colinesterase e memantina. Alguns autores sugerem que ela deva ser pensada quando não se atribui a estes mais nenhuma resposta terapêutica ou quando o quadro já se configura como muito avançado (Fast 7A em diante). Ainda assim, a recomendação é avaliar o paciente antes e 30 dias depois da interrupção e, se houver suspeita de piora, retomar sua utilização.[5,19]

TRATAMENTO DOS SINTOMAS NEUROPSIQUIÁTRICOS

Os sintomas comportamentais e psicológicos das demências (*behavioral and psychological symptoms of dementia* – BPSD) têm sido bem documentados entre os pacientes portadores dos vários tipos de demência e incluem uma grande variedade. Depressão, ansiedade, apatia, agitação, agressividade, alucinações, delírios, alterações do sono e perambulação estão entre os principais. Um ou mais desses sintomas estarão presentes na vasta maioria dos indivíduos com demência no decorrer de sua doença[5,16] e são grande fonte de estresse dos cuidadores e causa de institucionalização precoce dos pacientes. Quanto à sua prevalência, ao redor do quinto ano da DA, 97% dos indivíduos apresentam ao menos um BPSD, sendo apatia, depressão e ansiedade os mais prevalentes. Os estudos apontam, ainda que 90% dos pacientes apresentarão ao menos um sintoma no decorrer de sua doença e incidência de 64% de alterações comportamentais em indivíduos institucionalizados. Com relação à gravidade da demência, depressão e ansiedade são mais comuns nas fases iniciais da DA e podem piorar durante seu curso, agitação está presente na medida da progressão da doença e apatia é sintoma prevalente em todas as fases. Já sintomas como agressividade, alucinações e delírios são mais esporádicos e presentes nas fases moderada a avançada.[16] A identificação dos BPSD baseia-se na aplicação de instrumentos com o informante, e, como já referido, o INP é o mais amplamente utilizado na prática clínica e em pesquisa.

Diversos mecanismos fisiopatológicos não completamente estabelecidos explicam os BPSD, e alterações em circuitos, redes de conexão e sistemas de neurotransmissores afetados são alguns deles. Pelo fato de os BPSD terem etiologia complexa, uma única abordagem terapêutica não é capaz de controlar gama tão variada de sintomas. Mais do que isso, o tratamento deve ser centrado no paciente e em seus familiares, que devem ser treinados, assim como as equipes de cuidadores profissionais e de saúde de instituições de longa permanência.

O primeiro passo na avaliação de sintomas comportamentais é a exclusão de estressores ambientais e intercorrências clínicas que possam estar causando ou pelo menos contribuindo para o quadro observado.[5] Deve-se presumir que mudanças de comportamento sejam secundárias a *delirium* até que se prove o contrário. Efeitos secundários ao uso de novas medicações devem ser avaliados. Exame físico completo e reavaliação das medicações devem ser cuidadosamente realizados. A investigação laboratorial para exclusão de causas de *delirium* inclui hemograma, eletrólitos, cálcio, glicemia e urina I.

Fatores sociais podem ser os desencadeantes dos sintomas comportamentais. A interação com os cuidadores pode provocar resistência e agitação, dependendo da maneira como o paciente é abordado. Além disso, a avaliação de dor deve ser feita cuidadosamente, porque a dor não reconhecida e tratada é causa frequente de agitação em portadores de demência, tema que será discutido mais adiante.[5] Vale, no entanto, salientar que agitação é frequente expressão de dor, e a analgesia pode controlar o sintoma, por vezes, com a eficácia de um psicotrópico.

TRATAMENTO NÃO FARMACOLÓGICO

Abordagens não farmacológicas devem ser consideradas antes das intervenções farmacológicas. Embora os tratamentos não farmacológicos não tenham sido sistematicamente testados em dementados graves, algumas terapias foram testadas em outras fases da DA, inclusive utilizando ensaios clínicos randomizados em alguns estudos.[5]

Tratamento comportamental para depressão, musicoterapia, estimulação multissensorial controlada e *pet* terapia são alguns dos métodos utilizados para controle de sintomas psicológicos e comportamentais nas demências, como agitação, apatia e depressão. Entretanto, o efeito desses tratamentos parece ser limitado ao período das sessões, não apresentando benefícios quando descontinuados.[4]

Em virtude da heterogeneidade de terapias, da baixa qualidade das evidências nos diversos estudos e das dificuldades em implementar os programas terapêuticos sugeridos, as medidas não farmacológicas têm sido pouco utilizadas na vida prática. Mesmo aquelas empregadas para controle de sintomas específicos carecem de fortes evidências de benefício, mesmo que ensaios clínicos possam apontar melhora, ainda que sutil. Como exemplos, pode-se citar a atividade física para controle de alterações do sono e depressão, e o toque terapêutico pode diminuir a agitação em curto prazo e melhorar a ingestão alimentar. É notória, no entanto, a necessidade de mais estudos de boa qualidade, com amostras mais significativas, para avançarmos e ampliarmos a oferta desse tipo de tratamento aos pacientes.

No que se refere a terapias propostas aos cuidadores, há mais evidência de benefício. Programas educacionais e de suporte para cuidadores parecem ser efetivos a longo prazo. Nesses programas, os cuidadores recebem informações sobre a doença, são detectados os estímulos ambientais que desencadeiam o aparecimento dos sintomas e são apresentadas as estratégias para lidar com sintomas comportamentais. Os cuidadores também podem dividir experiências prévias que podem influenciar outros indivíduos que estejam vivendo situação semelhante.[4]

Além de treinar os cuidadores para lidar com os diferentes sintomas de comportamento, o que tem demonstrado eficácia em ensaios clínicos de boa qualidade com amostras bastante relevantes, propostas de estímulo ao paciente por parte do familiar, com base na biografia do sujeito dementado, em suas preferências, gostos e habilidades prévias e em seus pontos fortes, também têm demonstrado efeito positivo no controle dos BPSD, nos níveis de estresse do cuidador, bem como em sua percepção de maior capacidade de enfrentamento do problema. Apesar de pequeno, o tamanho de efeito (*effect size*) dessas intervenções é superior ao atingido com o uso de psicotrópicos.[5] Estratégias de abordagem relativa ao ambiente são objeto de estudo de muitos ensaios clínicos com efeitos benéficos no comportamento e no bem-estar, porém a heterogeneidade de medidas novamente reduz a qualidade das evidências obtidas. Pode-se resumir algumas delas no Quadro 4, que apresenta algumas indicações úteis.

QUADRO 4 Abordagem ambiental

- Estimulação excessiva (excesso de barulho ou pessoas, desordem no ambiente) ou subestimulação (ausência de atividades de interesse, de pessoas, contato pessoal com o paciente).
- Segurança (acesso a produtos químicos ou cortantes, facilidade de sair de casa – risco de perder-se).
- Falta de atividade (sedentarismo, falta de exposição ao sol).
- Ausência de rotinas (frequentes mudanças de horários, de local de habitação e sequência das atividades da vida diária); rotina rígida, cuidado burocrático, obstinado.

Fonte: adaptação de Preuss et al.[20]

TRATAMENTO FARMACOLÓGICO DOS SINTOMAS COMPORTAMENTAIS E PSICOLÓGICOS DAS DEMÊNCIAS (BPSD)

Agitação, agressividade, psicose, apatia e depressão tendem a responder ao tratamento farmacológico, enquanto perambulação e comportamento sexual inadequado frequentemente não respondem. Depressão, psicose e agressividade graves devem ser tratadas com medicação como primeira linha, juntamente com medidas não farmacológicas, devido ao risco que impõem aos próprios pacientes e a seus cuidadores.[4,5]

Alguns ensaios clínicos randomizados utilizando antipsicóticos atípicos para o tratamento de sintomas comportamentais e psicológicos em pacientes dementados graves foram realizados. Posteriormente, metanálises e revisões sistemáticas compilaram os principais resultados. Evidências sugerem que risperidona e aripiprazol conferem sutil benefício em agitação, agressividade e sintomas psicóticos. Entretanto, nos últimos anos, o uso de antipsicóticos atípicos tem sido associado a maior risco de eventos cerebrovasculares e a maior mortalidade em ensaios clínicos randomizados.[5,16]

Metanálise com 15 ensaios clínicos randomizados concluiu que há aumento significativo do risco de morte (OR = 1,54, IC 95% 1,06 –2,23, p = 0,02) quando antipsicóticos atípicos são utilizados. Além disso, efeitos colaterais como sedação, hipotensão postural, ganho de peso, piora cognitiva e sintomas extrapiramidais são frequentes.[16] Dessa forma, a necessidade do uso de antipsicóticos precisa ser cuidadosamente avaliada, devendo ser utilizados somente na presença de agitação grave, agressividade e psicose que envolva risco ao paciente e/ou a seus cuidadores. Após 3 meses de estabilidade dos sintomas comportamentais, deve-se tentar diminuir e retirar o antipsicótico. Evidências mostram que esse procedimento pode ser feito sem exacerbação significativa dos sintomas.[4]

Outras medicações também podem ser utilizadas para o tratamento da agitação e da agressividade. Na tentativa de encontrar opções aos antipsicóticos, algumas substâncias foram testadas. Assim, citalopram na dose entre 10 e 30 mg demonstrou benefício no controle da agitação, lembrando da impossibilidade de idosos utilizarem doses maiores de 20 mg sob risco de efeitos cardíacos graves; demais inibidores da recaptação de serotonina e trazodona podem ser opções para o controle de agitação.[16] Benzodiazepínicos também foram estudados em ensaios clínicos. A melhor evidência de eficácia e segurança foi com o uso a curto prazo do lorazepam para agitação aguda. Entretanto, devido aos efeitos colaterais, como quedas, sedação excessiva, piora da cognição, tolerância e dependência, essas medicações só devem ser utilizadas em emergências ou como sedativos durante procedimentos.[4]

Para abordagem da apatia, o metilfenidato tem aprovação pelo Food and Drug Administration (FDA) estadunidense, porém seu uso em pacientes graves não foi contemplado nos estudos e, portanto, não é recomendado usualmente.[16] As drogas antidemência conhecidas, I-Ache e memantina, foram testadas para o controle de sintomas de comportamento. Apesar de algumas indicações de benefício, os I-Ache apresentam efeitos controversos na literatura, inconsistentes em alguns estudos; na maioria deles, no entanto, incluindo metanálises recentes, efeitos nos BPSD são verificados independentemente da fase de doença, enquanto a memantina demonstrou efeito sutil, porém consistente, no controle de agitação e da agressividade nas fases moderada a avançada da demência.[5,16]

TRATAMENTO DAS COMORBIDADES

De modo geral, idosos e particularmente aqueles portadores de demência são excluídos dos ensaios clínicos de intervenção farmacológica, e a literatura médica é escassa em dados de qualidade em relação às fases avançadas das demências, uma vez que o foco das diretrizes e estudos randomizados, controlados e de intervenção é voltado para fases pré-mórbidas, muito leve e leve das demências.[5,16] Embora a visão prévia a respeito da saúde dos pacientes com DA fosse de serem mais saudáveis, as evidências atuais apontam o contrário: há prevalência significativamente maior do número de comorbidades e de medicamentos em uso entre eles. Doenças clínicas impactam a qualidade de vida, com piora na mobilidade, dentre outras complicações, e a sobrevida dos pacientes independentemente da etiologia da demência, tanto em indivíduos institucionalizados como na comunidade, eleva o número de buscas por salas de emergência, internações hospitalares e os gastos em saúde. Idosos com demência têm 3 vezes mais chance de apresentarem 4 ou mais doenças crônicas concomitantes, e os gastos anuais por paciente com demência chegam a ser 3,3 vezes maiores do que em idosos sem essa enfermidade. Tais comorbidades impactam a sobrevida ao longo dos anos.[16]

Por outro lado, o tratamento de indivíduos com demência avançada deve sempre ser guiado pela avaliação criteriosa dos riscos e benefícios envolvidos na intervenção. Mesmo procedimentos simples, como a retirada de sangue ou a medida da pressão arterial, podem precipitar alterações comportamentais.[4]

Dessa maneira, muitas vezes, apesar de apresentarem número alto de comorbidades, os dementados têm menor probabilidade de terem seus problemas de saúde diagnosticados e tratados, incluindo aqueles que possam ter impacto direto em sua funcionalidade, como as alterações sensoriais auditivas e visuais. Muitas vezes, pela simples menção ao diagnóstico de demência, principalmente se avançada, tais indivíduos são privados de tratamentos proporcionais benéficos por discriminação baseada no diagnóstico; muitas vezes, esses pacientes não têm expectativa de sobrevida para obter o benefício de determinado procedimento, mas poderão viver o suficiente para experimentar suas complicações, vivendo um sofrimento que poderia ter sido evitado.[16]

Déficits sensoriais, portanto, devem ser pesquisados e corrigidos sempre que possível a fim de melhorar a funcionalidade e diminuir sintomas comportamentais. Sintomas de parkinsonismo presentes em alguns casos de demência avançada necessitam ser tratados se forem motivo importante de limitação funcional ou de maior risco para quedas.[5] Infecções são comuns na DA avançada devido à baixa resistência imunológica que ocorre nessa fase da doença, secundária à fragilidade concomitante e aos distúrbios nutricionais recorrentes; pneumonias são causas frequentes de morte, tantos as comuns como as aspirativas, secundárias à disfagia inerente à DA nas fases avançadas. Infecções urinárias e de pele podem progredir para sepse. Diante desse cenário complexo, o manejo do paciente com demência avançada deve ser abrangente e idealmente multidisciplinar, como já enfatizado. Ações conjuntas envolvendo diferentes profissionais da área da saúde (médico, enfermeiro, fisioterapeuta, fonoaudiólogo, terapeuta ocupacional, nutricionista, assistente social) são essenciais para que as múltiplas questões que envolvem o paciente e seu cuidador possam ser devidamente abordadas.[5,16]

Manter a dignidade da pessoa humana, independentemente de seu estado cognitivo, tratar e prevenir complicações reversíveis levando em consideração valores individuais e familiares e estabelecer, o mais precocemente possível, um plano de cuidados condizentes com estes e com os melhores conhecimentos técnico-científicos são os pilares do tratamento de indivíduos portadores de qualquer diagnóstico, incluindo a demência, quaisquer que sejam a etiologia, a condição socioeconômica ou a fase em que se encontra o indivíduo enfermo.

TERMINALIDADE E CUIDADOS PALIATIVOS

A maior barreira para a instauração de cuidados paliativos em demência avançada é a dificuldade de entender a demência em seu caráter terminal. O fato de não ter seu fim previsível em termos temporais precisos obscurece a percepção em relação à natureza fatal dessa enfermidade. Desse modo, seus portadores são privados de uma abordagem mais apropriada a suas condições, e diferentes tipos de iatrogenia são cometidos.[5]

A OMS estabeleceu critérios para indicação de internação em *hospices* para doenças terminais não oncológicas, entre as quais está a demência em fase final. Tais critérios têm a intenção de predizer a morte em 6 meses e são baseados na Escala Fast, já citada neste capítulo. Para ser elegível, o paciente deve estar classificado a partir do estágio 7C da escala, tendo, portanto, perdidas as continências urinária e fecal, a capacidade de se comunicar, banhar-se e vestir-se de forma independente e deambular. A presença de comorbidades, como as úlceras por pressão, pneumonias aspirativas, febres recorrentes, hipoalbuminemia, perda de peso e da capacidade de se alimentar, reforça a indicação.[3,5]

Apesar dos esforços em predizer a mortalidade em 6 meses desses pacientes, a acurácia desses critérios permanece discreta. Na diretriz da OMS, há referência ao fato de que mesmo os pacientes incluídos em seu critério podem ter sobrevida de até 2 anos. A sequência de etapas sugerida pela Escala Fast pode não ser linear, e a eficácia dos critérios em predizer a morte em 6 meses é bastante falha.[3] Apesar do prognóstico incerto, das variáveis explicitadas no desenrolar dessa enfermidade, pacientes e seus familiares vivenciam situações mais bem abordadas com a visão da medicina paliativa quando a enfermidade atinge sua fase terminal, usualmente quando já se encontra em mutismo, acamado e com importante dificuldade de ser nutrido.[5] Baseando-se apenas no critério temporal de sobrevida, os portadores de demência avançada e seus familiares são privados de uma abordagem que em muito os favoreceria; tal critério poderia ser substituído pela escolha por oferecer conforto e cuidados proporcionais, diminuindo a prática de medidas fúteis e aumentando a qualidade do cuidado oferecido.[3]

DECISÕES TERAPÊUTICAS

O longo curso dessa doença terminal de prognóstico temporal incerto traz consideráveis dúvidas quanto às decisões a serem tomadas. Introdução ou não de vias alternativas de alimentação, antibióticos para as repetidas infecções, medidas de suporte avançado de vida, internação em unidades de terapia intensiva (UTI) são as questões mais frequentes com as quais as famílias e a equipe se deparam. Ainda, a internação em instituições de longa permanência também gera muita dúvida e sentimentos ambíguos, que envolvem alívio e culpa nos familiares.[3,5] Valores éticos e religiosos dos pacientes e seus familiares compõem a rede de variáveis que devem ser consideradas quando cada questão é colocada.

A equipe de saúde deve educar os familiares a respeito do curso da doença e das etapas a serem vividas e esclarecer quanto a seu papel como "guardiães" da vontade do doente. Deve-se observar a sequência da tomada de decisões baseada no plano das diretivas antecipadas de vontade; na ausência dessas, o cuidador deve ser encorajado a colocar-se no lugar de seu familiar e tomar as decisões com base no que imagina (mediante seu conhecimento a respeito de seus desejos, valores e pensamentos) que seriam suas escolhas se ainda pudesse optar e, por último, tomar as decisões no melhor interesse do paciente.[3]

O que é considerado o "melhor interesse do paciente" varia de acordo com os referidos valores culturais, religiosos, morais e individuais de cada díade familiar-paciente, e esse aspecto não pode ser negligenciado nos momentos de tomada de decisão. Com referência a isso e a questões que envolvem os princípios da autonomia, beneficência e dignidade dos portadores de demência avançada, recomendo a leitura de *Domínio da vida: aborto, eutanásia e liberdades individuais,* do jurista e filósofo inglês Ronald Dworkin, que dedica um capítulo inteiro a tratar desses temas de maneira profunda e extremamente necessária a todos os que se debruçam sobre a tarefa de cuidar e pensar o doente com demência avançada.[21]

As decisões devem ser divididas entre a equipe e os familiares, e os objetivos do tratamento estabelecidos: apenas conforto, investimento total ou um modelo intermediário que se situe entre as duas polaridades.[3] Estudos observacionais apontam para a maior opção por paliação quando há diretivas antecipadas de vontade e quando os cuidadores participam de programas de auxílio à tomada de decisão, por exemplo, relativas a alimentação oral *vs.* enteral, optando pela primeira aqueles que receberam orientações específicas quanto aos aspectos já mencionados de conforto, trajetória da doença e fim de vida.[3]

A visão do conforto, da proporcionalidade das ações e de, em primeiro lugar, o princípio do não malefício (*primum no nocere*) que pauta a prática e a ética da medicina paliativa podem servir de guia para a tomada de decisão. Aliviar sintomas é um dever de toda a equipe de saúde, e os esforços para tanto devem sempre ser empreendidos, mesmo que demandem medidas que, em um primeiro momento, pareçam contradizer a intenção paliativa. Assim, a título de exemplo, proceder a um enxerto em úlcera por pressão que causa dor e cujo único recurso terapêutico seja esse deve ser levado adiante, no sentido de dar o melhor conforto e qualidade de vida àquele paciente.

Na busca pela dignidade e conforto do paciente e de sua família, medidas paliativas e curativas proporcionais se associam.[17] Pela complexidade que caracteriza a demência avançada e seus diversos dilemas médicos e éticos, é importante que essa discussão se inicie o quanto antes, e que algumas definições sejam estabelecidas, de preferência quando o paciente ainda possa opinar. Desse modo, é possível que as decisões sejam tomadas de modo mais racional, fruto de maior reflexão e menos de sentimentos ambíguos comuns em situações extremas, quando os familiares são chamados a opinar sobre questões para as quais se sentem despreparados.

Não são irrelevantes as diferenças culturais quanto a esse tema, e estudos nacionais são muito escassos na literatura. É preciso conhecer a população brasileira quanto a suas convicções em relação à abordagem inicial das questões da demência avançada para que sejam elaboradas as estratégias mais cabíveis para pacientes e familiares.

Por fim, é de nossa opinião que as decisões terapêuticas sejam guiadas pelos princípios éticos de cada comunidade ou sociedade, e que não firam aquele que nos parece o mais fundamental deles, que é a dignidade humana. O doente portador de demência em estágio avançado é, antes de tudo, um Ser Humano e, antes ainda, um Ser Vivo, portanto é merecedor dos melhores cuidados disponíveis: "o direito de uma pessoa a ser tratada com dignidade é o direito a que os outros reconheçam seus verdadeiros interesses críticos: que reconheçam que ela é o tipo de criatura cuja posição moral torna intrínseca e objetivamente importante o modo como sua vida transcorre. A dignidade é um aspecto central do valor que examinamos ao longo de todo este livro: a importância intrínseca da vida humana".[21]

REFERÊNCIAS

1. César KG, Brucki SM, Takada LT, et al. Prevalence of cognitive impairment without dementia and dementia in Tremembé, Brazil. Alzheimer Dis Assoc Disord. 2016;30(3):264-71.
2. World Health Organization (WHO). Dementia: a public health priority. 2012. Disponível em: http://www.who.int. Acesso em: 17 jan. 2014.
3. Mitchell SL, Advanced dementia. N Engl J Med. 2015;373(13):1276-7.
4. Herrmann N, Gauthier S. Diagnosis and treatment of dementia: 6. Management of severe Alzheimer's disease. CMAJ. 2008;179:1279-87.
5. Morillo LS, Suemoto C. Demência avançada. In: Nitrini R, Jacob F, Bottino CMC, et al. Demências: enfoque multidisciplinar. Das bases fisiopatológicas ao diagnóstico e tratamento. São Paulo: Atheneu; 2011.
6. Volicer L, McKee A, Hewitt S. Dementia. Neurol Clin. 2001;19:867-85.
7. Teri L, Logdon RG, McCurry SM. Nonpharmacologic treatment of behavioral disturbance in dementia. Med Clin North America. 2002;86(3).
8. Folstein MS, Folstein SE, Mc Hugh PR. "Mini-mental state": a practical method for grading the cognitive state of patients for the clinician. J Psychiatr Res. 1975;12(3):189-98.
9. Schmitt FA, Wichems CH. A systematic review of assessment and treatment of moderate to severe Alzheimer's disease. J Clin Psychiatry. 2006;8(3).
10. Sales MVC, Suemoto CK, Nitrini R, et al. A useful and brief cognitive assessment for advanced dementia in a population with low levels of education. Dement Geriatr Cogn Disord. 2011;32:295-300.
11. Reisberg B, Ferris SH, Anand R, et al. Functional staging of dementia of the alzheimer type. Annal Acad Science. 1984;435(1):481-483.
12. XXX Congresso Nacional de Secretarias Municipais de Saúde. Diretrizes para o cuidado de pessoas idosas no SUS: proposta de um modelo de atenção integral. 2014. Disponível em: bvsms.saude.gov.br. Acesso em: 13 jul. 2023.
13. Challis D, Abendorff RV, Brown P, et al. Care management, dementia care and specialist mental health services: an evaluation. Int J Geriatr Psychiatry. 2002;17:315-25.
14. Evans SC, Atkinson T, Cameron A, et al. Can extra care housing support the changing needs of older people living with dementia? Dementia. 2018;0(0):1-17.
15. Cunha FCM, Cunha LCM, Silva HM, Brandão EA. Abordagem funcional e centrada no cliente na reabilitação de idoso com demência de Alzheimer avançada: relato de caso. Rev Ter Ocup Univ São Paulo. 2011;22(2):145-52.

16. Brucki SMD, Aprahamian I, Borelli WV, et al. Manejo das demências em fase avançada: recomendações do Departamento Científico de Neurologia Cognitiva e do Envelhecimento da Academia Brasileira de Neurologia Consenso – Dement Neuropsychol. 2022;16(3 Suppl 1).
17. Tariot PN. Medical management of advanced dementia. J Am Geriatr Soc. 2003;51:S305-S313.
18. Di Santo SG, Prinellic F, Adornic F, et al. A meta-analysis of the efficacy of donepezil, rivastigmine, galantamine, and memantine in relation to severity of Alzheimer's disease. Journal of Alzheimer's Disease. 2013;35:349-61.
19. O'Brien H, Clive H, Jones M, et al. Clinical practice with anti-dementia drugs: a revised (third) consensus statement from the British Association of Psychopharmacology. Journal of Psychopharmacology. 2017:1-22.
20. Preuss U, Wong JWM, Koller G. Treatment of behavioral and psychological symptoms of dementia: a systematic review Psychiatr. Pol. 2016;50(4):679-715.
21. Dworkin R. Domínio da vida: aborto, eutanásia e liberdades individuais. 2.ed. São Paulo: WMF Martins Fontes; 2009.

16

Ética sobre notificação diagnóstica e pesquisa da doença em assintomáticos

Rodrigo Rizek Schultz
Carla Núbia Nunes Borges

PONTOS-CHAVE

- Consequências do declínio cognitivo: comprometimento da capacidade de tomada de decisão.
- Estigma: elevado em países com baixo nível de escolaridade.
- Cuidar de pessoas com demência envolve se atentar aos princípios éticos.
- Deve-se preservar o direito das pessoas que querem ou não ser informadas sobre o próprio diagnóstico de Alzheimer.
- Biomarcadores estão remodelando os contornos da ética e os desafios enfrentados.

INTRODUÇÃO

As demências, especialmente a doença de Alzheimer (DA), em função de sua elevada complexidade e prevalência, apresentam desafios práticos únicos. Há a necessidade de envolvimento de pacientes, familiares e cuidadores; médicos e profissionais de saúde formando equipes multidisciplinares; e de um sistema de saúde suplementar, público e privado devidamente aparelhados e capacitados. Esses desafios refletem não apenas o crescimento da população com saúde sob efeito da demência em uma população global envelhecida, mas também diversidades éticas mais específicas, como aquelas envolvidas na capacidade de tomada de decisão.[1]

Com a acentuação do declínio cognitivo, surgem questões a serem analisadas relativas à autonomia da pessoa com demência, como a competência para conduzir o próprio veículo, realizar transações bancárias e investimentos financeiros, votar, optar por participar de pesquisas clínicas e, fundamental, discernimento para decidir sobre seus próprios cuidados. Nesse sentido, é necessário compreender em função de quais razões infrequentemente se revela o diagnóstico ao próprio paciente, e, em certas ocasiões, até mesmo aos familiares e cuidadores. Sem dúvida alguma, o estigma é um desses motivos, talvez o principal deles em muitas culturas e países.[1,2]

ESTIGMA

Segundo a Organização Mundial de Saúde (OMS), o estigma resulta de um processo pelo qual certos indivíduos e grupos são injustamente excluídos, discriminados e tornados vergonhosos. Infelizmente, em saúde mental, o estigma encontra ambiente favorável quando abordamos a associação de DA e outras demências com o envelhecimento. A sociedade atual, e não apenas a brasileira, visto ser observado em muitos países independentemente da condição social ou seu nível de desenvolvimento, não entende e não aceita naturalmente o processo do envelhecimento. Como condição agravante, o estigma encontra terreno fértil em populações com baixo nível de escolaridade.[3]

PESSOAS COM DEMÊNCIA: PRINCÍPIOS ÉTICOS

A demência possibilita a discussão de inúmeras questões éticas. Responsável por reduzir a capacidade do indivíduo de tomar suas próprias decisões, princípios morais, de integridade e moralidade surgem diferindo quanto à progressão da doença, desde o resultado inicial estratificado pelo risco determinado por biomarcadores até a ocorrência de sintomas clínicos precoces e evolução aos estágios mais tardios.[4]

Cuidar de pessoas com demência requer respeitar sua autonomia, reconhecendo suas limitações e incapacidades, atentando aos princípios éticos e continuamente prestando assistência baseada na beneficência, justiça e não maleficência. Considerando que esses princípios éticos permanecem inalterados, os profissionais da saúde devem reconsiderar como aplicá-los dadas as mudanças que ocorrem com a evolução dos sinais e sintomas em vários domínios cognitivos, comportamentais e funcionais. Dessa maneira, é necessário incluir:

- A compreensão da doença.
- Ferramentas clínicas e legais para lidar com suas diferentes manifestações.

- A crescente conscientização sobre o papel crucial dos cuidadores no fornecimento de cuidados e na manutenção da qualidade de vida do paciente.
- Concepções sociais de demência e expectativas pessoais dos indivíduos para o envelhecimento.[1]

COMUNICAÇÃO DO DIAGNÓSTICO: COMPLEXIDADES

A comunicação do diagnóstico de uma demência neurodegenerativa é uma tarefa complexa mesmo para os médicos mais experientes, envolvendo a necessidade de empregarem de maneira adequada os termos relacionados à cognição e ao envelhecimento, bem como a compreensão por pacientes e familiares, que muitas vezes têm diferentes interpretações das terminologias.[5] "Senilidade", "demência", "esclerose", "declínio relacionado à idade" e "doença de Alzheimer" são termos que devem ser esclarecidos, pois alguns podem ter conotações leigas de insanidade ou deficiência mental, sendo eventualmente interpretados como prejudiciais e depreciativos.

Informar devidamente a origem e o significado de cada palavra ou expressão facilita o aprendizado e a aceitação dos envolvidos, proporcionando uma adesão maior ao tratamento e confiança no profissional que os acompanha e orienta.[1]

PESSOAS COM DEMÊNCIA: A COMUNICAÇÃO DO DIAGNÓSTICO

As opiniões sobre a revelação do diagnóstico de DA têm sido debatidas há muito tempo em uma atmosfera dissidente. Há uma divisão entre grupos favoráveis e grupos contrários à divulgação da doença ao próprio paciente. Grupos em uma posição intermediária enfatizam a necessidade de uma abordagem individualizada, sendo a decisão determinada com base no resultado de uma análise cuidadosa.[6]

Há quatro décadas, a divulgação do diagnóstico de câncer diretamente ao paciente era realizada na imensa maioria das ocasiões, mesmo em uma época caracterizada por recursos terapêuticos limitados. Em relação à DA, poucos anos depois, o mesmo padrão não era observado, com publicações alertando que pacientes com DA deveriam estar cientes de seu diagnóstico. No entanto, apesar da crescente mudança de atitude nos anos seguintes favorecendo a divulgação da condição do indivíduo, a postura típica em relação aos pacientes com DA e demências relacionadas permaneceu a de não revelar o diagnóstico.

A literatura contempla uma série de justificativas para omitir do paciente essa informação, por exemplo:

- Incerteza diagnóstica em função da carência de exames comprobatórios.

- Prognóstico imperfeito, ou seja, futuro caracterizado por muitas dificuldades e desafios.
- Ausência de tratamentos eficazes proporcionados pelas previstas drogas modificadoras da doença.
- Incapacidade de pessoas com DA, especialmente em fases mais avançadas, de compreenderem ou se recordarem do diagnóstico.
- Potencial para o desencadeamento de reações psicológicas ou comportamentais adversas como a depressão, razão apontada por expressiva quantidade de profissionais de saúde e familiares.

Contrariamente, em favor da revelação, há o respeito à autonomia do paciente, principal argumento citado à dignidade do ser humano, enfatizando a iniciativa ativa no planejamento de seus próprios cuidados.[6]

No entanto, embora tenha se tornado paulatinamente evidente que a maioria dos pacientes deseja ser informado sobre seu diagnóstico, é fundamental destacar que o direito de quem não quer saber também seja respeitado.[5]

Em recente pesquisa, verificou-se que pessoas com demência demonstraram ser corajosas, sinceras e ter contribuições significativas sobre como elas podem ser mais bem tratadas pela sociedade. Constatou-se terem ciência de que outras pessoas têm receio ou até medo de falar com elas, e manifestaram interesse em serem incluídas nos diálogos. Algumas delas acreditam ser aceitável, e que deva ser incentivado, o questionamento sobre sua perda de memória. Pessoas com demência também compartilharam ser desanimador que indivíduos as evitem ou ignorem. Algumas referem dificuldade de aceitação quando familiares, amigos ou profissionais de saúde se dirigem aos seus cuidadores, não sendo interrogadas nem permitindo que participem de conversações. Essas informações ensinam que é preciso dar atenção ao que as pessoas com demência têm a dizer e desenvolver atitudes direcionadas. Com a finalidade de manter sua própria dignidade e autoestima, as pessoas com demência devem ser encorajadas a participar ou tomar decisões que dizem respeito a si mesmas pelo maior tempo possível.[7]

Há uma tendência proveniente de familiares ou profissionais de saúde de ocultar o diagnóstico do paciente em fases iniciais. Deve-se alertar que, quando cuidadores conspiram com a equipe de saúde para encobrir o diagnóstico do paciente, configura-se ter havido um ato de conluio. Essa prática frequente em muitas culturas priva o paciente de sua autonomia e de seu direito à autodeterminação, além de degradar sua personalidade. Portanto, com poucas exceções, a verdade deve ser revelada ao paciente se este solicitar, por mais difícil que seja. O médico tem o dever de cuidar do paciente e deve permanecer fiel e leal, quaisquer que sejam as circunstâncias. Além disso, é dever do médico prosseguir apoiando e aconselhando o paciente e a família.[8]

Deve-se destacar que os métodos clínicos diagnósticos desenvolvidos e aplicados há anos, mesmo na carência de biomarcadores precisos, têm sensibilidade elevada evidenciada em estudos histológicos *post-mortem*. No entanto, familiares frequentemente se apropriam dessa informação e a enfatizam, transformando "pequenas incertezas" em "enormes possibilidades" e impedindo a revelação diagnóstica ao paciente. Soma-se a essa questão o emprego dos termos "possível" e "provável" presentes nos critérios diagnósticos da DA, gerando mais informações desnecessárias, capazes de elevar o grau de insegurança e desconfiança.[6]

DOENÇA DE ALZHEIMER EM ASSINTOMÁTICOS

A descoberta de biomarcadores associados à fisiopatologia da DA e outras doenças neurodegenerativas, bem como sua introdução nas pesquisas e na prática médica, começaram a transformar o processo de definição dessas doenças por pesquisadores e clínicos. Essas transformações, por sua vez, estão começando a remodelar os contornos da ética e os desafios que médicos e pacientes enfrentam.[4]

Há uma década, estabelecia-se que os biomarcadores seriam exclusivamente aplicados em pesquisas, sobretudo às destinadas ao estudo de novas drogas. Havia um consenso de que, além do ambiente acadêmico, não fazia sentido serem realizados como instrumentos para o diagnóstico. No entanto, isso foi sendo modificado mais recentemente, surgindo uma delicada questão ética, uma vez que o resultado dos exames em pesquisa poderia ser revelado aos pacientes, com indivíduos e seus familiares sendo conduzidos para essa nova perspectiva ética em doença degenerativa.[4]

Nesse sentido, surgem três questões a serem debatidas. A primeira seria analisar quais as implicações éticas de uma mudança no foco dos ensaios clínicos de avaliar intervenções em pacientes sintomáticos com Alzheimer para investigar intervenções em pacientes clinicamente assintomáticos com risco determinado por biomarcadores. Em segundo lugar, como pessoas com alto risco de demência poderiam ser protegidas do estigma e da discriminação que acompanham a maioria das formas de declínio cognitivo irreversível? Terceira questão: não havendo tratamentos eficazes para Alzheimer, qual a utilidade clínica e social de conhecer sua própria condição de risco?[4]

Recentemente, familiares de pessoas com demência ou indivíduos assustados têm procurado profissionais identificados como capazes de informar sobre seu risco de declínio cognitivo com base em exames subsidiários e a possibilidade de intervenções terapêuticas. O diagnóstico precoce de demência por meio da utilização de biomarcadores, seja em assintomáticos, pessoas com comprometimento cognitivo leve ou demência em fase inicial, bem como tentativas de identificar indivíduos, têm imediatamente atraído a atenção da ética crítica. As preocupações envolvem o reduzido valor preditivo dos testes, a lacuna quanto às opções farmacológicas capazes de mudar a história da doença, o potencial aumento da estigmatização e um destaque progressivamente maior para a responsabilidade individual, e não social.[9]

PREVENÇÃO EM DEMÊNCIA E CUIDADOS DE FIM DE VIDA

É necessário salientar que o conhecimento sobre as opções para manter a saúde cerebral pode empoderar as pessoas, mas também pode minar a autonomia, colocar alta pressão social sobre os indivíduos, medicalizar adultos saudáveis e estigmatizar aqueles que ainda desenvolvem demência. Uma prevenção universal bem-sucedida pode trazer ganhos à saúde pública e populacional, com pessoas mais autônomas, menos sobrecarregadas e menor gasto com financiamento em saúde.[10]

A prevenção da demência é principalmente baseada em fatores de risco modificáveis no início da vida, e quando as pessoas ainda são cognitivamente saudáveis. Nesse sentido, medidas concebíveis envolvem políticas públicas que visam a uma melhor educação infantil, interrupção do tabagismo, dietas saudáveis, manejo da depressão, diabetes, hipertensão, tratamento da hipoacusia, bem como engajamento social e cognitivo. Portanto, é de grande importância identificar questões éticas, a fim de garantir que os interesses e o bem-estar de todos estejam adequadamente respeitados.[10]

Dentro da pesquisa em demência e no cuidado com doença clínica, discussões éticas são comuns. Atualmente parecem focar além da prevenção primária, mas também questões a respeito do cuidado clínico das pessoas já gravemente afetadas com demência, incluindo cuidados de fim de vida.[11]

Um ponto fundamental relativo às discussões éticas abrange o conceito de "demência prodrômica" ou "demência assintomática", argumentando-se sobre a triagem genética e outros biomarcadores às pessoas cognitivamente saudáveis. As discussões envolvem a divulgação do diagnóstico precoce, apontando para o problema da medicalização do envelhecimento típico, da lacuna terapêutica atual, do risco de aumentar a angústia, do uso possivelmente generalizado de medicamentos de rótulo e, finalmente, o delicado equilíbrio relacionado ao direito de saber o diagnóstico em oposição ao seu desejo contrário.[12]

Estudos envolvendo biomarcadores têm despertado a atenção ética. Em pesquisa realizada na plataforma de busca *Pubmed* relacionando 69 artigos, apenas dois deles discutiram questões éticas no contexto da prevenção primária da demência.[13] Foram descritas implicações que argumentam que a prevenção da demência não é uma estratégia simples, e que a validade preditiva dos riscos de estilo de vida é baixa. Além disso, a estigmatização de quem já vive com a doença pode aumentar, pois aparentemente eles se comportam de maneira irresponsável enquanto ainda jovens e saudáveis.[13]

A prevenção da demência tem ganhado cada vez mais interesse científico na última década, com extenso destaque em campanhas de saúde pública. Porém, o caminho para esse fim pode evocar uma série de preocupações e controvérsias. Em um sentido positivo, pode contribuir para a crescente conscientização sobre a demência em geral e a responsabilidade a longo prazo para lutar contra uma condição significativamente adversa. No entanto, esse engajamento com foco em metas futuras também pode promover uma mudança na identidade pessoal desses indivíduos, como a citada tendência à medicalização muito antes de haver uma necessidade real, proporcionando a ocorrência de elevação dos conflitos.[13]

DILEMAS ÉTICOS

O aumento do número de pessoas com demência impõe desafios crescentes às famílias e à sociedade em geral, especialmente aos sistemas de saúde. O receio de desenvolver a DA é intenso na população, em virtude do estereótipo negativo de imagens e descrições impostas pela mídia. O conhecimento é fundamental para o enfrentamento e a tomada de decisão. Em cada fase da doença, dilemas éticos diferentes e novas situações vão surgindo, com maior implicação para as famílias e necessidade de posturas fundamentadas para melhor decisão. O código deontológico médico, no artigo 33º, expressa: "nas situações em que o risco de vida e o perigo para a saúde ou vida de terceiros seja grave ou iminente, o médico deve tomar as medidas adequadas e evitar que o mesmo se produza, devendo adotar as providências necessárias junto às entidades competentes". A capacidade de gerir finanças, por exemplo, é condicionada pela necessidade de aptidão para ações simples ou complexas. A perda dessa capacidade nas demências pode surgir em épocas e de maneiras diferentes, já a partir da fase inicial. Torna-se necessário avaliar de modo específico e definir questões legais envolvidas.[14]

Um dilema comum refere-se à decisão de proceder à admissão em instituição de longa permanência para idosos (ILPI), gerando muito confronto ético e moral entre a melhor opção de cuidados e crenças prévias. Cada situação deve ser individualizada. Pode-se utilizar a diretiva antecipada de vontade, se existir, ou seguir linhas de orientação de decisão com a família em conjunto com os profissionais de saúde.

Situações como consentimento informado para tratamento e/ou participação em ensaios terapêuticos, direção veicular, decisões patrimoniais e diretivas antecipadas de vontade devem ser acordadas muito precocemente, ou deve-se definir legalmente um responsável mediante curatela. Mais adiante na evolução da doença, as questões éticas com que as famílias e os profissionais de saúde se confrontam tocam a dignidade da pessoa nas difíceis decisões relacionadas aos cuidados de fim de vida. Em unidade de terapia intensiva (UTI), o julgamento de inevitabilidade técnica da morte é um dos assuntos mais delicados, pois se trata de opinião de alto impacto sobre uma vida humana, em uma pessoa que tem toda uma longa e valiosa história de vida, com seus sonhos e desejos.

É imperativo admitir tratar-se da vida de uma pessoa que, ela mesma não expressando claramente o contrário, deseja continuar vivendo e contando com a devida atuação profissional. Assim, há um processo delicado e de universal impacto ético e moral, de maneira que tal julgamento diante da piora clínica do paciente deve ser submetido ao mais amplo e crítico escrutínio, em busca de erros antes de serem minimamente aceitos.[14]

DISCRIMINAÇÃO GENÉTICA

Esforços devem ser feitos no sentido de assegurar o bem-estar e o respeito à vontade do indivíduo. São princípios relevantes ao interpretar o resultado de estudos genéticos. O acesso irrestrito a informações médicas pode originar diferentes formas de discriminação, sendo o conhecimento do estado genético capaz de desencadear estigma se empregado no contexto adequado.

Ao analisarmos as duas doenças degenerativas mais comuns do sistema nervoso, resultados comprobatórios de DA ou da doença de Parkinson podem fazer com que indivíduos sejam abandonados, ridicularizados ou menosprezados, mesmo previamente ao surgimento dos sintomas. Além da estigmatização, a divulgação de informações genéticas de um indivíduo pode levar a um comportamento discriminatório. Conceitualmente, a discriminação genética relaciona-se a um comportamento concedido a uma determinada pessoa em função de suas diferentes características genéticas, conhecidas por marcadores ou histórico familiar.

Atualmente há uma diversidade de instrumentos jurídicos internacionais que proíbem qualquer forma de discriminação baseada no patrimônio genético de uma pessoa. Atitudes responsáveis por provocar a estigmatização de um indivíduo, de uma família, de um grupo ou de toda uma comunidade são condenadas, devendo ser prontamente inibidas. Finalmente, a discriminação genética resulta em desvantagens no que diz respeito ao acesso à educação, a serviços de saúde e ao emprego.[15]

Testes genéticos apresentam sérios dilemas éticos para o indivíduo que, embora não seja propriamente um paciente, mas tenha sido identificado como de alto risco para desenvolver a doença, provavelmente será discriminado em termos de oportunidades de emprego e cobertura de seguro. Há pouca proteção contra a discriminação para esse grupo, além do fato de que terá que enfrentar a vida com muita ansiedade, preocupação e a perspectiva de desenvolver sintomas completos de uma doença incurável em um futuro incerto. No entanto, apesar das condições adversas descritas, foi demonstrado que os testes preditivos geralmente podem trazer mais benefícios do que riscos para indivíduos com condições neurodegenerativas pré-clínicas. A obtenção de um termo de consentimento informado é necessária para a realização de exames dessa natureza, sendo a abordagem adotada ao divulgar resultados confirmatórios conduzida com confidencialidade e sensibilidade.[8]

CONSIDERAÇÕES FINAIS

Em demência, são inúmeras as análises a serem discutidas, bem como diretrizes elaboradas, relativas às questões éticas. Aspectos envolvidos na comunicação do diagnóstico à pessoa ou a seus familiares, sobretudo aos pacientes assintomáticos, bem como nas opções terapêuticas, devem ser cuidadosamente estudados. No entanto, é oportuno destacar que o indivíduo com demência frequentemente tem sua capacidade de tomada de decisão comprometida, sendo necessário articular estratégias de cuidado e conduta com o cuidador responsável, e que o profissional da saúde é responsável por apresentar possibilidades e conduzir as medidas compatíveis em cada situação.

O respeito à autonomia da pessoa e o reconhecimento de seus limites proporcionará uma assistência baseada na beneficência, justiça e não maleficência. Consequentemente, os profissionais devem estar atentos à evolução do progressivo comprometimento de cada indivíduo, atuando de acordo com cada etapa da doença e se antecipando às necessidades.

REFERÊNCIAS

1. Chiong W, Tsou AY, Simmons Z, et al. Ethical considerations in dementia diagnosis and care. Neurology. 2021;97(2):80-9.
2. Delineau VMEB, Schultz RR. Dementia and legal determination of capacity. Arq Neuropsiquiatr. 2017;75(6):349-53.
3. Blay SL, Peluso ETP. Public stigma: the community's tolerance of Alzheimer disease. Am J Geriatr Psychiatry. 2010;18(2):163-71.
4. Johnson RA, Karlawish J. A review of ethical issues in dementia. Int Psychogeriatr. 2015;27(10):1635-47.
5. Leuzy A, Gauthier S. Ethical issues in Alzheimer's disease: an overview. Expert Rev Neurother. 2012;12(5):557-67.
6. Gauthier S, Leuzy A, Racine E, Rosa-Neto P. Diagnosis and management of Alzheimer's disease: past, present and future ethical issues. Prog Neurobiol. 2013;110:102-13.

7. Alzheimer's Disease International, World Alzheimer Report 2012. Overcoming the Stigma of Dementia (2012). Disponível em: https://www.alz.co.uk/research/WorldAlzheimerReport2012.pdf. Acesso em: 16 maio 2023.
8. Low JA, Ho E. Managing ethical dilemmas in end-stage neurodegenerative diseases. Geriatrics (Basel). 2017;2(1):8.
9. Horstkötter D, Deckers K, Köhler S. Primary prevention of dementia: an ethical review. J Alzheimers Dis. 2021;79(2):467-76.
10. Oken BS, Fonareva I, Wahbeh H. Stress-related cognitive dysfunction in dementia caregivers. J Geriatr Psychiatry Neurol. 2011;24(4):191-8.
11. Lavazza A, Reichlin M. Of meatballs, autonomy, and human dignity: neuroethics and the boundaries of decision making among persons with dementia. AJOB Neuroscience. 2018;9:2:88-95.
12. Vanderschaeghe G, Dierickx K, Vandenberghe R. Review of the ethical issues of a biomarker-based diagnoses in the early stage of Alzheimer's disease. J Bioeth Inq. 2018;15(2):219-30.
13. Lawless M, Augoustinos M, LeCouteur A. "Your brain matters": issues of risk and responsibility in online dementia prevention information. Qual Health Res. 2018;28(10):1539-51.
14. Caldas CP. Envelhecimento com dependência: responsabilidades e demandas da família. Cad Saúde Pública. 2003;19:733-81.
15. Manrique de Lara A, Soto-Gómez L, Núñez-Acosta E, et al. Ethical issues in susceptibility genetic testing for late-onset neurodegenerative diseases. Am J Med Genet B Neuropsychiatr Genet. 2019;180(8):609-21.

17

Estigma e discriminação relacionados à demência

Déborah Oliveira

PONTOS-CHAVE

- O estigma e a discriminação têm sido considerados forças contra a cidadania social e determinantes importantes de doenças em grupos estigmatizados e discriminados em todo o mundo.
- O estigma e a discriminação assumem várias formas e são propagados em diversos setores da sociedade, por meio de linguagem, visões, atitudes e comportamentos negativos em relacionamentos interpessoais (inclusive por parte de pessoas da família) e em políticas públicas (ou falta delas) e modelos econômicos que discriminam e restringem as oportunidades das pessoas estigmatizadas.
- Os dados existentes apontam que essas pessoas sofrem estigma e discriminação em diferentes contextos, desde dentro de suas casas (p. ex., por familiares) até em serviços de saúde e pela mídia, e passam a internalizar essas visões negativas acerca de si mesmas.
- O estigma e a discriminação na demência são preditores de vários desfechos negativos para a pessoa que vive com demência, desde a falta de políticas públicas para atenção a essas pessoas, que leva à falta de apoio e cuidados de qualidade e à sobrecarga das famílias, até o subdiagnóstico ou diagnóstico tardio, baixa autoestima, abuso físico e emocional.

- É urgente criar e implementar intervenções antiestigma que tenham uma abordagem multinível a fim de atingir essas diferentes fontes de estigma e discriminação (principalmente para mitigar o estigma estrutural que atua como cascata no processo de geração de estigma em outros setores sociais), mudando visões, crenças, linguagem, atitudes e comportamentos negativos em relação às pessoas que vivem com demência de forma ampla, para garantir seus direitos humanos e cuidado.

INTRODUÇÃO

O estigma e a discriminação têm sido considerados forças contra a cidadania social e determinantes importantes de doenças em grupos estigmatizados e discriminados. As diferentes formas de demência levam a alterações cognitivas, comportamentais e emocionais, que são comumente estigmatizadas pela sociedade em forma de crenças errôneas, visões, linguagem e atribuições negativas (estereótipos e rotulagem) em relação às pessoas que vivem com demência, bem como atitudes e comportamentos negativos (discriminação), tais como separação (entre as pessoas que vivem com demência de outros grupos), desvalorização, controle e restrição e abuso físico e emocional.

A Associação Internacional de Alzheimer (Alzheimer's Disease International) realizou em 2019 um estudo global sobre o estigma e as demências envolvendo 70 mil participantes de 155 países – membros do público, pessoas que vivem com demência, cuidadores familiares e profissionais de saúde.[1] Mais de 85% das pessoas entrevistadas vivendo com demência tiveram pelo menos alguma vez sua opinião invalidada, e 40% do público considerava que os profissionais de saúde ignoram as pessoas com demência. Entre 35% das pessoas que viviam com demência em países de alta renda e 57% em países de baixa e média renda relataram terem sido tratados injustamente em relacionamentos íntimos, e mais de 35% dos familiares cuidadores relataram esconder o diagnóstico de demência de seus familiares de outras pessoas. É urgente, portanto, que intervenções sociais que visem mitigar essas visões, atitudes e comportamentos negativos sejam implementadas em todo o mundo.

O estigma e a discriminação são, no entanto, fenômenos complexos e que envolvem múltiplos setores da sociedade, desde relações interpessoais até abordagens culturais e políticas. De certa forma, tal complexidade explica a dificuldade existente para implementar mudanças efetivas. Na demência, estigma e discriminação são praticados diariamente tanto por pessoas próximas de quem vive com demência (incluindo familiares e amigos) como por profissionais de saúde e assistência social, mídia, políticas públicas (ou a falta delas) e modelos econômicos que as desvalorizam e restringem suas oportunidades. Realizar mudanças em apenas um desses setores não necessariamente significa, portanto, mudar todo o contexto de estigma e discriminação praticados contra as pessoas que vivem com demência e seus familiares. Intervenções com abordagem multinível têm um potencial maior de gerar melhores resultados no longo prazo.

Dada a relevância desse tema para garantir os direitos humanos e cuidado às pessoas que vivem com demência, bem como o número limitado de pesquisas nessa área, principalmente em contextos de baixo e médio poder econômico, este capítulo tem por objetivo apresentar um breve panorama das pesquisas existentes sobre as diferentes formas de estigma e discriminação em relação às pessoas que vivem com demência em todo o mundo. Primeiramente, os diferentes tipos de estigma e discriminação e suas definições são apresentados. A sessão seguinte traz as representações sociais negativas mais comuns (estereótipos e atributos) em relação à demência. Depois, estudos sobre estigma estrutural, estigma público e por associação, bem como as experiências de estigma e discriminação vivenciados pelas pessoas que vivem com demência (tanto estigma vivenciado quanto internalizado e antecipado), são discutidos. A última sessão apresenta um breve panorama sobre as intervenções antiestigma existentes, bem como suas limitações.

OS CONCEITOS DE ESTIGMA E DISCRIMINAÇÃO

Estigma refere-se a visões, atitudes e comportamentos negativos em relação às diferenças existentes entre pessoas. Práticas estigmatizadoras e discriminatórias são profundamente desvalorizadoras, reduzindo um indivíduo "completo e normal a alguém contaminado e de menor valor".[2] O estigma ocorre, portanto, quando um rótulo associado a um estereótipo negativo é ligado a uma característica individual (p. ex., demência), fazendo as pessoas com tais características serem vistas e tratadas como separadas e inferiores em valor e *status* em relação a outras.

O estigma é um fenômeno social altamente complexo e intimamente ligado às relações de poder, com grupos estigmatizados sendo mantidos "para baixo", ou dominados/explorados; mantidos "dentro", para manter as normas sociais; e mantidos "fora ou longe", por meio de distanciamento, evasão, exclusão ou isolamento social.[3] O estigma reflete o que e como as pessoas pensam, como elas se sentem e agem em relação a grupos "diferentes" delas, levando à discriminação (p. ex., comportamentos segregatícios, derrogatórios e abusivos), à perda de *status* social e a desigualdades entre o grupo estigmatizado e o não estigmatizado.[4] Essas experiências são internalizadas pelas pessoas estigmatizadas, tendo profundos efeitos sobre a autoestima, o bem-estar, a saúde, a liberdade e os direitos (Figura 1).

Tipos de estigma e discriminação

Existem vários ângulos pelos quais o estigma tem sido explorado na literatura (Quadro 1). De uma perspectiva individual, o *estigma internalizado ou vivenciado* refere-se aos processos pelos quais indivíduos estigmatizados vivenciam e internalizam atitudes e comportamentos negativos de outras pessoas, da sociedade e mídia, ou sistemas em relação a elas. O *estigma por associação* refere-se ao estigma vivenciado por pessoas próximas à pessoa que é estigmatizada (p. ex., ser estigmatizado(a) por ter um membro da família vivendo com demência). De uma perspectiva pública ou interpessoal, o conceito de *estigma percebido* refere-se às visões das pessoas não estigmatizadas sobre as experiências de estigma e discriminação por grupos estigmatizados (p. ex., como os amigos das pessoas que vivem com demência percebem o estigma e a discriminação direcionados a essas pessoas).

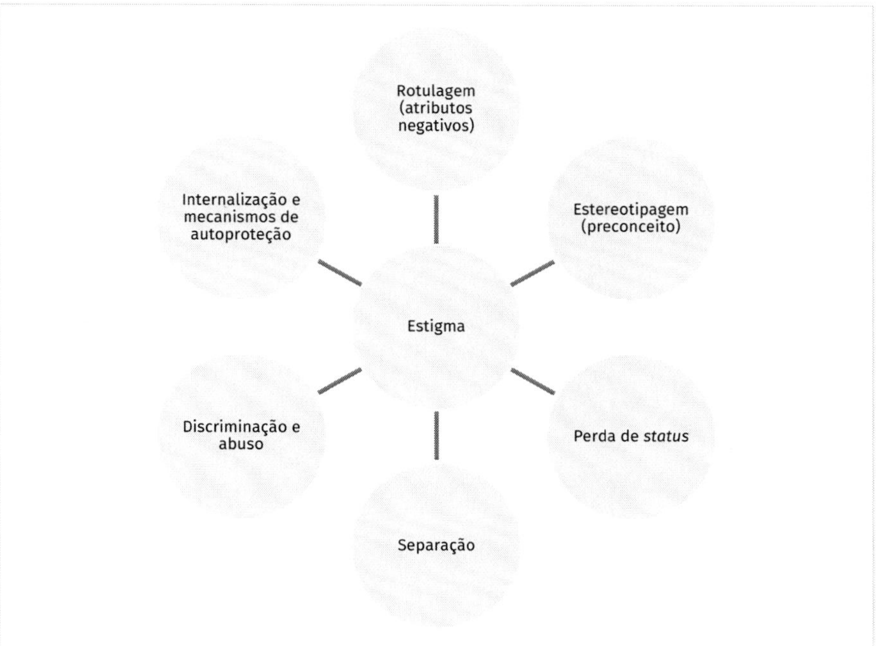

FIGURA 1 O processo de estigmatização e discriminação social.
Fonte: elaboração da autora.

QUADRO 1 Tipos e definições de estigma e discriminação

Tipo	Definição	Exemplos
Estigma social ou público (incluindo a mídia)	Preconceito (estereótipos e atributos negativos) e atitudes negativas advindos das pessoas do público e/ou sociedade.	▪ "Pessoas que vivem com demência não são confiáveis e/ou são agressivas." ▪ "Pessoas que vivem com demência são uma sobrecarga para as famílias e para a sociedade." ▪ "Pessoas que vivem com demência não sentem mais nada."
Estigma percebido	Percepções de como grupos estigmatizados são tratados por outras pessoas e/ou sociedade.	▪ "Pessoas que vivem com demência são isoladas da sociedade."
Autoestigma ou estigma internalizado	Indivíduos estigmatizados passam a concordar e/ou aceitar atitudes estigmatizantes ou discriminatórias como sendo naturais e válidas, desenvolvendo, assim, autopercepções negativas e sentimentos de vergonha.	▪ "Eu não sei o que eu estou falando." ▪ "Eu sou incapaz de fazer qualquer coisa." ▪ "Eles não vêm visitar porque eu sou difícil." ▪ "Sou um peso para a minha família."
Estigma antecipado	Expectativa de receber ou vivenciar estigma e/ou discriminação por parte de outras pessoas e/ou da sociedade.	▪ "Não vou perguntar porque provavelmente ficarão bravos comigo." ▪ "Não vou procurar ajuda porque vou atrapalhar."
Estigma vivenciado ou propagado (*enacted stigma*, em inglês)	Experiências de ser estigmatizado(a), discriminado(a) e/ou hostilizado(a) por outras pessoas e/ou pela sociedade.	P. ex., pessoas que vivem com demência passam a ser vistas como sendo de menor valor que as outras pessoas, perdendo seu *status* social e credibilidade; têm suas vidas e corpos objetificados e/ou desumanizados.
Estigma por associação (*courtesy stigma*, em inglês)	Quando uma pessoa sofre estigma por ser próxima de alguém que faz parte de um grupo estigmatizado.	P. ex., cuidadores e cuidadoras familiares de pessoas que vivem com demência sofrem exclusão social indireta ou abandono por meio da exclusão social sofrida pela pessoa que vive com demência.

(continua)

QUADRO 1 Tipos e definições de estigma e discriminação (*continuação*)

Tipo	Definição	Exemplos
Estigma estrutural	Estigma presente em leis e políticas (também representado pela falta delas), procedimentos, estruturas sociais e institucionais, e normas culturais que restringem direta ou indiretamente as oportunidades de grupos estigmatizados.	P. ex., falta de leis, políticas e serviços de cuidado de qualidade e equitativos; leis que desfavorecem a voz, cidadania e autonomia da pessoa que vive com demência; sobrecarga e dependência do setor público sobre as famílias; regras que separam ou excluem pessoas que vivem com demência de pesquisas e participação social (incluindo a participação no trabalho, política, grupos da comunidade etc.).
Discriminação ou tratamento injusto	O resultado comportamental do estigma.	P. ex., opressão; controle e expectativa de obediência; isolamento, exclusão, distanciamento ou diferenciação social; abuso verbal, físico, político, emocional, financeiro; hostilização; abandono; culpabilização etc.
Múltiplos estigmas ou estigma intersetorial	Convergência de múltiplas identidades estigmatizadas em uma mesma pessoa ou grupo.	P. ex., uma pessoa ou grupo de pessoas que vivem com algum transtorno mental e que também são pobres, idosas e/ou negras

Fonte: elaboração da autora.

O *estigma público* refere-se a visões, atitudes e comportamentos da população como um todo em relação a grupos com características estigmatizadas. De uma perspectiva de sistemas, o *estigma estrutural* considera as formas macrossociais mais amplas de estigma, reconhecendo os papéis importantes das instituições (p. ex. sistemas de saúde, bancos, governos) e ideologias culturais para geração, legitimação e perpetuação do estigma. O estigma estrutural inclui políticas institucionais (ou ausência destas), normas culturais dominantes e práticas que restringem intencionalmente ou não as oportunidades e os direitos de pessoas estigmatizadas. *Múltiplos estigmas* ou *estigma intersetorial* é um conceito que caracteriza a convergência de múltiplas identidades estigmatizadas (p. ex., transtorno mental associado à pobreza) em uma mesma pessoa ou grupo e que ajuda a entender os efeitos de tal combinação sobre a saúde, bem-estar e direitos. Por fim, essas várias abordagens ajudam a entender os diferentes tipos de estigmatização e como as diferentes formas de *tratamento injusto* ou *discriminação* (expressão comportamental do estigma) levam a impactos negativos sobre grupos estigmatizados.

REPRESENTAÇÕES SOCIAIS COMUNS SOBRE AS DEMÊNCIAS (ESTEREÓTIPOS E ATRIBUTOS NEGATIVOS)

O estigma associado à demência é consequência da forma como essa condição foi e é socialmente construída ao longo da história. Em geral, parece estar relacionado ao estigma por idade, chamado "idadismo", comumente vivenciado por pessoas idosas em todo o mundo, e que reflete crenças, atitudes e comportamentos negativos em relação à idade. Essa relação parece existir pela crença errônea comum de que a demência faz parte do envelhecimento natural. Formas comuns de idadismo incluem considerar as pessoas idosas menos produtivas, "caducas", ou desconsiderar as preocupações, preferências e/ou desejos de alguém devido a sua idade. Formas de idadismo sistêmico incluem, por exemplo, a falta de investimento em serviços de atenção à pessoa idosa, ou mesmo a desvalorização de profissionais desse setor.

Entre pessoas leigas, concepções negativas comuns incluem considerar a demência consequência da falta de atividades cognitivas, punição divina, perda de autonomia, psicose e insanidade mental, degeneração cerebral e objetificação da pessoa. É também comum considerar a demência apenas causada por, ou sendo o mesmo que, a doença de Alzheimer. Tais visões de certa forma variam de acordo com grupos e culturas. Por exemplo, um estudo conduzido no Reino Unido, EUA e China mostrou que as visões sobre a demência e as pessoas que vivem com essa condição foram distintas nos três países. Nos EUA, as pessoas tiveram maior tendência a relacionar a demência quase exclusivamente a declínios físico e cognitivo, com elementos de cuidado centrando-se mais no cuidado formal em residenciais para pessoas idosas. Na China, as percepções foram mais centradas nos aspectos comportamentais da demência, com maior ênfase na cognição e no cuidado centrado na família. No Reino Unido, embora também houvesse ênfase nos aspectos cognitivos da demência, houve maior menção às experiências das pessoas que vivem com demência e ao bem-estar relacionado ao cuidado.[5]

Outros estudos mostram que, entre grupos indígenas e grupos de países de baixo e médio poder econômico, a demência raramente é conceituada como uma condição patológica cognitiva claramente definida, mas sim relacionada a um processo natural de envelhecimento, relacionada a outros transtornos mentais, e que tais visões parecem ser fortemente influenciadas por crenças e tradições culturais.[6] Em alguns países africanos, termos comuns utilizados entre membros do público, profissionais de saúde e familiares cuidadores para se referir à demência incluem "loucura" ou "insanidade", "mau contato" (neuronal), doença de perdas e cérebro lento. Pessoas que vivem com demência são muitas vezes vistas como aquelas que abusam de drogas, amaldiçoadas ou enfeitiçadas, as que fazem bruxarias ou que estão em contato com espíritos malignos.[7]

A linguagem tem papel fundamental no processo de rotulagem e na perpetuação do estigma social.[8] Em especial, as mídias sociais, a televisão, bem como a literatura científica, têm tido papel importante nesse processo, por meio da propagação de mensagens com teor de "distanciamento" (ou *othering*, em inglês) em escala global, contribuindo com a geração e a perpetuação de sentimentos de separação entre pessoas que vivem com demência e as outras pessoas da sociedade – divisão entre "eles(as)" e "nós". Visões negativas e deturpadas comumente difundidas pela mídia incluem caracteres:

- Biomédico: a demência envolve a deterioração do cérebro, para a qual não há cura.
- Desastre natural ou epidemia: a demência é uma força da natureza que destruirá a humanidade.
- Zumbi: pessoas que vivem com demência perderam seus cérebros, memórias, mentes e, consequentemente, sua humanidade e direitos.

Questões políticas e econômicas têm também levado ao uso crescente de terminologias negativas como terremoto, *tsunami*, crise, catastrófico, desastre, bem como risco, "dreno" ou ameaça fiscal para se referir ao aumento da necessidade de cuidados por parte da população idosa, levando o envelhecimento e as demências a serem considerados um peso social insustentável. Tal "crise" é então utilizada para alimentar retóricas de austeridade implantadas por governos para justificar o desmantelamento dos sistemas de saúde e atenção social, ou a completa ausência de tais sistemas. Essas visões são potencializadas pela medicalização excessiva da demência como parte de perspectivas biomédicas, o que tem feito pessoas que vivem com essa condição serem vistas e reportadas pelo público e pela mídia como vítimas, pacientes e "sujeitos" de pesquisa, reproduzindo visões desumanizantes, de pena e de falta de autonomia.

Modelos teóricos sociopolíticos sobre a demência argumentam que tal tendência é apoiada ou reforçada por uma lógica restrita do valor humano, como se este fosse resumido à capacidade de contribuir para a produção de mais-valia por meio de trabalho assalariado e do consumismo. Essa visão limitada do envelhecimento, e mais particularmente do envelhecimento com alguma demência, faz com que pessoas idosas e pessoas que vivem com demência sejam vistas pela sociedade como essencialmente improdutivas, onerosas e, portanto, sem valor, e tais visões impregnam os discursos culturais populares. Tudo isso pode ter impacto profundo sobre as pessoas que vivem com demência, pois gera culpa, medo, desempoderamento e responsabilização individual por um problema que é essencialmente social e de mau gerenciamento de recursos públicos (ver mais sobre esse assunto a seguir).

ESTIGMA ESTRUTURAL: O POLÍTICO, AS POLÍTICAS E LEIS E A PRODUÇÃO DO CONHECIMENTO

O conceito de estigma estrutural é extremamente relevante para o estudo de como os sistemas podem perpetuar práticas sociais negativas ao servir de plataforma ou ambiente no qual ações estigmatizadoras e discriminatórias podem ser criadas, facilitadas, legitimadas e perpetuadas, restringindo oportunidades e direitos para os grupos estigmatizados. Exemplos de formas estruturais de estigma incluem acesso limitado a serviços, como distribuição injusta de recursos, ausência de políticas que considerem as necessidades dos grupos estigmatizados, tratamento insatisfatório ou práticas ruins de cuidado para problemas de saúde, retenção de serviços e cuidado fragmentado.

O estigma estrutural também pode ser visto em práticas de cuidados de baixa qualidade, como atitudes negativas e práticas inadequadas entre profissionais de saúde (p. ex., ignorar a pessoa que vive com demência durante consultas, ignorar seus relatos de sintomas e necessidades), interações e experiências de saúde adversas (p. ex., cuidado desumanizado e uso abusivo de psicotrópicos) e o uso excessivo de abordagens coercitivas ou paternalistas. Há ainda a completa ausência de participação de pessoas que vivem com demência na produção do conhecimento (injustiça epistêmica). Apesar de sua relevância, este é um campo de pesquisa relativamente novo e tem recebido mais atenção nas últimas duas décadas.

Pesquisadores argumentam que o estigma estrutural relacionado à demência é em grande parte resultado da comoditização do bem-estar, saúde ou mesmo da vida em si, observado nas últimas décadas como um *plano global neoliberalista*.* Tal plano tem ajudado a transformar a demência em um peso social, cuja reponsabilidade deve recair sobre indivíduos e famílias, e na visão de que pessoas que vivem com demência têm menor valor, são um peso fiscal e "descartáveis".

---

* De forma simplificada, o neoliberalismo visa ao lucro para os mais poderosos e enfatiza a responsabilidade individual e a autossuficiência, rede de apoio social limitada e responsabilidade governamental e social restrita aos desempoderados e/ou vulneráveis.[9]

A literatura demonstra, por exemplo, como o discurso do que se considera "envelhecimento bem-sucedido" alimentado por essa lógica neoliberalista (ou seja, viver mais anos de vida de forma produtiva e ativa, autossuficiente e com domínio das tecnologias da informação) passa a noção de que o envelhecimento é moldável, evitável, pode ser transformado ou adiado, e que de alguma forma aqueles que não atingem esse estado de "sucesso" são limitados, irresponsáveis ou de menor valor, fazendo com que a demência seja vista como uma falha do indivíduo em "envelhecer bem". Envelhecer "mal" foi e é, portanto, personificado na figura da pessoa que desenvolve demência e serve ainda como justificativa de estratégias de aumento da produção de capital por meio do prolongamento do número de anos de produtividade e empregabilidade.

Pessoas que vivem com demência passam então a ser consideradas um peso fiscal e social, inconvenientes usuários de recursos daqueles que "contribuem para o sistema", o que muitas vezes é usado para legitimar cortes orçamentários em saúde e atenção social. Tais estratégias têm sido consideradas "armas políticas de poder" para causar "vergonha" e "culpa" em pessoas que dependem de cuidado e para justificar o abandono do Estado acerca de pessoas vulneráveis. Isso visa também, direta ou indiretamente, beneficiar a indústria e as corporações (claramente notado na forma como o envelhecimento passou a ser um objeto de negócio, consumo e lucro para a biomedicina que visa "combater" o envelhecimento e proteger as pessoas idosas do "fracasso de envelhecer", ou seja, para que não se tornem "dementes" – pior desfecho possível), legitimando tal forma de discriminação como ato de benevolência. Como resultado, o envelhecimento bem-sucedido e a prevenção das demências estão cada vez mais sendo individualizados e reconstruídos como um problema de autocuidado e autogestão de risco, ignorando as causas primárias e sistêmicas que levam a isso – por exemplo, pobreza, poluição ambiental, estresse patológico, violência etc.

Tal "estratégia política", que usa pessoas que vivem com demência como "bode expiatório", o que é (por ora) mais comumente registrado em países de alto poder econômico, faz então com que a sociedade passe a culpar tal grupo de indivíduos pela "crise" instalada, eximindo de responsabilidade os governos, corporações e sistemas, e gera uma redução massiva da empatia e compaixão de uns pelos outros. A mídia passa a retratar pessoas com demência e suas famílias como parte de um grupo genérico oneroso, e tal coletivização é usada como uma ferramenta desumanizadora. Esse "fluxo político ←→ midiático ←→ interpessoal" (Figura 1) retrata claramente, portanto, como políticas e normas culturais estigmatizadoras amplas têm efeitos negativos importantes nas relações e nas práticas de estigma e discriminação em níveis populacionais e interpessoais, e como intervenções para reduzir estigma que sejam restritas a apenas um grupo da sociedade serão provavelmente insuficientes para mitigar o problema, já que os processos estigmatizantes exibem processos sociais complexos multiníveis.

Outra perspectiva política em relação às demências inclui a formulação de leis e regulamentos que falham em proteger pessoas idosas e aquele(a)s que vivem com demência, transformando-os em objetos a serem processados por meio do sistema de forma eficiente e conveniente. Exemplos incluem o estabelecimento de tutores designados pelos tribunais para gerenciar os desejos, direitos e recursos da pessoa vulnerável de forma a servir aos propósitos do tribunal, não da pessoa vulnerável, já que o processo frequentemente envolve uma avaliação física superficial, audiências de curta duração e supervisão mínima dos tutores, colocando em risco o bem-estar, a autonomia e os direitos dessas pessoas.[9]

Finalmente, e ainda dentro de uma ótica estrutural, a literatura mostra que pessoas que vivem com demência sofrem injustiça epistêmica, ou seja, um processo de exclusão danosa de participação na produção, disseminação e manutenção de conhecimento.[10] Tal injustiça é vista quando estereótipos de credibilidade reduzida acerca das pessoas com demência são internalizados por agentes produtores de conhecimento (p. ex., profissionais de saúde, pesquisadores, juízes etc.). Esses estereótipos assumem muitas formas (além de assumir a perda cognitiva severa e generalizada) e são perpetuados de várias maneiras (p. ex., limitando a participação em pesquisas, não sendo incluídos no desenvolvimento de projetos, ignorando desfechos de saúde que são importantes para essas pessoas e focando em desfechos que beneficiam apenas profissionais de saúde e serviços – p. ex., para redução de custos). Tudo isso faz com que o conhecimento seja gerado "para" as pessoas que vivem com demência, em vez de "com elas" ou "por elas", o que impacta a relevância do conhecimento gerado para o benefício dessa população.

ESTIGMA E DISCRIMINAÇÃO POR PARTE DO PÚBLICO, ESTIGMA PERCEBIDO E ESTIGMA POR ASSOCIAÇÃO

A maioria dos estudos existentes envolvendo o público avalia o conhecimento e as atitudes da população em relação à demência em diferentes grupos. Há poucas pesquisas sobre os tipos e a prevalência de comportamentos discriminatórios em relação às pessoas que vivem com demência. Por exemplo, uma revisão sistemática da literatura sobre as "percepções" do público sobre demência na América Latina encontrou apenas 4 estudos, todos avaliando apenas conhecimento e atitudes.[11]

Os dados existentes mostram que, de maneira geral e em todo o mundo, o público leigo parece ter baixo nível de conhecimento sobre demência e que estereótipos, atributos negativos e discriminação são comuns em relação às pessoas que vivem com demência e suas famílias. Menores níveis de estigma parecem estar associados a sexo feminino, idade maior e níveis educacionais mais elevados, com algumas diferenças encontradas entre países. Por exemplo, maiores níveis de estigma foram encontrados na Austrália em comparação com Israel, embora níveis moderados tenham sido encontrados nos dois países.[12] Esse estudo mostrou ainda que maiores níveis de idadismo (preconceito por idade) estiveram relacionados a maiores níveis de estigma em demência em ambos os países.

A demência parece estar associada a sentimentos de vergonha, desprezo e constrangimento, e pessoas do público acreditam que pessoas que vivem com demência preferem não saber ou deixar os outros saberem sobre a doença, e creem que as pessoas não levam a sério quem vive com demência. Outros sentimentos comuns incluem medo, compaixão, pena e antipatia. Em contrapartida, ter alguém na família ou conhecer alguém que vive com demência parece estar associado a menores níveis de estigma e discriminação.

Estudos mostram que familiares cuidadores também vivenciam estigma e discriminação por parte das outras pessoas. Dados dos EUA mostram que tais experiências são mais presentes em homens e em pessoas com menores níveis de conhecimento sobre a demência.[13] É comum que tais experiências levem a sentimentos de vergonha por parte de familiares e que, ao tentar evitar tal sentimento, muitas vezes acabam por silenciar e não chamar a atenção para os sintomas, ocultar o diagnóstico e evitar contato social, reduzindo o acesso a serviços de apoio e gerando isolamento social para ambos. O isolamento social também acontece pelo próprio estigma e discriminação enfrentados por pessoas que vivem com demência por parte de amigos e outros familiares que passam a não fazer visitas e não compartilham as tarefas do cuidado, gerando grande sobrecarga na pessoa que cuida e contribuindo ainda mais para a exclusão social vivida por essas pessoas. Ademais, é comum que familiares cuidadores tenham suas experiências e o próprio diagnóstico de demência invalidados pelas outras pessoas, afetando o suporte social recebido.

ESTIGMA VIVENCIADO, INTERNALIZADO E ANTECIPADO PELAS PESSOAS QUE VIVEM COM DEMÊNCIA

Em geral, pessoas com demência e familiares percebem os estereótipos negativos, preconceitos e discriminação por parte do público leigo e por parte dos profissionais de saúde, relatando sentimentos negativos sobre si próprias e adiando a procura de ajuda pelo medo de sofrer discriminação. No entanto, assim como a criação de estereótipos e atributos é fortemente influenciada pela cultura vigente, as experiências das pessoas que vivem com demência e familiares cuidadores também parecem ser distintas em vários contextos. Fatores psicológicos, em vez de fatores sociodemográficos, parecem moldar a autoestima de pessoas que vivem com demência e suas famílias.

Um estudo realizado na Itália, Polônia e Reino Unido encontrou que pessoas que vivem com demência no Reino Unido reportaram um nível mais alto de estigmatização do que na Itália e na Polônia. A estigmatização foi maior entre aqueles que relataram menores níveis de apoio social e qualidade de vida, e piores padrões emocionais.[14]

Dois estudos qualitativos conduzidos na América do Sul parecem ser os primeiros a explorar as experiências de estigma e discriminação em pessoas que vivem com demência e suas famílias nessa região do mundo. O primeiro, conduzido no Brasil por Oliveira et al.,[15] encontrou que a demência é comumente vista por pessoas que vivem com ela como sendo parte do envelhecimento natural. Para evitar reações negativas dos familiares e amigos (estigma antecipado), essas pessoas lidam com as visões negativas da demência por meio de um processo de minimização e normalização da condição, expressando sua capacidade de viver uma vida ativa e enfatizando os impactos positivos da demência em suas vidas. O medo de reações negativas parece também levar a uma revelação seletiva do diagnóstico. Entre familiares, foram identificados elementos de despersonalização e infantilização das pessoas que vivem com demência, subestimando suas capacidades, exigindo "obediência" e restringindo sua liberdade. O segundo estudo, conduzido no Chile por Gajardo et al.,[16] encontrou que o estigma internalizado se manifesta por meio da autodesvalorização e culpa, bem como do isolamento social, em pessoas que vivem com demência.

Há ainda estudos que exploram de forma mais ampla as experiências das pessoas que vivem com demência durante e após o diagnóstico, mas que podem oferecer dados de como as percepções pessoais sobre a demência e as experiências de contato social (ou a falta dele) podem afetar o bem-estar dessas pessoas. Por exemplo, dados do Reino Unido com 1.109 pessoas que vivem com demência leve a moderada auxiliaram na identificação de 4 grupos de experiências distintas de adaptação à vida com demência:

1. Pessoas que veem a condição como uma doença e adotam o rótulo do diagnóstico.
2. Pessoas que veem a condição como uma doença, mas se referem aos sintomas em vez do rótulo do diagnóstico (p. ex., "problemas de memória").
3. Aquelas que veem a condição como parte do envelhecimento.
4. Aqueles que não têm clareza sobre a condição.[17]

INTERVENÇÕES PARA REDUZIR ESTIGMA E DISCRIMINAÇÃO

Há muitos estudos que reportam intervenções antiestigma nas áreas de saúde mental e outros grupos estigmatizados, como pessoas que vivem com o vírus da imunodeficiência humana (HIV). Tais intervenções utilizam diferentes abordagens para aumentar o conhecimento e melhorar atitudes e comportamentos de membros do público, familiares, profissionais de saúde, estudantes e outros grupos-alvo. No entanto, o número de intervenções antiestigma é bastante limitado em países de baixo e médio poder econômico, com poucas intervenções antiestigma na área de saúde mental em geral, com alto risco de viés metodológico, e quase não há intervenções que visem à mudança comportamental de longo prazo.

Em países de alto poder econômico, intervenções antiestigma nessa área parecem ser mais eficazes quando envolvem componentes de **contato social** entre grupos estigmatizados e grupos alvo. Apesar da recomendação de desenvolver intervenções antiestigma multinível (ou seja, que tenham como alvo vários níveis sociais além do interpessoal) para melhorar as diferentes formas de estigma social, a existência de tais intervenções é ainda mais limitada.

Embora a maioria das intervenções antiestigma existentes tenha abordagem puramente educacional visando aumentar o conhecimento dos grupos alvo acerca da condição estigmatizada, tal abordagem não somente tem muito menos eficácia quando comparada a intervenções de contato social como pode inclusive gerar efeitos não intencionais opostos; ou seja, pode acabar aumentando o estigma por meio do aumento da ansiedade, medo ou sentimentos de pena em grupos alvo. Conforme apontado por Corrigan,[18] para reduzir o estigma, é necessário mais do que mudar palavras e deve-se tomar cuidado para não gerar sentimentos de pena por meio das mensagens propagadas. É preciso estimular a solidariedade a fim de substituir o discurso de "normalidade", bem como para evitar colocar a responsabilidade sobre o estigma internalizado, mas sim na sociedade como um todo.

Na área das demências, revisões de literatura recentes mostram que esse é um campo relativamente novo. Pode-se encontrar campanhas realizadas por universidades, associações de Alzheimer, bem como órgãos não governamentais, em todo o mundo, no entanto os efeitos dessas campanhas são raramente medidos. Uma revisão de escopo recente incluindo 21 estudos mostrou a existência de grande variedade de abordagens incluindo educação, contato social e intervenções mistas envolvendo desde filmes culturalmente apropriados até corais intergeracionais. No entanto, tais estudos incluíam riscos metodológicos importantes, sem um referencial teórico bem definido ou medidas apropriadas.[19]

Intervenções que buscam mudanças de visões e atitudes em relação à demência são as mais comuns. Por exemplo, um ensaio clínico randomizado controlado com avaliação longitudinal recentemente desenvolvido na Austrália combinou diferentes abordagens educacionais e de contato social para reduzir estigma em relação à demência entre 1.024 pessoas com idade entre 40 e 87 anos. As autoras encontraram resultados promissores, com melhora significativa das expressões de estigma desde a linha de base e 12 semanas após a intervenção, principalmente naqueles que tinham maiores níveis de estigma na linha de base. Concluíram que, enquanto mudanças de conhecimento são instantâneas, mudanças de atitudes e comportamentos podem demorar mais tempo para serem incorporadas.[20]

Portanto, é urgente a necessidade de estabelecer intervenções antiestigma relacionado à demência em diferentes contextos e culturas, principalmente intervenções que tenham por objetivo mudar vários estereótipos, atitudes e comportamentos simultaneamente, e em diferentes níveis da sociedade (intervenções multinível), em vez de focar apenas nas manifestações individuais do estigma.

CONSIDERAÇÕES FINAIS

Este capítulo apresentou as principais definições sobre diferentes abordagens de estigma e discriminação, bem como um breve panorama dos principais achados de pesquisas em todo o mundo sobre estigma relacionado às demências.

Apesar de este ser um campo relativamente novo de pesquisa, os estudos existentes mostram que os efeitos negativos do estigma e da discriminação sobre pessoas que vivem com demência são importantes. Em especial, o estigma propagado pela mídia e pelos sistemas (governos, serviços públicos e privados) não só servem para gerar estigma mas também para perpetuar e legitimar práticas discriminatórias, contribuindo para a redução dos direitos e da participação social de pessoas que vivem com demência, principalmente aquelas que são idosas (pela combinação de aspectos idadistas) ou que vivem em outras circunstâncias estigmatizadas (p. ex., pessoas pobres, negras).

É urgente a necessidade de estudos futuros na área de estigma relacionado à demência em diferentes contextos e culturas, bem como em diferentes níveis sociais. Em especial, há grande necessidade de estabelecer intervenções multinível e de contato social em países de baixo e médio poder econômico, nos quais a maior parte das pessoas que vivem com demência reside. Para que tais intervenções sejam mais eficazes, é necessário primeiro entender o contexto local e os mecanismos pelos quais atributos negativos e estereótipos em relação à demência são criados e incorporados à sociedade, por meio de estudos qualitativos, por exemplo.

É também essencial que pessoas que vivem com demência sejam encorajadas a participar ativamente do desenvolvimento de tais intervenções e que sejam protagonistas de tais mudanças, não de forma a responsabilizá-las por isso, mas para emponderá-las a contar suas experiências e a serem agentes de mudanças sociais.

Finalmente, é muito importante que toda a sociedade entenda que o estigma e a discriminação estão presentes em todos os lugares e de muitas formas, e que pessoas muitas vezes estigmatizam e discriminam "por boas intenções", incluindo familiares e profissionais de saúde. É preciso desvendar tais atitudes e comportamentos para que de fato as múltiplas formas de estigma e discriminação sejam combatidas em diferentes níveis da sociedade.

REFERÊNCIAS

1. Alzheimer Disease International. World Alzheimer Report 2019: attitudes to dementia. 2019 Disponível em: https://www.alz.co.uk/research/world-report-2019. Acesso em: 11 maio 2020.
2. Goffman E. Stigma: notes on the management of spoiled identity. New York: Simon and Schuster; 1963.
3. Link BG, Phelan J. Stigma power. Social Science & Medicine. 2014;103:24-32.
4. Hatzenbuehler ML. Structural stigma: research evidence and implications for psychological science. American Psychologist. 2016;71(8):742-51.
5. Calia C, Johnson H, Cristea M. Cross-cultural representations of dementia: an exploratory study. Journal of Global Health. 2019;9(1):011001.
6. Johnston K, Preston R, Strivens E, et al. Understandings of dementia in low and middle income countries and amongst indigenous peoples: a systematic review and qualitative meta-synthesis. Aging & Mental Health. 2020;24(8):1183-95.
7. Musyimi CW, Ndetei DM, Evans-Lacko S, et al. Perceptions and experiences of dementia and its care in rural Kenya. Dementia. 2021;147130122110148.
8. Oliveira D. A linguagem acadêmica e o estigma na longevidade. Geriatr, Gerontol Aging. 2019;13(3):177-9.
9. Charmaz K. Experiencing stigma and exclusion: the influence of neoliberal perspectives, practices, and policies on living with chronic illness and disability. Symbolic Interaction. 2020;43(1):21-45.
10. Young JA, Lind C, Orange JB, Savundranayagam MY. Expanding current understandings of epistemic injustice and dementia: learning from stigma theory. Journal of Aging Studies. 2019;48:76-84.
11. Farina N, Suemoto CK, Burton JK, et al. Perceptions of dementia amongst the general public across Latin America: a systematic review. Aging & Mental Health. 2020;1-10.
12. Werner P, Kim S. A cross-national study of dementia stigma among the general public in Israel and Australia. J Alzheimers Dis. 2021;83(1):103-10.
13. Stites SD, Largent EA, Johnson R, et al. Effects of self-identification as a caregiver on expectations of public stigma of Alzheimer's disease. J Alzheimers Dis Rep. 2021;5(1):31-9.
14. Lion KM, Szczesniak D, Bulinska K, et al. Do people with dementia and mild cognitive impairments experience stigma? A cross-cultural investigation between Italy, Poland and the UK. Aging & Mental Health. 2020;24(6):947-55.
15. Oliveira D, Da Mata FAF, Mateus E, et al. Experiences of stigma and discrimination among people living with dementia and family carers in Brazil: qualitative study. Ageing and Society. 2021;1-22.
16. Gajardo J, Alvarado R, Slachevsky A, Gitlin LN. Self-stigma in people living with dementia in Chile: a qualitative exploratory study. Aging & Mental Health. 2021;1-8.
17. Clare L, Gamble LD, Martyr A, et al. Psychological processes in adapting to dementia: illness representations among the Ideal cohort. Psychology and Aging. 2022;37(4):524-41.

18. Corrigan PW. Lessons learned from unintended consequences about erasing the stigma of mental illness. World Psychiatry. 2016;15(1):67-73.
19. Bacsu J-D, Johnson S, O'Connell ME, et al. Stigma reduction interventions of dementia: a scoping review. Can J Aging. 2021;1-11.
20. Kim S, Richardson A, Werner P, Anstey KJ. Dementia stigma reduction (Deserve) through education and virtual contact in the general public: a multi-arm factorial randomised controlled trial. Dementia. 2021;20(6):2152-69.

18

Orientações práticas para a família e cuidadores profissionais

Ceres Ferretti
Ivan Aprahamian

PONTOS-CHAVE

- Educação em demência é a principal ferramenta para a assistência e a criação de programas de suporte a cuidadores.
- A tecnologia digital é uma ferramenta útil para treinar enfermeiros comunitários na avaliação de pessoas com comprometimento cognitivo.
- É importante a atenção primária no acompanhamento de pessoas com demência e seus familiares, pela alta prevalência da doença e pela demanda de educação de cuidados.
- O treinamento e a utilização de uma pequena triagem, aplicada por enfermeiros na atenção primária a pessoas com idade maior ou igual a 60 anos, podem auxiliar na detecção precoce de novos casos de demência.

INTRODUÇÃO

Estudos mostram que existem hoje em todo o mundo 55 milhões de pessoas com demência. A cada ano surgem 10 milhões de novos casos, e estima-se que, em 2050, 68% das pessoas com diagnóstico de demência estarão na América Latina. O Brasil, por ser o maior país latino-americano, terá em seu contingente de pessoas idosas a maior incidência.[1,2]

Consensos atuais sobre tratamento não farmacológico nas demências levam em consideração vários fatores que podem contribuir para o sucesso dessas intervenções.[3,4] Em primeiro lugar, discute-se a necessidade de reconhecimento das principais barreiras encontradas por profissionais e por cuidadores informais e os desafios para superá-las,[2] assim como a educação sobre o que é demência, os diferentes tipos de demência e os métodos pelos quais se torna possível manejá-la.[4]

Na literatura atual, a maioria dos estudos mostra um ponto comum: a falta de conhecimento de profissionais e cuidadores sobre como lidar com as limitações cognitivas e funcionais que surgem com a evolução da demência desde sua fase inicial até a mais tardia. Essa talvez seja uma das principais barreiras a superar quando se tem em mente a elaboração de cuidados adequados às pessoas idosas com demência.[5] Vários consensos afirmam a necessidade de aprimoramento das medidas socioeducativas para a superação dessas barreiras e a promoção da qualidade de vida das pessoas com demência e seus cuidadores.[6]

A principal mensagem deste capítulo se refere a uma ferramenta fundamental chamada educação. O leitor perceberá que as informações contidas no texto podem ser compreendidas por profissionais e leigos. Espera-se que, por meio dele, tanto gestores de saúde quanto profissionais de saúde e familiares possam entender o que efetivamente ocorre com alguém que recebe o diagnóstico de demência e o impacto que esse distúrbio neurológico progressivo trará para todos os envolvidos.[6-9]

BARREIRAS QUE PRECISAM SER VENCIDAS

Do ponto de vista epidemiológico, as estimativas para as próximas décadas são assustadoras para a América Latina. Seguramente, gestores nas áreas de saúde pública precisam pensar estratégias de baixo custo, mas que façam frente a uma maior incidência de demência no Brasil.[2]

Do ponto de vista político-social, é possível que a Lei Municipal de Alzheimer, promulgada em janeiro de 2021 na cidade de São Paulo e que conta com propostas no âmbito das doenças que levam à demência, contribua para a resolução de vários aspectos, entre eles o diagnóstico precoce realizado por especialistas dentro de um núcleo de referência em Alzheimer, a assistência multidisciplinar, a educação e a pesquisa.[10] Alguns países já elaboraram seu próprio plano nacional de demências. O plano nacional brasileiro, em conformidade com as diretrizes da Organização Mundial de Saúde (OMS), encontra-se em tramitação na Câmara dos Deputados.[11] São conquistas importantes dos pesquisadores brasileiros que muito auxiliarão nas tomadas de decisão pelos profissionais em demência.

Do ponto de vista econômico, estudos demonstram que o impacto dos custos diretos, indiretos e sociais da doença de Alzheimer trazem enorme ônus para a sociedade e para as famílias envolvidas. Destacam-se ainda as dificuldades dos cuidadores com a redução da renda familiar gerada pelo desemprego, pela aposentadoria, por dispensas secundárias a doenças ou devidas ao acompanhamento de familiares com demência e, muitas vezes, pela instalação de doenças como hipertensão e depressão nos cuidadores, que os fazem ser, a seu turno, novos dependentes do sistema de saúde.[12-14]

Alguns estudos interessantes em nosso meio têm mostrado que não existem barreiras apenas no âmbito familiar, causadas pelo impacto do diagnóstico; há também barreiras profissionais relacionadas à falta de informação que precisam ser entendidas e resolvidas. Nesse sentido, é possível citar os últimos consensos europeu e brasileiro,[3,4] que apresentam medidas de condutas médicas e não médicas e informam sobre a identificação das necessidades de educação, respectivamente. As propostas desses trabalhos podem, seguramente, servir como modelos das reais necessidades identificadas entre profissionais de saúde e inspirar a criação de um modelo estratégico para o Brasil.[15,16]

COMO ORGANIZAR AÇÕES QUE AUXILIEM NOS CUIDADOS

Em primeiro lugar, o entendimento de barreiras biopsicossociais que possam contribuir para a prática do cuidado adequado é mandatório. Como cuidados integrais em demência devem ser considerados aspectos relacionados às perdas cognitivas e funcionais, a presença de alterações não cognitivas e as adaptações que precisam ser feitas no contexto familiar objetivando a funcionalidade de todos e o convívio satisfatório. Toda a atenção deve ser dada aos cuidados centrados na pessoa, e, para que haja esse entendimento, a prioridade máxima é treinar profissionais de equipe multidisciplinar da área em um programa de capacitação eficiente.[3]

Recomendações de consensos de especialistas são muito importantes no que se refere à metodologia que deverá ser utilizada. Estudos europeus mostram esforços prévios na identificação do nível de educação em demência desde a década de 1990, o que é corroborado por especialistas brasileiros que entendem a importância da sistematização de ações nas diferentes esferas e especialidades em saúde envolvidas com as doenças neurodegenerativas cerebrais.[3,4]

AÇÕES DE ENFERMAGEM

O papel do enfermeiro nos cuidados das pessoas com demência vai além da pessoa e contempla a família, o ambiente, a comunidade, a rede de suporte, o encaminhamento a outros profissionais de equipe e, claro, a educação em saúde – universo do enfermeiro – e em demência. Isso porque se entende que alguns fatores de risco para demência são potencialmente modificáveis, além das mudanças da própria senescência, que, se não abordadas corretamente, poderão evoluir não só para a demência como para outras doenças crônicas não transmissíveis totalmente passíveis de serem evitadas caso os hábitos de vida adotados sejam saudáveis. Alguns trabalhos mostram atividades que podem ser realizadas tanto por pacientes quanto por seus cuidadores.[17,18]

PEQUENO HISTÓRICO DA EXPERIÊNCIA BRASILEIRA

O primeiro modelo de assistência no Brasil surgiu na década de 1990. Elaborado em conformidade com as propedêuticas neurológica, geriátrica, psiquiátrica e gerontológica, foi construído para identificar problemas apresentados pela pessoa com demência e seu cuidador em atendimento ambulatorial especializado e domiciliar, portanto nos domínios biopsicossociais. Já se entendia que a falta de conhecimento da doença e dos manejos diuturnos adequados estava entre os fatores que necessitavam de maior atenção, e assim surgiu o Programa de Educação em Demência e Programa de Assistência ao Cuidador, com reuniões informativas presenciais, além de critérios de inclusão para outro programa, o de visitação domiciliária, com entrega de materiais informativos.[18]

Esse entendimento de educação e suporte em demência propiciou o desenvolvimento de materiais informativos de apoio aos cuidadores, como manuais de condutas não farmacológicas dos manejos com dependências nas atividades instrumentais e de vida diária e das alterações de comportamento.[19]

Aponte seu celular para o QR Code abaixo e veja o *Manual prático para educação do cuidador*

O QUE DIZEM HOJE OS ESTUDOS

Vários outros estudos discutem metodologias de trabalho, e um dos modelos mais interessantes é o idealizado por pesquisadores da Universidade de Michigan. Trata-se do protocolo Dice (*Describe, Investigate, Create, and Evaluate*), que se adapta ao modelo de cuidados centrados na pessoa com demência e em seu cuidador e que permite, com base na perda cognitiva e em seu impacto funcional, avaliar fatores intrínsecos e extrínsecos que contribuem para a piora comportamental da pessoa com demência e a sobrecarga e a participação do cuidador para, a partir de então, encontrar um plano de cuidados individualizado e adequado.[20]

COMO OFERECER SUPORTE

Mundialmente, diversas iniciativas da comunidade científica, por meio de serviços prestados por equipes multidisciplinares em universidades, centros de referência para o diagnóstico e tratamento das demências e associações de cuidadores, buscam as melhores intervenções que levem à melhor qualidade de sobrevida, inclusive de cuidadores.[7-9]

Para os profissionais em qualquer nível de formação, o desafio é juntar todas as peças, e a mais importante delas é a identificação que precisam ter com a pessoa idosa e também com algumas disciplinas, como neurologia, geriatria, psiquiatria e gerontologia. O ideal é que tenham em mãos um instrumento que facilite a coleta de dados e que contemple as disciplinas citadas. Como sugestão, a construção de um protocolo de enfermagem que contemple essas disciplinas e que conte com medidas de desfecho para comprovação da eficácia das intervenções propostas é bastante útil.[18]

A origem da pessoa com demência no serviço público – se atenção primária, secundária ou terciária – é outro ponto importante a ser considerado, pois deve determinar quais pessoas preencherão critérios estabelecidos para serem atendidas por um programa de enfermagem especializada em domicílio ou um nível complexo, terciário. Em tese, todos aqueles que se encontram nos estágios moderado e grave poderão ser atendidos em domicílio, exceto quando houver necessidade de sua ida ao serviço de saúde. No Reino Unido, essas visitas são financiadas pelo Readford District Foundation com apoio do National Health System (NHS), o que pode ser uma boa sugestão de estratégia política para controle das demências no Brasil.[8,10] No entanto, profissionais de programas públicos e mesmo privados de assistência domiciliar devem ser devidamente treinados.

De fato, trata-se de um programa que poderia ser um facilitador em nosso meio para futuras reuniões com especialistas no sentido de colaborar com os serviços já oferecidos pela atenção primária, tentar desafogar o sistema e contribuir com a atenção primária na inserção de melhorias do já reconhecido trabalho dos enfermeiros da Estratégia Saúde da Família, que, nesse caso, ampliariam com maior tempo e qualidade suas ações em outras regiões carentes de assistência domiciliar. Além disso, pouparia a população de cuidadores de baixa renda da obrigatoriedade de ir até a unidade de saúde para receber orientações simples, o que pode ser feito durante um plano de visitações bem elaborado.[8]

É preciso que os esforços continuem para melhorar os serviços já existentes e preparar a sociedade para os anos vindouros, quando a incidência de novos casos será expressiva no Brasil. Hoje é muito clara a falta de recursos quantitativos e qualitativos nos serviços de saúde, e facilmente se reconhece entre os cuidadores a falta de informação sobre como manejar as dependências cognitivo-funcionais que vão surgindo e a enorme sobrecarga emocional, física, social e financeira. Assim, é preciso maior investimento do sistema de saúde para contratação e capacitação de recursos humanos que tornem os profissionais e, consequentemente, os familiares aptos a cuidar de uma pessoa com demência e a entender as mudanças que ocorrem no dia a dia dos cuidados.[10,11]

Sem dúvida, a literatura mostra cada vez mais que o conhecimento do cuidador familiar sobre as possíveis mudanças ao longo da doença age como agente facilitador das decisões que terá de tomar, como o gerenciamento de sua própria vida e da vida da pessoa que está doente, do afastamento de ambos do meio profissional no momento certo, do abandono de projetos de vida.

Apesar dos problemas políticos, sociais e econômicos do país, é preciso buscar alternativas de baixo custo para que seja possível oferecer qualidade de vida às pessoas com diagnóstico de demência. Isso implica a adequação dos manejos às atividades instrumentais de vida diária (AIVD) nas fases iniciais da doença e às atividades de vida diária (AVD) relativas ao autocuidado, como recusa do banho e dificuldades com o vestuário, alimentação, transferência, asseio e continência. Observa-se ainda que informações sobre o tratamento não farmacológico dadas aos cuidadores, em face das dificuldades enfrentadas no pós-diagnóstico de demência, estão mais focadas nas alterações de comportamento, que em geral ocorrem mais tardiamente, nas fases intermediárias da doença. De fato, elas são mais desafiadoras, porém é preciso pensar no estágio em que a pessoa se encontra e avaliar se essas alterações são intrínsecas ou extrínsecas à pessoa com demência a fim de proceder às orientações pertinentes.[7,18]

Um bom programa de orientação deve contemplar o comprometimento neurológico como um todo e analisar, no momento, seu impacto sobre a funcionalidade da pessoa que está doente. Essa abordagem, centrada na pessoa, não deve desconsiderar a importância dos treinamentos de cuidadores, profissionais ou não, para os manejos com o autocuidado. A opção pelas abordagens não farmacológicas costuma ser a primeira linha de conduta médica para o controle desses fenômenos, especialmente para prevenir efeitos colaterais presentes na maioria das drogas comportamentais, assim como evitar o efeito sedativo de algumas medicações que podem gerar acidentes, como quedas, para a pessoa com demência. Optar por atividades dirigidas ao grau de dependência da pessoa é uma excelente estratégia, que pode ser vista em vários estudos.[7,18]

ALGUMAS CONSIDERAÇÕES E SUGESTÕES PARA A ATENÇÃO PRIMÁRIA

Infelizmente, nossa saúde pública enfrenta muitas dificuldades que acarretam importantes lacunas no setor. A dificuldade para o diagnóstico precoce gerada pela falta de recursos materiais (exames) e a falta de capacitação de recursos humanos em demência parecem estar entre os mais graves e levam ao pensamento de que dados epidemiológicos sobre maior incidência de demência nas próximas décadas não são levados a sério pelo sistema, dada a negligência observada do setor de saúde também para esse segmento populacional.[5,15]

Ao pensar na atenção primária, apesar das grandes conquistas do sistema de saúde nos últimos anos, considera-se que o país ainda enfrenta sérios problemas, de interesse neste capítulo, quanto à capacitação de profissionais na rede primária de atendimento às demências. Estudos recentes comprovam a carência de informações entre profissionais em unidades básicas de saúde, que, infelizmente, retarda o diagnóstico e o tratamento, causa estigma e aumenta a demanda por serviços hospitalares, o que é evidenciado por maiores custos para a família (custo indireto) e para o Estado (custo direto). Este último, em vez de investir mais na atenção básica, dirige seu maior recurso para o atendimento ambulatorial e hospitalar, o que é facilmente percebido por outro trabalho publicado há algum tempo.[13,15] Na prática clínica, percebemos uma grande dificuldade na abordagem e orientação educacional e na terapêutica inicial de pacientes com demência oferecida por profissionais da atenção básica. Além do mencionado atraso processual, há sobrecarga de setores referenciados, sejam da neurologia, da geriatria ou da psiquiatria.

QUAIS ESTRATÉGIAS PODEM SER VIÁVEIS?

As boas parcerias são uma solução. Infelizmente foi preciso que a pandemia de Covid-19 assolasse o mundo para se perceber a possibilidade de fazer diagnóstico, educar e cuidar a distância por meio de projetos virtuais. A experiência virtual brasileira com suporte em demência parece bem promissora. Teve seu início em meados de 2020, no auge da pandemia, por meio da realização de um estudo piloto, virtual, dirigido aos cuidadores de pessoas com demência.[20] Os resultados motivaram a continuidade do projeto e a criação de um novo estudo que faz parte do Projeto Caad, Análise de Custos Associados à Demência, do Grupo de Neurologia Cognitiva e do Comportamento (GNCC) do Hospital das Clínicas da Faculdade de Medicina da Universidade de São Paulo, aprovado pelo Comitê de Ética local sob o número 368.096/2013. O novo estudo recebeu o nome de GNCC-Suporte, é totalmente virtual, com 2 reuniões semanais com duração de 1 hora, e mantém um serviço de comunicação de urgências por WhatsApp nos 5 dias da semana em horário comercial.[9]

O GNCC-Suporte foi ampliado por meio de um estudo de custo-efetividade e hoje contempla atendimento com outros profissionais de equipe, candidatos à pós-graduação em Neurologia. É fundamental que se considere a educação em demência uma chance para a construção de um modelo humanizado e viável para as sociedades de baixa e média renda.[9]

Espera-se em breve comprovar que nem sempre há necessidade de muitos recursos monetários para criar um atendimento de qualidade na modalidade virtual. Pelo contrário, esse atendimento oferece maior facilidade de acesso às informações que possibilitam a realização de um trabalho de educação em saúde, maior facilidade no controle da doença de base e prevenção de morbidades.

Do ponto de vista das orientações práticas, o *Manual do cuidador*[19] traz, informações de cuidados no dia a dia que podem servir de apoio nos manejos de dependências da pessoa com demência. Como já mencionado, acesse o QR Code para ter acesso ao manual.

Ainda dentro do sistema público, serviços e profissionais especialistas da área de demência têm total capacidade para educar e orientar condutas e protocolos para o setor de atenção primária, homogeneizando o atendimento desses pacientes, reduzindo custos e melhorando a qualidade assistencial.

DIFICULDADES E CONQUISTAS

Ao fazer uma breve análise das dificuldades do passado, é possível afirmar que houve muitas conquistas, principalmente em relação às abordagens não farmacológicas. É óbvio que os países economicamente instáveis têm maiores dificuldades na implantação de modelos de saúde como alguns citados neste capítulo.[14] Contudo, é preciso usar as ferramentas disponíveis em cada sociedade, com projetos de baixo custo evidenciados por meio de estudos de custo-efetividade das intervenções implantadas.[20]

O Brasil tem a participação da iniciativa privada em trabalhos desenvolvidos por organizações não governamentais (ONG) e instituições privadas que dão apoio à causa, por meio de palestras educativas e de reuniões de suporte.

Instituições públicas oferecem educação, assistência e pesquisa nos centros de referência em demência.

A metodologia do modelo virtual citado neste capítulo segue o modelo Dice,[7] e as diretrizes preconizadas pelo Conselho Federal de Enfermagem (Cofen) e os Conselhos Regionais de Enfermagem (Coren) em cada estado da União legislam sobre a prática da enfermagem, preconizando que ela seja subordinada à Sistematização da Assistência de Enfermagem (SAE), que consiste na organização de um conjunto coletado de dados que se inicia na consulta de enfermagem (DOU Cofen), diagnóstico de enfermagem – DE, plano de cuidados/resultados (NOC) e prescrição de enfermagem (NIC).[18]

Essas classificações são utilizadas por enfermeiros e requerem familiaridade com a prática e, principalmente, raciocínio clínico acurado para que as intervenções sejam realistas e focadas nos problemas apresentados pela pessoa com demência e seu cuidador.

De maneira prática e simplista, todas as intervenções de enfermagem estarão interligadas ao modelo proposto pela SAE, em que o raciocínio clínico do enfermeiro leva ao DE, que nada mais é que as respostas humanas às injúrias sofridas pela pessoa (North American Nursing Diagnosis Association – Nanda). Sequencialmente, um plano de cuidados com aprazamento para obtenção e verificação dos resultados é estabelecido (NOC), assim como as intervenções propostas (NIC), para que os resultados esperados sejam confirmados ou, em caso negativo, para que uma reavaliação seja realizada e todo o processo seja reiniciado até a resolução completa ou parcial do DE anterior ou até que haja a necessidade de um novo DE – e até a total resolução do problema.

CONSIDERAÇÕES FINAIS

Por entender a escassez de programas que capacitem profissionais para o cuidado domiciliar em nosso meio, que contemple a educação de cuidadores para o controle da doença em seus aspectos evolutivos, uma boa sugestão contempla a união e a reunião de pesquisadores especialistas que discutam qual a melhor forma de abordar a atenção não farmacológica às pessoas com demência. É preciso considerar nossa etnia e cultura, além dos recursos econômico-sociais em nossa sociedade, para, assim, possibilitar discussões que levem à construção de um plano não farmacológico adaptado à cultura latino-americana.

O ponto comum entre os estudos em todos os trabalhos consultados para a elaboração deste capítulo foi, repetidamente, a menção das palavras "educação de profissionais" e "suporte aos cuidadores de pacientes com demência". Todas as intervenções de enfermagem ou de outros profissionais que compõem uma equipe multidisciplinar exigem educação em demência, daí a frequente reiteração.

As informações sobre a magnitude do impacto gerado desde as fases iniciais até as fases tardias da demência para a pessoa afetada e sua família evitam prescrições de enfermagem padronizadas e contribuem para a prática individualizada centrada na pessoa com demência em respeito a sua história e filosofia de vida. Na prática de cuidados, a troca de experiências, adaptações possíveis caso a caso, a consulta a manuais de conduta sobre possíveis manejos diários, além do estudo de modelos de assistência com diferentes práticas de cuidados não farmacológicos, fazem toda a diferença na elaboração de um bom plano de cuidados, seja no âmbito profissional ou no familiar.[18,19]

A informação ainda é a principal ferramenta com a qual é possível contar para enfrentar uma doença de evolução por vezes lenta, por vezes rápida, mas limitante como a demência, e deve partir de profissionais que trabalham com informações científicas. Estas devem, podem e precisam ser traduzidas para toda a população, contribuindo para a qualidade de vida das pessoas com demência e seus cuidadores e, sobretudo, evitando o estigma responsável pelo retardo no diagnóstico e tratamento precoces.

REFERÊNCIAS

1. World Health Organization (WHO). Dementia. Disponível em: https://www.who.int/health-topics/dementia#tab=tab_2. Acesso em: 16 maio 2023.
2. Alzheimer's Association. Alzheimer's disease: facts and figures. 2023. Disponível em: https://www.alz.org/alzheimers-dementia/facts-figures#:~:text=An%20estimated%206.5%20million%20Americans,Americans%20with%20Alzheimer's%20are%20women. Acesso em: 16 maio 2023.
3. Tsolaki M, Papaliagkas V, Anogianakis G, et al.; The European Alzheimer Disease Consortium. Consensus Statement on Dementia Education and Training in Europe. JNHA – Clinical Neurosciences. 2009.
4. Brucki SMD, Aprahamian I, Borelli WV, et al. Manejo das demências em fase avançada: recomendações do Departamento Científico de Neurologia Cognitiva e do Envelhecimento da Academia Brasileira de Neurologia. Dement Neuropsychol. 2022;16(3 Suppl 1):101-20.
5. Feter N, Leite JS, Dumith SC, Rombaldi AJ. Tendência durante dez anos nas internações hospitalares por doença de Alzheimer no Brasil: um estudo de base nacional. Cad Saúde Pública. 2021;37(8). Disponível em: cadernos.ensp.fiocruz.br/csp/pages/iframe_print.php¿aid=1478. Acesso em: 16 maio 2023.
6. National Institute For Health and Excellence (Nice). Dementia: assessment, management and support for people living with dementia and their careers. Nice guideline. 2018. Disponível em: www.nice.org.uk/guidance/ng97. Acesso em: 16 maio 2023.
7. Kales HC, Gitlin LN, Lyketsos CG. Assessment and management of behavioral and psychological symptoms of dementia. BMJ. 2015;350:h369.
8. UK. NHS – Bradford District Care – Foundation Trust. Admiral Nurses Proactive Care Team (Pact). 2023. Disponível em: https://www.bdct.nhs.uk/services/admiral-nursing-service/. Acesso em: 16 maio 2023.
9. Grupo de Neurologia Cognitiva e do Comportamento (GNCC) do HC-FMUSP. Projeto Caad: Análise de Custos Associados à Demência.

10. São Paulo. Lei municipal n. 17.547, de 12 de janeiro de 2021. Institui, no âmbito do Município de São Paulo, o Programa de Apoio às Pessoas com Doença de Alzheimer e outras demências e aos seus familiares e dá outras providências.
11. Brasil. Câmara dos Deputados. Projeto de Lei 4.364/2020. Institui a Política Nacional de Cuidado Integral às Pessoas com Doença de Alzheimer e Outras Demências.
12. Parra MA, Baez S, Sedeño L, et al. Dementia in Latin America: paving the way toward a regional action plan. Alzheimer's & Dementia. 2021;17(2):295-313.
13. Ferretti C, Sarti FM, Nitrini R, et al. An assessment of direct and indirect costs of dementia in Brazil. PLoS One. 2018;13(3):e0193209.
14. Carparelli C, Jones C, Oyebode JR, Hiley GA. A systematic review of the effectiveness of educational interventions in promoting person-centred care in dementia services. Clinical Gerontologist. 2022.
15. Costa GD, Spineli VMCD, Oliveira MAC. Professional education on dementias in primary health care: an integrative review. Rev Bras Enferm. 2019;72(4):1086-93.
16. Stuck AE, Masud T. Health care for older adults in Europe: how has it evolved and what are the challenges? Age and Ageing. 2022;51:1-7.
17. Borelli WV, Leotti VB, Strelow MZ. Preventable risk factors of dementia: population attributable fractions in a Brazilian population-based study. The Lancet Regional Health – Americas. 2022;11:100256.
18. Ferretti C. Intervenções de enfermagem nas doenças neurodegenerativas. In: Koizumi MS, Diccini S. Enfermagem em neurociências. São Paulo: Atheneu; 2006. p.455-65.
19. Brucki SMD, Ferretti CEL, Nitrini R. Centro de Referência em Distúrbios Cognitivos da Faculdade de Medicina da Universidade de São Paulo (FMUSP). Manual para cuidadores da doença de Alzheimer. Disponível em: https://www.tudosobrealzheimer.com/post/manual-para-cuidadores-da-doen%C3%A7a-de-alzheimer. Acesso em: 16 maio 2023.
20. Ferretti C, Nitrini R, Brucki SMD. Virtual support in dementia: a possible viable strategy for caregivers. Frontiers in Neurology. 2021;12:662253.

19

Nutrição e doença de Alzheimer

Jéssica Reis Santos
Andréia Pain

PONTOS-CHAVE

- Compreender a influência dos fatores dietéticos e do estilo de vida na prevenção e no desenvolvimento da doença de Alzheimer (DA).
- Discorrer sobre como os padrões alimentares influenciam no cenário da DA.
- Pontuar os nutrientes mais estudados e sua relação com a doença.
- Pontuar a relação do eixo intestino-cérebro no cenário das doenças neurodegenerativas.

INTRODUÇÃO

Nas últimas décadas, a influência dos fatores dietéticos na função cognitiva tornou-se objeto de pesquisa ativa em estudos pré-clínicos e clínicos. Tem sido sugerido que um terço dos casos da DA poderia ser evitado pela modificação do estilo de vida,[1] incluindo a dieta. Diferentes abordagens nutricionais demonstraram um impacto potencial para prevenir ou retardar a neurodegeneração e/ou melhorar capacidades cognitivas. Adicionalmente, alguns benefícios para o desempenho cognitivo podem ser encontrados nas vitaminas, polifenóis, carotenoides e ácidos graxos poli-insaturados, como o ácido graxo do tipo ômega-3 (Pufa).[2,3] Nesse cenário, observações epidemiológicas substanciais têm destacado o papel da alimentação saudável e do estilo de vida em patologias do sistema nervoso central (SNC), incluindo a DA.[4] O interessante é que há um crescente corpo de evidências que sugere a importância da boa nutrição para a cognição e a manutenção da cognição, assim como a associação a risco reduzido de DA tardia.[5]

Um exemplo dessa importância da nutrição, especialmente por meio de padrões alimentares, é a dieta mediterrânea (MeDi). Dada sua presença seletiva no cérebro e sua capacidade de atenuar os mecanismos propostos envolvidos na patogênese da DA (ou seja, dano oxidativo e inflamação), os nutrientes que compõe a MeDi (i.e., frutas, vegetais e peixe) parecem oferecer potencial para otimizar a cognição e reduzir o risco de desenvolvimento da doença, além de promover ambiente protetor.

Outros padrões alimentares, como a *Dietary Approaches to Stop Hypertension* (DASH) e a dieta mediterrânea-DASH *Intervention for Neurodegenerative Delay* (Mind), apresentam propriedades anti-inflamatórias e antioxidantes e parecem apresentar benefícios aos pacientes com DA.[6] Além disso, recentes evidências sugerem que a microbiota intestinal é um elemento-chave nesse processo. Alterações dietéticas podem influenciar a composição do microbioma, afetando assim o eixo intestino-cérebro e o risco subsequente de progressão da DA.[7]

Acredita-se que modificações no estilo de vida, como a prática de atividade física, hábitos alimentares saudáveis e cessação do tabagismo, estão relacionadas à prevenção da demência, principalmente pela manutenção do estado redox[8] e pela redução da neuroinflamação.[9]

Embora a maioria desses achados tenha sido demonstrada em estudos epidemiológicos pré-clínicos e transversais, ainda há muito a ser compreendido por meio de estudos mecanicísticos para afirmar como padrões alimentares e nutrientes interagem com a DA em diferentes níveis (desde a prevenção até a otimização terapêutica). Porém, de fato, há inúmeros estudos que demonstram os benefícios da nutrição e alimentação saudável e na saúde do cérebro, especialmente os que foram atribuídos às propriedades anti-inflamatórias e antioxidantes, além dos efeitos mediados pelos metabólitos microbianos da fibra dietética e de polifenóis.[10]

PADRÕES ALIMENTARES

As recentes pesquisas mudaram o panorama da nutrição no cuidado e na atenção ao declínio cognitivo. Atualmente, pesquisas têm sido desenvolvidas para mitigar prejuízos cognitivo-funcionais relacionados à demência, incluindo a DA, além de investigar potenciais efeitos sinérgicos dos padrões alimentares no desenvolvimento do declínio cognitivo associado à idade. Nesse cenário, evidências de estudos observacionais indicam que a alta adesão à MeDi está associada a um melhor desempenho cognitivo e a um risco reduzido de demências e/ou promovendo taxas de declínio cognitivo mais lentas.[11]

Dieta mediterrânea

A MeDi é caracterizada por:

- Alta ingestão de alimentos vegetais (vegetais, legumes, frutas, cereais).
- Alta ingestão de azeite como a principal fonte de ácidos graxos monoinsaturados (Mufa).
- Presença moderada de peixe, como fonte de Pufa.
- Ingestão baixa a moderada de produtos lácteos, principalmente na forma de queijo e iogurtes.
- Consumo de álcool, principalmente vinho e geralmente com as refeições.
- Baixo consumo de ácidos graxos saturados, principalmente de alimentos industrializados e de carnes vermelhas.

Existe concordância de que a maior adesão à MeDi está associada com melhor desempenho cognitivo, taxas mais lentas de declínio cognitivo, risco reduzido de desenvolver comprometimento cognitivo leve (CCL),[12] além de risco reduzido de progredir de CCL para DA.[13]

Uma revisão sistemática concluiu que a adesão a padrões alimentares, como a MeDi, está associada a taxas mais lentas de declínio cognitivo e a reduções significativas nas taxas de DA. Um estudo conduzido por Knight et al.[14] concluiu que as relações positivas entre a adesão à MeDi e os resultados cognitivos foram mais consistentes entre os estudos que examinaram o envelhecimento cerebral patológico (p. ex., conversão de CCL para DA), sugerindo que a MeDi pode ser mais benéfica no estágio prodrômico, ou seja, um período antes da manifestação clínica de doença neurodegenerativa. É interessante notar que parece haver uma tendência para padrões alimentares mais pobres, isto é, baixos em fibras, ricos em fontes de proteína animal e alimentos industrializados, entre indivíduos com deficiência cognitiva quando comparados a indivíduos saudáveis.[15]

Os mecanismos subjacentes pelos quais a MeDi pode fornecer neuroproteção não são totalmente compreendidos. No entanto, destaca-se a presença de diversos nutrientes importantes para a manutenção da saúde, incluindo uma rica fonte de ácidos graxos insaturados, antioxidantes e vitaminas, e consumo reduzido de gordura saturada. Portanto, foi postulado que os múltiplos componentes nutricionais da MeDi podem funcionar sinergicamente e de maneira dose-dependente para mitigar e/ou reduzir os fatores de risco associados à DA. Isso inclui reduzir o estresse oxidativo[16] e promover atividade anti-inflamatória,[17] por exemplo.

Aceitando que a MeDi é importante na promoção do envelhecimento saudável e na redução do risco de declínio cognitivo, o que resta a ser totalmente compreendido é a contribuição exata de componentes nutricionais específicos dentro da MeDi que provavelmente conferem esses benefícios neuroprotetores.

Dieta DASH

A dieta DASH (do inglês, *Dietary Approaches to Stop Hypertension*), elaborada pelo National Heart, Lung, and Blood Institute (NHLBI), é um padrão alimentar desenvolvido pela primeira vez para identificar fatores dietéticos que afetam a pressão arterial.[18] A DASH é rica em frutas, vegetais, nozes, cereais integrais, laticínios com baixo teor de gordura, peixe, frango e carnes magras e, portanto, é projetada para ser pobre em gordura saturada, gordura total e colesterol; moderadamente rica em proteínas; e rica em minerais e fibras. A DASH desencoraja a ingestão de alimentos como carnes vermelhas e processadas, laticínios integrais e óleos, além do excesso de sódio, bem como bebidas açucaradas e doces; portanto, é projetada para ser pobre em sódio, gorduras saturadas, gorduras totais e colesterol.

Esse tipo de padrão alimentar demonstrou proteger contra muitos fatores de risco cardiovascular que desempenham um papel no desenvolvimento de demência e DA, como hipertensão arterial ou LDL-colesterol, modulando parte dos processos patológicos que compõem a fisiopatologia de DA, como a presença do estresse oxidativo, inflamação e resistência à insulina.[19]

Os padrões alimentares DASH e MeDi[18] compartilham muitos componentes alimentares, ou seja, grãos integrais, vegetais e nozes, no entanto se nota uma desconexão entre as dietas, como a frequência de consumo de produtos lácteos com baixo teor de gordura (ingestão moderada a alta e baixo consumo, respectivamente).

Estudos sugerem que maior adesão à dieta DASH foi associada a taxas mais lentas de declínio cognitivo e incidência reduzida de DA. Berendsen et al.[19] encontraram uma associação positiva entre a adesão a longo prazo à dieta DASH e melhor função cognitiva em mulheres norte-americanas mais velhas que participaram do *Nurses' health study*, independentemente do *status* do alelo ApoE4. Um estudo randomizado examinou os efeitos potenciais da dieta DASH no funcionamento neurocognitivo.[20] No estudo *Encore,* 124 indivíduos com pressão alta foram randomizados para a dieta DASH isolada ou DASH combinada com um programa comportamental de controle de peso, incluindo exercícios e restrição calórica (RC), ou grupo de controle ("dieta usual"). Após 4 meses de intervenção, a função psicomotora melhorou em ambas as intervenções DASH, independentemente das estratégias de peso; interessante notar que o grupo submetido a uma combinação de dieta DASH com exercícios aeróbicos e restrição calórica apresentou melhora significativa na função neurocognitiva (memória executiva e funções de aprendizado).[20]

Dieta Mind

A dieta Mind (do inglês, *Mediterranean-DASH Intervention for Neurodegenerative Delay*) foi desenvolvida por pesquisadores da University Medical Center em Chicago em associação com a Harvard School of Public Health em Boston. A dieta Mind é baseada em 10 alimentos saudáveis para o cérebro (vegetais de folhas verdes, outros vegetais, nozes, frutas vermelhas, feijões, grãos integrais, peixe, aves, azeite e vinho) e 5 alimentos não saudáveis: carnes vermelhas, manteiga e margarinas, queijo, bolos e doces, e por fim, frituras ou *fast food*; todos os alimentos escolhidos apresentam uma forte fundamentação científica no campo da prevenção nutricional da demência.[21]

Em comparação com a MeDi, a Mind inclui menor consumo de peixe, geralmente 1 porção por semana, assim como na dieta DASH.[6] Esse nível relativamente baixo de consumo de peixe reflete as descobertas de estudos epidemiológicos prospectivos, como o estudo de Roterdã (1997), que examinou o papel do consumo de peixe na prevenção da DA. Além disso, a presença de vegetais folhosos e de outros tipos de vegetais é recomendada com base em vários estudos epidemiológicos que relataram uma associação significativa entre alto consumo desses alimentos e declínio cognitivo mais lento.[22,23]

As frutas vermelhas (conhecidas como "*berries*"), representam uma categoria separada na dieta Mind, refletindo fortes associações entre o consumo desse tipo de fruta e a saúde do cérebro. Há evidências que sugerem os efeitos benéficos de vários tipos de *berries*, incluindo potente atividade anti-inflamatória e antioxidante em modelos celulares de neurotoxicidade.[24] Uma característica única das *berries* é o alto teor de polifenóis, como flavonoides (antocianinas e flavonóis), que são os principais compostos responsáveis pelas características antioxidantes e anti-inflamatórias nessas frutas.[25] A associação entre a alta ingestão de *berries* e flavonoides e taxas mais lentas de declínio cognitivo também foi relatada em humanos.[25,26]

Até o momento, nenhum ensaio clínico randomizado foi publicado avaliando o efeito da dieta Mind na prevenção da DA, mas há dois estudos em andamento testando os efeitos de uma intervenção com a dieta Mind no declínio cognitivo e na neurodegeneração cerebral, cujos resultados serão relatados nos próximos anos (*NCT02817074* e *NCT03585907*).

O Quadro 1 traz uma comparação entre as dietas MeDi, DASH e Mind.

QUADRO 1 Comparação das dietas MeDi, DASH e Mind: principais aspectos, alimentos recomendados e contraindicados

	MeDi	DASH	Mind
Aspecto principal	Consiste em produtos minimamente processados e tem base na dieta tradicional de indivíduos que vivem na região do Mediterrâneo.	Dieta baseada em vegetais, com todos os produtos minimamente processados usados para condições cardiometabólicas, especialmente hipertensão reduzida. Concentra-se na redução da ingestão de ácidos graxos saturados, gorduras trans e sódio na dieta.	É uma combinação das dietas MeDi e DASH. Define rigorosamente os tipos de 10 produtos recomendados e 5 contraindicados. A dieta baseada em vegetais consiste em todos os produtos minimamente processados usados para melhorar a cognição cerebral e reduzir o risco de certas doenças neurodegenerativas relacionadas à idade.
Recomendação	▪ Legumes. ▪ Frutas. ▪ Nozes. ▪ Leguminosas. ▪ Grãos integrais. ▪ Azeitonas e azeite extravirgem. ▪ Peixe e frutos do mar. ▪ Consumo moderado de laticínios fermentados. ▪ Vinho tinto em quantidades limitadas.	▪ Legumes. ▪ Frutas. ▪ Nozes. ▪ Leguminosas. ▪ Produtos integrais. ▪ Produtos lácteos com baixo teor de gordura.	▪ Vegetais de folhas verdes (≥ 6/semana). ▪ Outros vegetais (≥ 1 p/ div.). ▪ Nozes (≥ 5/semana). ▪ Bagas (≥ 2/semana). ▪ Cápsulas (≥ 3/semana). ▪ Grãos integrais (≥ 3 por div.) ▪ Aves (≥ 2/semana). ▪ Peixes e frutos do mar (≥ 1/semana). ▪ Azeite (óleo básico). ▪ Vinho (1 p/ div.).
Contraindicação	▪ Carne vermelha. ▪ Doces e açúcares.	▪ Ingestão total de gordura. ▪ Carne vermelha. ▪ Produtos ricos em sal e sódio. ▪ Doces e açúcares.	▪ Carne vermelha (< 4/semana). ▪ Manteiga e margarina (< 1 colher de sopa/div.). ▪ Queijo (< 1/semana). ▪ Bolos e doces (< 5/semana). ▪ Produtos fritos e *fast food* (< 1/semana).

DASH: *Dietary Approaches to Stop Hypertension*; MeDi: dieta mediterrânea; Mind: *Mediterranean-DASH Intervention for Neurodegenerative Delay*; p/ div.: porção dividida ao longo do dia.
Fonte: Stefaniak et al.[60]

NUTRIENTES E DOENÇA DE ALZHEIMER

Em especial, os fitoquímicos, isto é, compostos bioativos derivados de plantas distribuídos em diversos subgrupos (fenólicos, alcaloides, compostos organossulfurados, fitoesteróis e carotenoides), apresentam propriedades interessantes. O ácido ferúlico, por exemplo, encontrado naturalmente em alimentos como abacate, flocos de aveia, arroz integral, berinjela, beterraba, milho verde e soja, é um antioxidante com atividade de eliminação de radicais livres, mas também propriedades antiamiloidogênicas, conforme documentado em estudos *in vivo*.[27] O resveratrol, um composto fenólico encontrado principalmente na casca de muitas espécies de plantas comestíveis, como amoras, uvas, amendoins e romãs (*berries*), bem como no vinho tinto, apresenta potencial inibitório da síntese de placas beta-A e emaranhados tau, regulação negativa de proteínas pró-oxidativas, regulação da inflamação e inibição da neuroinflamação.[28-30]

Além dos fitoquímicos, os carotenoides (precursores de vitamina A), vêm recebendo bastante atenção. Carotenoides são uma classe de mais de 750 pigmentos naturais sintetizados por plantas, algas e bactérias fotossintéticas.[31] Essas moléculas ricamente coloridas são as fontes das cores amarela, laranja e vermelha de muitas plantas. Frutas e vegetais fornecem a maior parte dos 40 a 50 carotenoides encontrados na dieta humana; alfacaroteno, betacaroteno, betacriptoxantina, luteína, zeaxantina e licopeno são os carotenoides dietéticos mais comuns. Alfacaroteno, betacaroteno e betacriptoxantina são carotenoides provitamina A, ou seja, podem ser convertidos em retinol (o retinol necessita ainda ser convertido na forma ativa, sendo transformado em retinaldeído e finalmente em ácido retinoico). Já a luteína e zeaxantina são carotenoides considerados “não provitamina A”, pois não podem ser convertidos em retinol, no entanto há evidências que demonstram seus benefícios à saúde humana.

Devido a suas poderosas propriedades antioxidantes e anti-inflamatórias, os carotenoides são conhecidos por desempenhar um papel importante na saúde. Um crescente corpo de evidências apoia o papel dos carotenoides na cognição e na saúde do cérebro.[32,33] No sangue e na maioria dos tecidos, a xantofila representa apenas 40% das concentrações totais de carotenoides, enquanto os carotenos representam aproximadamente 60% dos carotenoides circulantes; diferentemente, no cérebro, a xantofila representa mais de 65% dos carotenoides totais, sugerindo absorção preferencial de xantofilas através da barreira hematoencefálica (BHE) e acúmulo seletivo no tecido cerebral.[34] Nesse cenário, a maioria das pesquisas tem estudado o papel da xantofila na cognição.

Interessantemente, estudos mostraram que as concentrações de carotenoides são mais baixas em indivíduos com DA, quando em comparação com indivíduos sem comprometimento cognitivo.[35] Além disso, as concentrações plasmáticas de carotenoides (xantofila e betacaroteno em particular) correlacionam-se inversa e significativamente com a gravidade da DA.[36] Os mecanismos subjacentes à relação entre carotenoides e saúde e função cognitiva ainda não foram totalmente elucidados, mas carotenoides são considerados neuroprotetores devido à sua composição química e localização dentro das membranas biológicas, conferindo assim propriedades antioxidantes e anti-inflamatórias em seus locais de armazenamento. Essas propriedades podem ajudar a mitigar os processos envolvidos na neurodegeneração, ou seja, estresse oxidativo e inflamação.

Sobretudo por sua alta demanda de oxigênio, o cérebro é particularmente vulnerável a danos oxidativos; adicionalmente, a integridade da BHE também é reduzida à medida que os indivíduos envelhecem. Isso resulta em um cérebro mais suscetível ao dano oxidativo. Em virtude de sua estrutura de dupla ligação conjugada, os carotenoides são eficientes eliminadores de espécies reativas de oxigênio (ERO); além disso, os carotenos neutralizam as ERO via aceitação/doação de elétrons, bem como ao repelir/aceitar moléculas de hidrogênio.[37]

Além dos fitoquímicos e carotenoides, gorduras e óleos são uma parte importante da nossa dieta, fornecendo ácidos graxos necessários para armazenar energia e formar as membranas biológicas das células e suas organelas. Ácidos graxos são moléculas não ramificadas compostas de carbono, hidrogênio e um grupo ácido em uma extremidade. Eles podem ser completamente saturados ou conter uma ou mais insaturações (ou seja, ligações duplas) em sua estrutura. O número de carbonos e insaturações de um ácido graxo determina seu nome e sua classificação. Os ácidos graxos de cadeia curta são geralmente saturados (ou seja, sem ligações duplas), e os ácidos graxos de cadeia longa podem ter uma única insaturação (ou seja, Mufa) ou várias insaturações em sua estrutura (ou seja, Pufa).[38]

Ômega-3 e ômega-6 são ácidos graxos poli-insaturados (família Pufa) considerados essenciais, pois não são produzidos pelo nosso organismo, devendo ser adquiridos por meio da alimentação. Eles desempenham funções orgânicas importantes e são estruturas fundamentais para as membranas fosfolipídicas. Entre os principais ácidos graxos da série ômega-3, temos o ácido alfa linolênico (ALA), o ácido eicosapentaenoico (EPA) e o ácido docosa-hexaenoico (DHA). O ALA é encontrado em vegetais de folhas verdes, sementes de linhaça, nozes, soja e óleos de canola, podendo ser convertido em EPA e DHA. Já o EPA e o DHA são encontrados naturalmente em peixes marinhos de águas frias, como salmão, e em algumas algas; o principal ácido graxo da família ômega-6 é o ácido linolênico (AL), encontrado principalmente em alimentos de origem vegetal, como os óleos vegetais e seus derivados, e que pode ser metabolizado em ácido araquidônico (AA) e ácido gama linolênico (GLA).[38,39]

O cérebro é um órgão denso em lipídios, com substância cinzenta composta por aproximadamente 40% de lipídios e substância branca composta por 50 a 70% de lipídios. Os ARA e os DHA são encontrados em grandes quantidades no cérebro e estão localizados nos fosfolipídios que compõem as membranas da micróglia e dos neurônios, incluindo axônios mielinizados.[40]

Em específico, o DHA é importante para a diferenciação neuronal, a sinaptogênese e a função sináptica.[41] No entanto, ainda faltam evidências sobre um possível efeito benéfico da suplementação de ômega-3 para cognição. Ensaios de suplementação com doses variadas (de 900 mg a 2,2 g/dia) observaram melhorias em vários domínios cognitivos, incluindo memória episódica, memória de reconhecimento visual, tempo de reação e função executiva entre indivíduos saudáveis entre 50 e 75 anos.[42,43]

Ensaios clínicos realizados em indivíduos com demência (principalmente pacientes com DA) forneceram resultados mistos. Alguns ensaios de intervenção relataram benefícios positivos.[44] Nesse cenário, há evidências crescentes de que a suplementação com ômega-3 não apresenta melhoras cognitivas nesses pacientes, o que corrobora uma revisão publicada na *Cochrane* com três ensaios clínicos randomizados, na qual houve benefícios cognitivos após 6 meses de suplementação com ômega-3 para indivíduos com DA leve a moderada (n = 632 no total).[45]

Em contrapartida, foi sugerido que indivíduos com DA em estágio muito inicial podem se beneficiar da suplementação de ômega-3. As análises exploratórias de Hooper et al.[46] e Andrieu et al.[47] relataram menos declínio cognitivo entre um grupo de suplementação de ômega-3 em comparação com placebo em indivíduos com comprometimento cognitivo (mas não demência) e um baixo índice de ômega-3 no início do estudo. Em conjunto, as evidências sugerem que a suplementação de ômega-3 deve ser direcionada a grupos populacionais específicos, ou seja, indivíduos com CCL, DA em estágio muito inicial ou baixo índice de ômega-3.

Em suma, essa ambiguidade pode ser associada a variações no estado cognitivo, dosagem de ácidos graxos ou duração da suplementação. Além disso, o *status* ApoE4 é importante, pois estudos observaram resultados variados entre portadores e não portadores de ApoE4 após a suplementação de ômega-3.[48] Associado a esse cenário, sugere-se que quaisquer efeitos positivos da suplementação de ômega-3 podem ser influenciados negativamente pela alimentação do indivíduo, por exemplo, alta presença de alimentos ricos em ácidos graxos trans e gordura saturada (ultraprocessados).[49] Destaca-se que, conforme descrito anteriormente, a composição geral dietética, além da quantidade de gordura, é vital para a função cerebral.

EIXO INTESTINO-CÉREBRO

O eixo intestino-cérebro consiste em uma via de sinalização entre o trato gastrointestinal e o SNC, que permite uma comunicação bidirecional entre os dois sistemas. Seu papel principal é monitorar e integrar as funções intestinais, bem como vincular, por meio de mediadores imunológicos e neuroendócrinos, os centros emocionais e cognitivos do cérebro com mecanismos intestinais periféricos, como ativação imunológica, permeabilidade intestinal, reflexo entérico e sinalização enteroendócrina.[50] Nessa rede de comunicação, o cérebro afeta o movimento intestinal, as funções sensoriais e de secreção, que, por sua vez, afetam a função cerebral. Essa relação é, portanto, de extrema importância para a manutenção da homeostase intestinal, além de estar envolvida na etiologia de várias disfunções e distúrbios metabólicos, psiquiátricos e neurológicos, incluindo a DA.[51-53]

A microbiota intestinal desempenha um papel crucial na saúde humana por meio da produção e liberação de numerosos metabólitos, como vitaminas (folato, vitamina B12), aminoácidos (triptofano) e ácidos graxos de cadeia curta (AGCC).[54] Uma microbiota saudável é fundamental para a metabolização de nutrientes dietéticos (como os polifenóis) que requerem transformação para se tornarem compostos bioativos com efeitos benéficos no cérebro. Por exemplo, metabólitos secundários sintetizados a partir da curcumina podem exercer efeitos anti-inflamatórios e neuroprotetores, incluindo efeitos positivos interessantes a patologia tau.[55] Além disso, alguns metabólitos, como AGCC, catecolaminas, neurotransmissores e neuropeptídeos, são transportados para a circulação sistêmica e podem atravessar a BHE, influenciando o SNC.[56]

Destaca-se o excesso no consumo de proteínas combinado com a falta de fibras e micronutrientes como promotor da disbiose intestinal, inflamação e catabolismo proteico, resultando em aumento na formação de amônia.[54]

O excesso de amônia é neurotóxico, causando disfunções mitocondriais, inflamação e, em longo prazo, doenças neurológicas.[57] Para minimizar os efeitos deletérios da amônia, o organismo aumenta sua excreção, por meio do aumento da síntese de glutamina, a partir do glutamato. Nesse cenário, em vez de a glutamina ser utilizada para suas funções como substrato na síntese de antioxidante, neurotransmissores, nucleotídeos, aminoácidos e intermediários do ciclo do ácido cítrico (TCA) na mitocôndria, há um redirecionamento metabólico, prioritariamente para aumentar o transporte e a excreção da amônia, por meio do ciclo da ureia. Ocorre que, em situações de inflamação, o ciclo da ureia também é prejudicado e consequentemente a excreção da amônia. Portanto, níveis cronicamente altos de amônia resultam em níveis igualmente altos de glutamina, prejudicando assim sua função.[58] Nessa condição, as quantidades aumentadas de glutamina circulante funcionam como substratos para bactérias patogênicas e infecciosas, que por sua vez potencializam a inflamação, a disfunção mitocondrial, a produção de ERO, o catabolismo proteico e a formação de amônia.[59] Em conjunto, esses efeitos tornam o corpo frágil e suscetível a mutações celulares que levam às doenças neurológicas, como a DA.[57]

Dada essa interação complexa, não é surpreendente que o eixo intestino-cérebro e, portanto, a microbiota intestinal, como principal componente desse diálogo, afete direta ou indiretamente doenças neuropsiquiátricas. Um crescente corpo de evidências sugere que alterações na microbiota intestinal podem desempenhar um papel na patogênese da DA. A disbiose pode amplificar a neuroinflamação e acelerar a neurodegeneração; esse eixo pode realmente ser modulado por fatores dietéticos.

PERSPECTIVAS

As evidências científicas sugerem que mudanças no estilo de vida e no padrão alimentar podem afetar a função cognitiva, desde a concepção até o envelhecimento, bem como a dicotomia existente entre a saúde e a doença. Especificamente nas últimas décadas, destaca-se o papel da nutrição para a saúde do cérebro e seu impacto positivo na cognição e no risco de desenvolvimento da DA.

De fato, alguns nutrientes parecem desempenhar papéis importantes na manutenção da homeostase neuronal e na desaceleração do declínio cognitivo, conforme exemplificado no Quadro 2. Além disso, com o avanço das tecnologias e com melhor compreensão dos dados gerados pela ciência, é possível atribuir ao eixo intestino-cérebro uma função essencial no desenvolvimento de doenças como o Alzheimer. Nesse cenário, a nutrição torna-se chave no processo, em que a alimentação equilibrada é aliada na redução da inflamação e na produção de fatores protetores, como os AGCC.

Vale destacar que o cumprimento de uma boa nutrição e o acesso a bons alimentos podem ser um desafio. Os resultados publicados até o momento sugerem que a adesão a uma dieta saudável, como MeDi, DASH ou Mind, é importante, tendo em vista que a alimentação é considerada um fator de risco modificável, o que nos permite desenvolver estratégias destinadas a otimizar o envelhecimento saudável do cérebro e do corpo.

Diante do exposto, há evidências importantes que sustentam que a nutrição é uma temática fundamental no campo da saúde pública à medida que a população mundial envelhece.

QUADRO 2 A influência dos fatores nutricionais na doença de Alzheimer

Fatores protetores	Fatores negativos
▪ Vitamina E: vegetais verde-escuros, sementes oleaginosas (nozes, amêndoas, avelã, castanha-do-pará), abacate, damasco seco. ▪ Vitamina C: frutas cítricas, frutas vermelhas, acerola, pimentão, brócolis. ▪ Vitaminas do complexo B: oleaginosas, feijões, produtos integrais. ▪ Ácido graxo poli-insaturado: peixes de águas profundas (sardinha, salmão, atum) e frutos do mar, nozes, linhaça. ▪ Polifenóis: uvas, frutos silvestres, chá-verde, vinho tinto. ▪ Carotenoides: brócolis, cenoura, couve, chicória, espinafre, tomate, gema de ovo, pimenta, caqui, mamão papaia, pitanga, melancia e morango.	▪ Alimentos ultraprocessados: *fast food*, refeições prontas. ▪ Ácido graxo saturado: gorduras animais (carne vermelha), alimentos ultraprocessados. ▪ Açúcar simples e de adição, como doces e bolos, bolachas. ▪ Alimentos de má qualidade: risco de consumo excessivo de poluição e toxinas, por exemplo, metais pesados. ▪ Ácidos graxos trans, por exemplo, gorduras parcialmente hidrogenadas em alimentos ultraprocessados.

Fonte: Stefaniak et al.[60]

CONSIDERAÇÕES FINAIS

Com base nas evidências disponíveis, o investimento em nutrição para a saúde cognitiva e as doenças neurológicas, como a DA, abre uma janela de oportunidade para a criação de estratégias preventivas para o envelhecimento saudável, além de mitigar a carga das doenças neurológicas.

A nutrição adequada é capaz de atenuar os mecanismos envolvidos na patogênese da DA (como o estresse oxidativo e a neuroinflamação). Além disso, padrões como a MeDi, que apresentam vasta variedade de nutrientes, oferecem potencial para otimizar a cognição e reduzir o risco do desenvolvimento da DA. No entanto, é importante destacar que ainda são necessários maiores esforços para tornar essas evidências um guia com grande relevância científica para os profissionais da saúde.

REFERÊNCIAS

1. Barnes DE, Yaffe K. The projected effect of risk factor reduction on Alzheimer's disease prevalence. Lancet Neurol. 2011;10(9):819-28.
2. Solfrizzi V, Custodero C, Lozupone M, et al. Relationships of dietary patterns, foods, and micro- and macronutrients with Alzheimer's disease and late-life cognitive disorders: a systematic review. J Alzheimers Dis. 2017;59:815-49.

3. Moore K, Hughes CF, Ward M, et al. Diet, nutrition and the ageing brain: current evidence and new directions. Proc Nutr Soc. 2018;77:152-63.
4. Kivipelto M, Mangialasche F, Ngandu T. Lifestyle interventions to prevent cognitive impairment, dementia and Alzheimer disease. Nat Rev Neurol. 2018;14(11):653-66.
5. Otaegui-Arrazola A, Amiano P, Elbusto A, et al. Diet, cognition, and Alzheimer's disease: food for thought. Eur J Nutr. 2014;53(1):1-23.
6. Nishi SK, Babio N, Gómez-Martínez C, et al. Mediterranean, DASH, and Mind dietary patterns and cognitive function: the 2-year longitudinal changes in an older Spanish cohort. Front Aging Neurosci. 2021;13:782067.
7. Romanenko M, Kholin V, Koliada A, Vaiserman A. Nutrition, gut microbiota, and Alzheimer's disease. Front Psychiatry. 2021;12:712673.
8. Di Domenico F, Pupo G, Giraldo E, et al. Oxidative signature of cerebrospinal fluid from mild cognitive impairment and Alzheimer disease patients. Free Radic Biol Med. 2016;91:1-9.
9. Ahmad MH, Fatima M, Mondal AC. Influence of microglia and astrocyte activation in the neuroinflammatory pathogenesis of Alzheimer's disease: rational insights for the therapeutic approaches. J Clin Neurosci. 2019;59:6-11.
10. Ekstrand B, Scheers N, Rasmussen MK, et al. Brain foods: the role of diet in brain performance and health. Nutr Rev. 2021;79(6):693-708.
11. Petersson SD, Philippou E. Mediterranean diet, cognitive function, and dementia: a systematic review of the evidence. Adv Nutr. 2016;7(5):889-904.
12. Singh B, Parsaik AK, Mielke MM, et al. Association of Mediterranean diet with mild cognitive impairment and Alzheimer's disease: a systematic review and meta-analysis. J Alzheimers Dis. 2014;39(2):271-82.
13. Aridi YS, Walker JL, Wright ORL. The association between the Mediterranean dietary pattern and cognitive health: a systematic review. Nutrients. 2017;9(7):674.
14. Knight A, Bryan J, Murphy K. Is the Mediterranean diet a feasible approach to preserving cognitive function and reducing risk of dementia for older adults in Western countries? New insights and future directions. Ageing Res Rev. 2016;25:85-101.
15. Gardener S, Gu Y, Rainey-Smith SR, et al. Adherence to a Mediterranean diet and Alzheimer's disease risk in an Australian population. Transl Psychiatry. 2012;2(10):e164.
16. Billingsley HE, Carbone S. The antioxidant potential of the Mediterranean diet in patients at high cardiovascular risk: an in-depth review of the Predimed. Nutr Diabetes. 2018;8(1):13.
17. Gu Y, Luchsinger JA, Stern Y, Scarmeas N. Mediterranean diet, inflammatory and metabolic biomarkers, and risk of Alzheimer's disease. J Alzheimers Dis. 2010;22(2):483-92.
18. Tangney CC, Li H, Wang Y, et al. Relation of DASH- and Mediterranean-like dietary patterns to cognitive decline in older persons. Neurology. 2014;83(16):1410-6.
19. Berendsen AAM, Kang JH, van de Rest O, et al. The dietary approaches to stop hypertension diet, cognitive function, and cognitive decline in American older women. J Am Med Dir Assoc. 2017;18(5):427-32.
20. Smith PJ, Blumenthal JA, Babyak MA, et al. Effects of the dietary approaches to stop hypertension diet, exercise, and caloric restriction on neurocognition in overweight adults with high blood pressure. Hypertension. 2010;55(6):1331-8.
21. Koch M, Jensen MK. Association of the Mind diet with cognition and risk of Alzheimer's disease. Curr Opin Lipidol. 2016;27(3):303-4.
22. Morris MC, Evans DA, Tangney CC, et al. Associations of vegetable and fruit consumption with age-related cognitive change. Neurology. 2006;67(8):1370-6.
23. Morris MC, Evans DA, Bienias JL, et al. Consumption of fish and omega-3 fatty acids and risk of incident Alzheimer disease. Arch Neurol. 2003;60(7):940-6.

24. Tavares L, Figueira I, McDougall GJ, et al. Neuroprotective effects of digested polyphenols from wild blackberry species. Eur J Nutr. 2013;52(1):225-36.
25. Pandareesh MD, Mythri RB, Srinivas Bharath MM. Bioavailability of dietary polyphenols: factors contributing to their clinical application in CNS diseases. Neurochem Int. 2015;89:198-208.
26. Kelly E, Vyas P, Weber JT. Biochemical properties and neuroprotective effects of compounds in various species of berries. Molecules. 2017;23(1):26.
27. Yan JJ, Cho JY, Kim HS, et al. Protection against beta-amyloid peptide toxicity in vivo with long--term administration of ferulic acid. Br J Pharmacol. 2001;133(1):89-96.
28. Kwon KJ, Kim HJ, Shin CY, Han SH. Melatonin potentiates the neuroprotective properties of resveratrol against beta-amyloid-induced neurodegeneration by modulating AMP-activated protein kinase pathways. J Clin Neurol. 2010;6(3):127-37.
29. Cheng X, Wang Q, Li N, Zhao H. Effects of resveratrol on hippocampal astrocytes and expression of TNF-α in Alzheimer's disease model rate. Wei Sheng Yan Jiu. 2015;44(4):610-4.
30. Kim YA, Lim SY, Rhee SH, et al. Resveratrol inhibits inducible nitric oxide synthase and cyclooxygenase-2 expression in beta-amyloid-treated C6 glioma cells. Int J Mol Med. 2006;17(6):1069-75.
31. Wang XD. Carotenoids. In: Ross CA, Caballero B, Cousins RJ, et al. (eds.). Modern nutrition in health and disease. 11.ed. Lippincott Williams & Wilkins; 2014. p.427-39.
32. Power R, Coen RF, Beatty S, et al. Supplemental retinal carotenoids enhance memory in healthy individuals with low levels of macular pigment in a randomized, double-blind, placebo-controlled clinical trial. J Alzheimers Dis. 2018;61(3):947-61.
33. Yuan C, Fondell E, Ascherio A, et al. Long-term intake of dietary carotenoids is positively associated with late-life subjective cognitive function in a prospective study in US women. J Nutr. 2020;150(7):1871-9.
34. Craft NE, Haitema TB, Garnett KM, et al. Carotenoid, tocopherol, and retinol concentrations in elderly human brain. J Nutr Health Aging. 2004;8(3):156-62.
35. Mullan K, Williams MA, Cardwell CR, et al. Serum concentrations of vitamin E and carotenoids are altered in Alzheimer's disease: a case-control study. Alzheimers Dement (N Y). 2017;3(3):432-39.
36. Wang W, Shinto L, Connor WE, Quinn JF. Nutritional biomarkers in Alzheimer's disease: the association between carotenoids, n-3 fatty acids, and dementia severity. J Alzheimers Dis. 2008;13(1):31-8.
37. Kaulmann A, Bohn T. Carotenoids, inflammation, and oxidative stress: implications of cellular signaling pathways and relation to chronic disease prevention. Nutr Res. 2014;34(11):907-29.
38. Bourre JM. Diet, brain lipids, and brain functions: polyunsaturated fatty acids, mainly omega-3 fatty acids. In: Handbook of neurochemistry and molecular neurobiology. Springer; 2009. p.409-41.
39. Simopoulos AP. The importance of the ratio of omega-6/omega-3 essential fatty acids. Biomed Pharmacother. 2002;56(8):365-79.
40. Hamazaki K, Maekawa M, Toyota T, et al. Fatty acid composition of the postmortem prefrontal cortex of patients with schizophrenia, bipolar disorder, and major depressive disorder. Psychiatry Res. 2015;227(2-3):353-59.
41. Hashimoto M, Hossain S, Al Mamun A, et al. Docosahexaenoic acid: one molecule diverse functions. Crit Rev Biotechnol. 2017;37(5):579-97.
42. Külzow N, Witte AV, Kerti L, et al. Impact of omega-3 fatty acid supplementation on memory functions in healthy older adults. J Alzheimers Dis. 2016;51(3):713-25.
43. Yurko-Mauro K, McCarthy D, Rom D, et al. Beneficial effects of docosahexaenoic acid on cognition in age-related cognitive decline. Alzheimers Dement. 2010;6(6):456-64.

44. Eriksdotter M, Vedin I, Falahati F, et al. Plasma fatty acid profiles in relation to cognition and gender in Alzheimer's disease patients during oral omega-3 fatty acid supplementation: the OmegAD study. J Alzheimers Dis. 2015;48(3):805-12.
45. Burckhardt M, Herke M, Wustmann T, et al. Omega-3 fatty acids for the treatment of dementia. Cochrane Database Syst Rev. 2016;4(4):CD009002.
46. Hooper C, De Souto Barreto P, Coley N, et al. Cognitive changes with omega-3 polyunsaturated fatty acids in non-demented older adults with low omega-3 index. J Nutr Health Aging. 2017;21(9):988-93.
47. Andrieu S, Guyonnet S, Coley N, et al. Effect of long-term omega 3 polyunsaturated fatty acid supplementation with or without multidomain intervention on cognitive function in elderly adults with memory complaints (MAPT): a randomised, placebo-controlled trial. Lancet Neurol. 2017;16(5):377-89.
48. Salem N Jr., Vandal M, Calon F. The benefit of docosahexaenoic acid for the adult brain in aging and dementia. Prostaglandins Leukot Essent Fatty Acids. 2015;92:15-22.
49. Li H, Li S, Yang H, et al. Association of ultraprocessed food consumption with risk of dementia: a prospective cohort study. Neurology. 2022;99(10):e1056-e1066.
50. Carabotti M, Scirocco A, Maselli MA, Severi C. The gut-brain axis: interactions between enteric microbiota, central and enteric nervous systems. Ann Gastroenterol. 2015;28(2):203-9.
51. Kaur G, Behl T, Bungau S, et al. Dysregulation of the gut-brain axis, dysbiosis and influence of numerous factors on gut microbiota associated Parkinson's disease. Curr Neuropharmacol. 2020;19:233-47.
52. Pascale A, Marchesi N, Govoni S, Barbieri A. Targeting the microbiota in pharmacology of psychiatric disorders. Pharmacol. Res. 2020;157:104856.
53. Varesi A, Pierella E, Romeo M, et al. The potential role of gut microbiota in Alzheimer's disease: from diagnosis to treatment. Nutrients. 2022;14(3):668.
54. Fan Y, Pedersen O. Gut microbiota in human metabolic health and disease. Nat Rev Microbiol. 2021;19(1):55-71.
55. Rane JS, Bhaumik P, Panda D. Curcumin inhibits tau aggregation and disintegrates preformed tau filaments in vitro. J Alzheimers Dis. 2017;60(3):999-1014.
56. Szablewski L. Human gut microbiota in health and Alzheimer's disease. J Alzheimers Dis. 2018;62(2):549-60.
57. Adlimoghaddam A, Sabbir MG, Albensi BC. Ammonia as a potential neurotoxic factor in Alzheimer's disease. Front Mol Neurosci. 2016;8;9:57.
58. Cruzat V, Macedo RM, Noel KK, et al. Glutamine: metabolism and immune function, supplementation and clinical translation. Nutrients. 2018;10(11):1564.
59. Lu P, Ma D, Chen Y, et al. L-glutamine provides acid resistance for Escherichia coli through enzymatic release of ammonia. Cell Res. 2013;23(5):635-44.
60. Stefaniak O, Dobrzyńska M, Drzymała-Czyż S, Przysławski J. Diet in the Prevention of Alzheimer's Disease: Current Knowledge and Future Research Requirements. Nutrients. 2022;14(21):4564.

Índice remissivo